医学影像专业特色系列教材

临床医学设备学

主　编　朱险峰
副主编　于广浩
编　者　（按姓氏拼音排序）
董祥梅（牡丹江医学院红旗医院）
韩丰谈（泰山医学院）
郝利国（齐齐哈尔医学院）
侯智博（牡丹江医学院）
李莲娣（牡丹江医学院第二附属医院）
李永生（牡丹江医学院）
李哲旭（上海理工大学 上海医疗器械高等专科学校）
刘佳佳（牡丹江医学院红旗医院）
潘洪良（牡丹江医学院红旗医院）
宋华林（牡丹江医学院）
苏　奎（牡丹江医学院）
徐建忠（牡丹江医学院）
于广浩（牡丹江医学院）
张彦超（牡丹江医学院）
赵祥坤（牡丹江医学院）
周海峰（尚志市人民医院）
朱海夫（牡丹江医学院红旗医院）
朱险峰（牡丹江医学院）

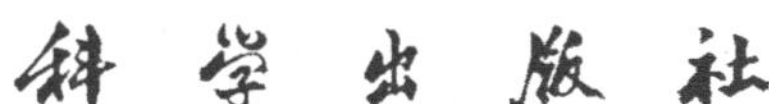

北　京

内 容 简 介

本书比较全面地介绍了医疗卫生机构常用临床设备与仪器，系统阐述了临床设备与仪器的基本结构及工作原理，并介绍相关操作使用注意事项、保养及维修等方面的知识。本书的编写注重临床设备与仪器的实际操作及常见故障的排除，便于读者独立学习，具有一定的指导意义。本书共十章，包括血液透析机、体外冲击波碎石机、麻醉机、呼吸机、生物电测量仪器、放射治疗设备、腹腔镜设备与器械、洗胃机、激光治疗仪、临床小设备及实验部分。

本书主要供生物医学工程、医学影像学专业学生使用，也可供医学影像技术专业使用。

图书在版编目（CIP）数据

临床医学设备学 / 朱险峰主编. —北京：科学出版社, 2014.6
医学影像专业特色系列教材

ISBN 978-7-03-041279-9

Ⅰ. 临…　Ⅱ. 朱…　Ⅲ. 影像诊断-医疗器械学-高等学校-教材　Ⅳ. R445

中国版本图书馆CIP数据核字(2014)第130936号

责任编辑：周万灏　李　植 / 责任校对：鲁　素
责任印制：李　彤 / 封面设计：范璧合

科学出版社 出版
北京东黄城根北街 16 号
邮政编码：100717
http://www.sciencep.com
北京凌奇印刷有限责任公司 印刷
科学出版社发行　各地新华书店经销
*
2014年6月第　一　版　　开本：787 × 1092　1/16
2023年1月第九次印刷　　印张：12　3/4
字数：321 000
定价：59.00元
(如有印装质量问题，我社负责调换)

医学影像专业特色系列教材
编委会

序

医学影像专业特色系列教材以《中国医学教育改革和发展纲要》为指导思想，强调三基、五性，紧扣医学影像学专业培养目标，紧密联系专业发展特点和改革的要求，由10多所医学院校医学影像学专业的教学专家与青年教学翘楚共同参与编写。

本系列教材是在教育部建设特色应用型大学和培养实用型人才背景下编写的，突出了实用性的原则，注重基层医疗单位影像方面的基本知识和基本技能的训练。本系列教材可供医学影像学、医学影像技术、生物医学工程及放射医学等专业的学生使用。

本系列教材第一批由人民卫生出版社出版，包括《医学影像设备学实验》、《影像电工学实验》、《医学图像处理实验》、《医学影像诊断学实验指导》、《医学超声影像学实验与学习指导》、《医学影像检查技术实验指导》、《影像核医学实验与学习指导》七部教材。此次由科学出版社出版，包括《影像电子工艺学及实训教程》、《信号与系统实验》、《大学物理实验》、《临床医学设备学》、《医用常规检验仪器》、《医用传感器》、《AutoCAD中文版基础教程》、《介入放射学实验指导》八部教材。

本系列教材吸收了各参编院校在医学影像专业教学改革方面的经验，使其更具有广泛性。本系列教材各自成册，又互成系统，希望能满足培养医学影像专业高级实用型人才的要求。

医学影像专业特色系列教材编委会

2014年4月

前　言

《临床医学设备学》是配合特色应用型大学建设编写的特色教材，主要供生物医学工程、医学影像学专业（工程方向）本科使用，也可供医学影像技术专业使用。

本教材以生物医学工程、医学影像学专业（工程方向）本科生的培养目标为依据，注重素质教育。以“厚基础，强技能”为特色，以“三基”（基础理论、基本知识、基本技能）和“五性”（思想性、科学性、先进性、启发性、适用性）为原则。加强学生实践动手能力和创新能力的培养，提高学生分析问题和解决问题的能力，结合我校实际办学特色和实习实践基地设备的特点，编写常见医学临床设备：麻醉机、呼吸机、血液透析机、体外冲击波碎石机、生物电测量仪器、放射治疗设备、腹腔镜设备与器械、洗胃机、激光治疗仪、临床小设备等，并设置相关设备仪器的实验项目。旨在通过基地医学临床设备的学习，加强学生对临床常用设备的了解，通过拆卸、安装、操作，锻炼学生的实践动手能力，为培养学生成为一名优秀工程师打下良好的基础。

本教材的编写突出实用性、代表性，首先对临床设备的原理进行充分地讲解，再对结构进行介绍，在全面了解原理和结构的基础上进行设备的维护和保养以及临床应用介绍。

本教材的编写，借鉴了国内有关教材和文献，同时得到医院医护及工程技术人员的大力支持，在此表示诚挚的敬意和感谢！由于临床设备种类繁多，更新换代频繁，且编写时间仓促、作者水平有限，书中缺点、错误在所难免，希望读者批评指正，以便改进。

编　者

2014年3月

目　录

第一章　血液透析机

第一节　概　　述

一、血液透析的发展历程

1861年，苏格兰化学家Tomas首先提出“透析”(dialysis)这个概念；1913年3个美国人第一次对活体狗进行活体扩散实验；1915年德国医师研究出净化血液装置，1924年在患者身上实施；1925年德国医师发明火棉胶透析管，1926年应用于患者；1928年应用肝素抗血凝。1943年荷兰学者研制出第一台人工肾。1975年日本制成可携带式人工肾，1978年发明夹克式人工肾。由于纳米材料的兴起及其他高科技技术的发展，微型化、能效高的可植入人体内的人工肾已经问世。

二、透析的相关概念

1. **扩散**(diffusion)　物质分子从高浓度区域向低浓度区域转移，直到均匀分布的现象。扩散的速率与物质的浓度梯度成正比。血液透析机就是利用扩散原理清除血液中低分子溶质。溶质的分子有大小之分，溶液可分为高分子溶液和低分子溶液。溶质分子直径在1~100nm所组成的溶液称为高分子溶液，溶质分子直径小于1nm所组成的溶液称为低分子溶液。一般影响扩散的因素有三方面：溶质的浓度梯度，溶质相对的分子质量和分子体积以及透析膜阻力。所谓浓度梯度是指同一种溶质浓度高与低的差。

2. **对流**(convection)　溶质伴随溶剂一起通过半透膜的移动，称为对流。对流与扩散的区别是溶质转运速度不同。水分子比较小，能够通过所有半透膜。当水分子在静水压驱动下通过半透膜时，小溶质分子与水分子一起通过半透膜，其浓度近似于原始浓度。大分子溶质，尤其是大于半透膜孔的分子无法通过半透膜，半透膜对这些大分子溶质起到了筛滤作用，血液透析滤过就是利用这个原理。

3. **超滤**(ultrafiltration)　液体在静水压力梯度或渗透压梯度作用下通过半透膜的运动称为超滤。透析时，超滤是指水分从血液侧向透析液侧移动；反之，如果水分从透析液侧向血液侧移动，则称为反超滤。超滤能够将溶液净化，分离或者浓缩。超滤是介于微滤与纳滤之间，且三者之间无明显的分界线。

影响超滤的因素：

(1) 净水压力梯度：主要来自透析液侧的负压，也可来自血液侧的正压。

(2) 渗透压梯度：水分通过半透膜从低浓度侧向高浓度侧移动，称为渗透。其动力是渗透压梯度。当两种溶液被半透膜隔开，且溶液中溶质的颗粒数量不等时，水分向溶质颗粒多的一侧流动，在水分流动的同时也牵引可以透过半透膜的溶质移动。水分移动后，将使膜两侧的溶质浓度相等，渗透超滤也停止。血透时，透析液与血浆基本等渗，因而超滤并不依赖渗透压梯度，而主要由静水压力梯度决定。

(3) 跨膜压力：是指血液侧正压和透析液侧负压的绝对值之和。血液侧正压一般用静脉回路侧除泡器内的静脉压来表示。

(4) 超滤系数：是指在单位跨膜压下，水通过透析膜的流量，反映了透析器的水通过能力。不同超滤系数值透析器，在相同跨膜压下水的清除量不同。

4. 渗透(osmosis)**与反渗透**(reverse osmosis) 水从水分子浓度高的区域通过半透膜流入水分子浓度低的区域的过程称为渗透。半透膜分隔的两种溶液浓度不同，其中一种溶液的溶质太大，不能通过薄膜；另一种则是纯净水。由于大溶质不能通过薄膜，所以水分子必须移动，才可以平衡溶液。

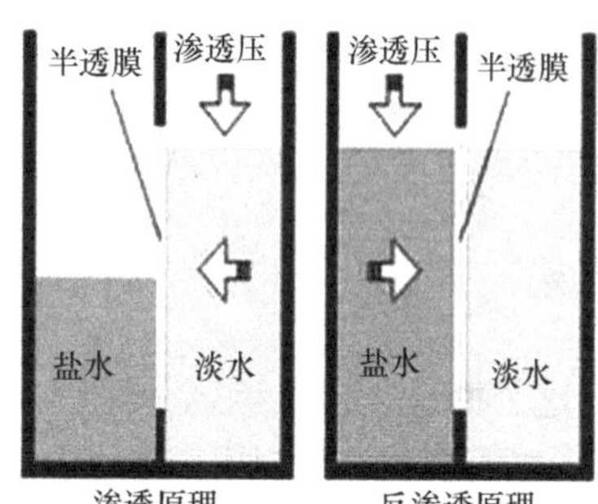

图1-1 渗透、反渗透原理图

反渗透又称逆渗透，将渗透过程逆转，是净化水质的方法。在水净化过程中，一块孔径很小的薄膜把未经净化的水与已净化的水分隔成两部分。在未净化的水那边加压，压力高于渗透压，在压力作用下迫使水从水分子浓度低的区域流至浓度高的区域，产生纯净的水。在血液透析中用的反渗水就是这样制成的，工作原理如图1-1所示。

5. 吸附(adsorption) 当流体与多孔固体接触时，流体中某一组分或多个组分在固体表面处产生积蓄，此现象称为吸附。吸附膜表面正负电荷的相互作用具有选择性吸附某些蛋白质、毒物及药物的作用。膜吸附蛋白质后可使溶质的扩散清除率降低。

三、血液透析的临床应用

肾脏是人体重要的脏器器官之一，肾脏的疾患可驱使肾功能损坏。当肾功能不足以维持血液生化的正常值时，即出现肾衰竭症状，患者血液中的水分、各种电解质的含量等不能达到正常的标准。要想使患者的血液成分达到正常标准，就必须借助一种机器，一方面排除血液中多余的代谢物，另一方面补充血液中必要的电解质成分。这种代替了肾脏功能的机器装置被称为血液透析机，俗称人工肾。

血液透析(hemodialysis，HD)是急慢性肾功能衰竭患者肾脏替代治疗方式之一。它通过将体内血液引流至体外，经一个由无数根空心纤维组成的透析器中，血液与含机体浓度相似的电解质溶液(透析液)在一根根空心纤维内外，通过弥散/对流进行物质交换，清除体内的代谢废物、维持电解质和酸碱平衡；同时清除体内过多的水分。

四、血液透析基本原理

在血液透析过程中，患者的血液通过透析器在体外循环。将患者血液和透析液同时引入透析容器内，分别流经透析膜的两侧时，血液和透析液可通过透析膜的溶质和水作跨膜移动进行物质交换，所谓的跨膜移动就是指从膜的一边通过透析移动到透析膜的另一边。

透析的目的是为了取代肾脏的排泄功能，通过人工方法把患者血液中多余的液体和无用的溶质排出体外，同时补充患者血液中必需的电解质。治疗过程中被过滤出来的液体容量与患者血液中多余的液体量应相符。

透析液能够在薄膜两边制造出一个浓度差值，这个浓度差值使废物随着扩散离开血液，穿过薄膜而进入透析液。治疗的结果是血容量得到调整，血液中的废物得到消除。治疗过程包括脱水、消除代谢物、溶质置换等过程。图1-2为透析疗法原理图。

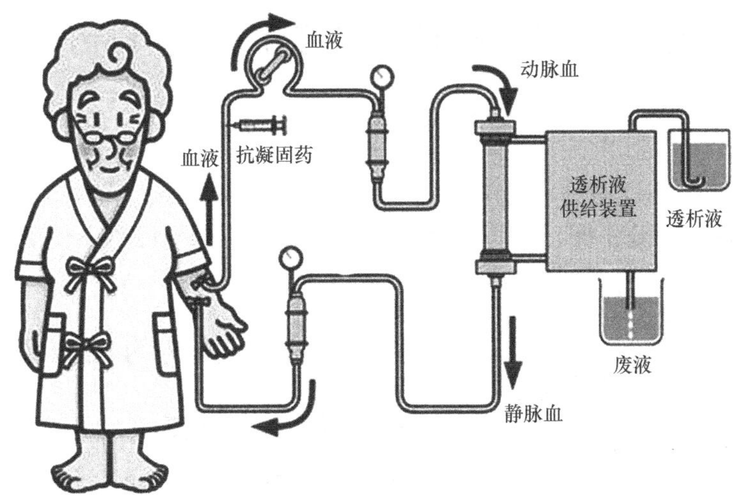

图1-2　透析疗法原理图

五、血液透析的适应证及禁忌证

（一）适应证

1. 急性肾损伤　凡急性肾损伤合并高分解代谢者(每日血尿素氮BUN上升≥10.7mmol/L，血清肌酐SCr上升≥176.8μmol/L，血钾上升1~2mmol/L，HCO_3^-下降≥2mmol/L)可透析治疗。非高分解代谢者，但符合下述第一项并有任何其他一项者，即可进行透析：①无尿48h以上；②BUN≥21.4mmol/L；③SCr≥442μmol/L；④血钾≥6.5mmol/L；⑤HCO_3^-<15mmol/L；⑥有明显水肿、肺水肿、恶心、呕吐、嗜睡、躁动或意识障碍；⑦误输异型血或其他原因所致溶血、游离血红蛋白>12.4mmol/L。决定患者是否立即开始肾脏替代治疗，及选择何种方式，不能单凭某项指标，而应综合考虑。

2. 慢性肾功能衰竭　慢性肾功能衰竭血液透析的时机尚无统一标准，由于医疗及经济条件的限制，我国多数患者血液透析开始较晚。透析指征：①内生肌酐清除率；②BUN>28.6mmol/L，或SCr>707.2μmol/L；③高钾血症；④代谢性酸中毒；⑤口中有尿毒症气味伴食欲丧失和恶心、呕吐等；⑥慢性充血性心力衰竭、肾性高血压或尿毒症性心包炎用一般治疗无效者；⑦出现尿毒症神经系统症状，如性格改变、不安腿综合征等。开始透析时同样需综合各项指标异常及临床症状来做出决定。

3. 急性药物或毒物中毒　凡能够通过透析膜清除的药物及毒物，即分子质量小，不与组织蛋白结合，在体内分布较均匀均可采用透析治疗。应在服毒物后8~12h进行，病情危重者可不必等待检查结果即可开始透析治疗。

4. 其他疾病　严重水、电解质及酸解平衡紊乱，一般疗法难以奏效而血液透析有可能有效者。

（二）禁忌证

近年来，随着血液透析技术的改进，血液透析已无绝对禁忌证，只有相对禁忌证。①休克或低血压者(收缩压<80mmHg)；②严重的心肌病变导致的肺水肿及心力衰竭；③严重心律失常；④有严重出血倾向或脑出血；⑤晚期恶性肿瘤；⑥极度衰竭、临终患者；⑦精神病及不合作者或患者本人和家属拒绝透析者。

第二节　血液透析机的结构及工作原理

一、血液透析机的结构

血液透析机主要功能结构包括透析液供给系统、超滤控制系统、血液环路及监测报警系统，一些透析机还有清洗消毒系统。现代透析机还配备了电脑控制处理系统，使整个操作及监测控制更为完善。血液透析机，如图1-3所示。

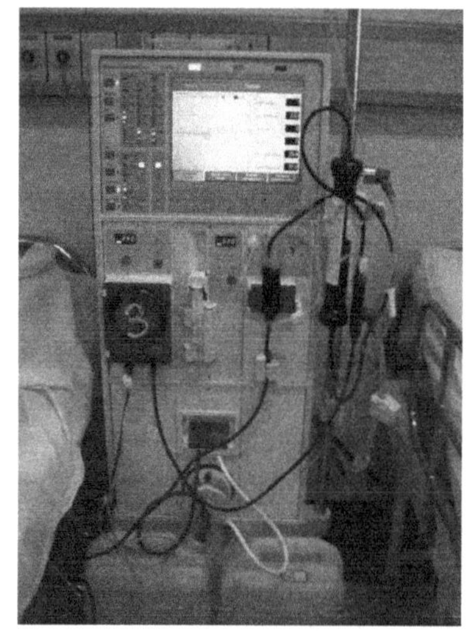

图1-3　血液透析机

二、血液透析系统的组成及工作原理

（一）透析液供给系统

透析液供给系统分为中心供给和单机供给系统。中心供给系统是指透析液由一台机器统一配制，通过管道将稀释的透析液送往各个血液透析机，这个系统可降低成本，节省人力和工作时间，但由于透析液供给成分固定，无法进行个体化透析，目前只有少数医疗单位使用。大多数医疗单位使用单机供给系统，该系统从反渗水进入透析机开始，到透析液进入透析器前的旁路阀为止，可分为反渗水预处理、透析液配比和透析液监控三部分。

1. 反渗水预处理　反渗水预处理主要目的是过滤、加热和除气。加热器将水加热至35~37.5℃，然后采用负压抽吸方法，将热水中挥发出来的气体排除，以免在测定透析液电导度时产生误差，进而产生假的漏血报警，影响超滤系统的准确性。如果气体通过透析膜不慎进入患者血液中还会形成空气栓塞。

2. 透析液的配比　经过预处理后的水与浓缩透析液在混合室内按一定比例稀释成所需浓度的透析液。血液透析机具有同时配制醋酸盐和碳酸氢盐两种透析液配比系统，需要两个浓缩液泵，分别为酸性浓缩液泵和碳酸氢盐浓缩液泵。一般先将反渗水与含有钾、钠、氯、钙和镁的酸性浓缩液混合，pH可在2.7以下，再与碳酸氢盐浓缩液混合pH可达7.4左右，这样可减少钙、镁离子析出沉淀的机会，如图1-4所示。

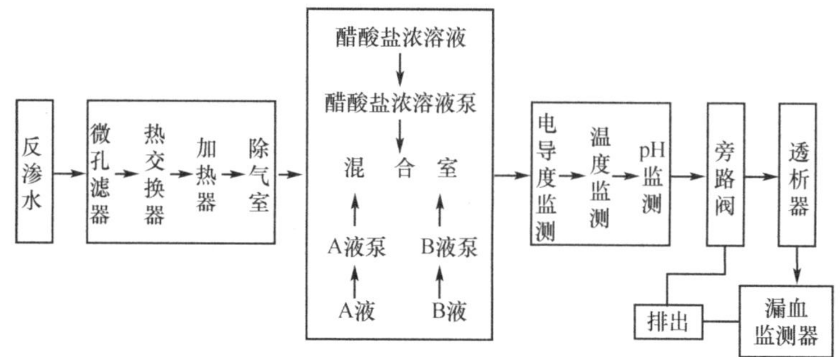

图1-4　透析液配比示意图

透析液都是浓缩液或粉末，使用前通过比例配制系统稀释成所需的透析液，一般为1份浓缩液与34份水混合，制成1∶34的透析液。目前常用的配比系统为电路反馈比例稀释系统，其原理如图1-5所示。浓缩液由泵推动均匀不断地与水混合稀释，电导计将持续监测稀释完毕的透析液的电解质浓度，经电路负反馈调整泵的转速，控制稀释比例。电导度增加，泵转速减慢，电导度下降，泵转速加快，从而保证浓缩透析液按比例混合。在很多机器中，水和浓缩透析液分别有各自的泵，水泵的转速常常是恒定的，固定于仅通过电路反馈机制调控浓缩液泵的运转。

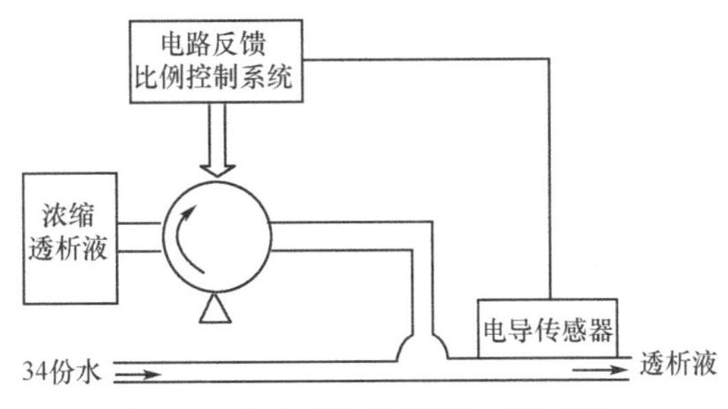

图1-5　电路反馈比例稀释系统原理

3. 透析液的监测　透析液的监测主要有电导度、温度、pH及漏血等监测，这些参量是通过微处理器反馈系统对透析液供给进行调控。

(1) 电导度的监测：透析液正常电导范围在13.5~14.51毫欧，通常为14毫欧。电导度的大小由透析液中的钠、钾、钙、氯和镁等各种离子电导度决定，由于钠离子在其中占绝大部分，因此透析液电导度主要反应钠离子浓度。透析液中钠离子浓度过高易造成患者口渴、心力衰竭；如果钠离子浓度过低易引起患者抽搐、低血压等症状。

(2) 温度监测：透析液的温度，正常值应为36.5~37.51℃，一般设为37℃，最低可达35℃。如果温度超过42℃会使患者产生溶血现象；过低会引起患者寒战现象。

(3) pH监测：透析液的pH常受透析液成分及浓度的影响，常随电导度异常而产生报警，pH监测的临床意义与电导度监测相似。有些血液透析机不安装pH监测探头。

4. 旁路阀　旁路阀是保证患者安全的重要控制组件。只有符合要求的透析液才能通过旁路阀流过透析器。当透析液电导度、温度和pH出现波动超出允许范围时，微处理器就会驱动旁路阀关闭通往透析器的通道，打开旁路口，将异常透析液从旁路直接排出，从而保证患者安全。在单纯超滤、透析液压力异常、漏血报警等情况下，旁路阀也打开使透析液经旁路流出。

5. 漏血报警探测器　通常利用红外线检测透析器流出液中是否含有血液，从而判断透析器有无破膜。当透析器破膜时，血液进入透析液，漏血检测器发出漏血报警，同时停止血液运转，防止进一步漏血。

6. 超滤控制系统　超滤控制系统位于透析液进入透析器之前和出透析器之后的一段透析液管路上，超滤准确性是衡量透析机性能优劣的一项重要指标。常用的超滤方式有定压超滤、定容超滤和程序化超滤三种。

(1) 定压超滤：通过控制透析液的负压，直接改变跨膜压的大小，从而产生相应的超滤量，这种超滤控制方式不够精确，易引起低血压。

(2) 定容超滤：通过独立的超滤泵，直接从透析液路中恒速地抽取所需的超滤量，而跨膜压的大小则随透析负压的改变而变化。定容超滤一般比较准确。

(3) 程序化超滤：是指从透析开始至透析结束，将不同超滤程序录入电脑，根据患者的需要，采用不同的超滤程序，达到相应的超滤目标。持续恒速超滤不一定是清除水分的最好方法，部分患者用持续恒速超滤会发生低血压。程序化超滤在临床应用上是在透析开始时，尽可能多地清除水分，然后逐渐减少超滤量的方法，达到理想的超滤目标。

(二) 血液环路

在血液透析机中，血液环路是指患者血液在体外流动的管路。血液环路由动脉血路、透析器、静脉血路组成，血液由患者输送至透析器的管路称为动脉血液管路，血液由透析器返回患

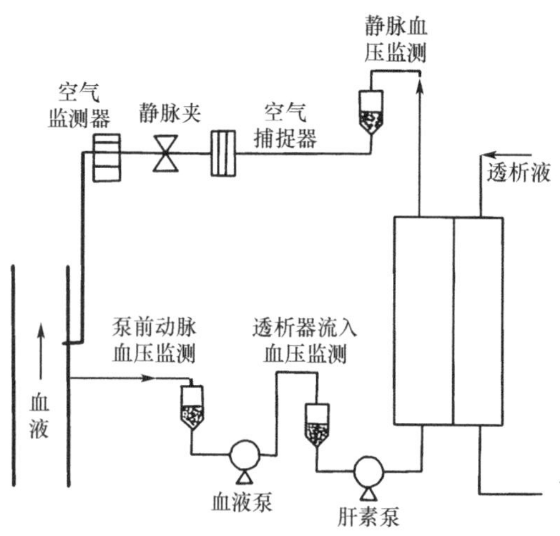

图1-6　血液环路各装置示意图

者体内的管路称为静脉血液管路。动脉血路中装有血液泵、肝素泵、动脉壶和动脉压监测器。静脉血路中装有静脉壶、静脉压监测器、空气监测器和静脉夹，如图1-6所示。

1. 血液泵　作用是推动血液由透析器返回患者体内，并且保持适当的血流量。常用的血液泵通常为蠕动式血液泵，血液泵的速率范围在50~500ml/min，精确度为±10%，血液泵应该经常校正。测量血流速度最准确的方法是气泡法，是将空气泡注入血液环路，然后测量气泡经过某一特定管路的时间。血液泵中的管路轻度堵塞会使血流速降低，严重者可导致血红细胞损伤。

2. 空气收集室(动静脉壶)　在血液环路中，测定压力的装置内设有空气收集室，其主要作用是收集和排除不慎进入血液环路的空气，在空气收集室内测量血液环路内的压力。在空气收集室内部一般都设有1~3个接头，作用是：①排除聚集在壶内的空气，调节液面；②提供压力测定的部位，避免探头与血液直接接触；③动脉壶常用作各种输液、输血的接口。静脉壶经常作为空气探测部位。

3. 动、静脉血液压力监测器　动脉血压监测器大多位于血液泵前，测定动脉负压，起监测动脉血流的作用。动脉接头松脱或输液等原因，使空气进入血路，动脉负压减小；血流量不足时，动脉负压增大。静脉压监测器位于透析器后，测定静脉回流的阻力。静脉压高说明血液回流受阻，静脉压低提示静脉血路接头有松脱。

4. 肝素泵　注射肝素的目的是防止血凝。肝素泵一般从血液泵和透析器之间接入动脉血路，它实际上是一推进栓连接20ml的注射器，推进栓可使肝素连续或定量输注。先进的肝素泵可自动预充肝素，直接读出累计输注量。与人工间断推注相比，肝素泵持续推注，用量准确，便于精细调节，进而避免肝素在血液中的浓度出现峰谷波动。

5. 空气探测器和静脉夹空气探测器　采用超声探测的方法，将静脉壶或静脉管路置于超声发射和接收两个探头之间，当血液液面下降或有气泡进入静脉血流时，机器发出空气报警，同时血液泵停转，静脉夹关闭，防止空气或气泡进入患者体内。

(三) 透析液与透析器

1. 透析液成分及浓度

(1) 钠：常用透析液钠离子浓度为135~145mmol/L，少数特殊病情(如低钠血症、高钠血症)患者用低钠(钠离子浓度低于130mmol/L)或高钠(钠离子浓度高于145mmol/L)透析液。

(2) 钾：透析液钾离子浓度0~4mmol/L，常用钾浓度为2mmol/L；临床应依据患者钾浓度适当调整。

(3) 钙：终末期肾衰竭患者有低钙血症倾向。常用透析液钙离子浓度一般为1.5mmol/L；当患者患高钙血症时，透析液钙离子浓度调至1.25mmol/L；当患者患低钙血症时，透析液钙离子浓度调至1.75mmol/L。

(4) 镁：透析液镁浓度一般为0.5~0.75mmol/L。

(5) 氯：透析液浓度与细胞外液氯离子浓度相似，一般为100~115mmol/L。

(6) 葡萄糖：分含糖透析液5.5~11mmol/L和无糖透析液两种。

(7) 透析液碳酸氢盐：透析液碳酸氢盐浓度为30~40mmol/L。

(8) 醋酸根：浓缩液中常加入2~4mmol/L醋酸，调整透析液pH和防止CO_2跑掉。

2. 最早的透析膜　是用涂上鸡蛋清的羊皮纸制作的。

(1) 理想的透析膜材料具体要求

1) 扩散对流特性：对低分子物质有高度扩散性。特别是对磷酸盐，以及有选择的渗透中分子物质或微球蛋白等分子质量较大的特殊毒性物质。

2) 血液相容性：理想的透析膜材料应具有优异血液相容性，它不促进凝血，并且与有核血细胞及其释放的单核因子和生物酶不发生反应，对血细胞没有损害作用。

3) 黏附特性：在常规透析中，透析膜黏附蛋白质和药物应视为一个缺点。因为黏附会干扰血浆成分和减少血液中药物浓度，影响膜的扩散能力。然而有时膜对蛋白质有选择性黏附是临床所需要的，如微球蛋白等有害物质，若透析膜能够黏附这种异常蛋白质，则可以弥补透析对微球蛋白的清除不足。

4) 物理性质：保持在使用中膜的物理性能稳定，不易破裂，没有颗粒释放，在不同压力梯度下物质运转稳定等。

(2) 常用透析膜材料的结构及特点：制作透析膜的材料主要有天然高分子和合成高分子材料两大类。常用透析膜如下：

1) 纤维素膜：由棉花加工而得。有以下几种，如再生纤维素、铜仿膜、铜铵膜、皂化纤维素酯膜等。它们的生物相容性不如其他类型，超滤系数小，但价格便宜，是目前常用的透析膜。

2) 替代纤维素膜(醋酸纤维素膜)：是由纤维素与醋酸相结合而制成的，有醋酸纤维膜、双醋酸纤维膜、三醋酸纤维膜。替代纤维素膜比纤维素膜生物相容性有所提高。

3) 合成纤维素膜：在膜的制作过程中，向液化的纤维素中加入一种合成的3位氨基化合物，因此改变了膜的表面结构，提高生物相容性。这种膜的学名称为血仿膜，生物相容性好，但超滤系数不如合成膜。

4) 合成膜：非纤维素膜，包括聚丙烯腈膜、聚砜和磺化聚砜膜、聚甲基丙烯酸甲酯膜、聚碳酸酯膜等。生物相容性好，转运系数和超滤系数均较大，不仅可制成透析膜，还可以制成血滤膜。

3. 透析器　透析器是血透的心脏部件，它的性能决定透析效果。透析器由透析膜及其支撑结构组成，血液与透析液在透析膜两侧反向流动，借由膜孔完成溶质和水的交换。

透析器按构形分为管型、平板型和空心纤维型。目前普遍使用的是空心纤维型，其由数以千计的空心纤维捆成一束，固定于透析器两端坚硬的聚氨酯中。血液由空心纤维内经过，透析液以相反方向在纤维外流动。

透析器按膜材料分为两大类：纤维素膜及合成膜透析器。纤维素膜的基础是纤维二碳糖，其结构表面存在羟基，可激活血中补体系统，生物相容性差。以不同基团取代羟基以改善生物相容性，便形成了不同的替代纤维膜，如血仿膜、铜仿膜、醋酸纤维膜等。合成膜是以高分子人工聚合成的纤维膜，表面无羟基，生物相容性好，如聚砜膜(PS)、聚丙烯腈膜(PAN)等。

透析器按超滤系数(Kuf)分为低通量透析器[Kuf<15ml/(mmHg · h)]及高通量透析器[Kuf>15ml/(mmHg · h)]，其对水及中大分子的通透性有明显差异。一般认为纤维素膜透析器属低通量而合成膜属高通量，但也有高通量纤维素膜与低通量的合成膜透析器。

由于透析器的种类繁多，如何选择合适的透析器成为一个问题。其主要考虑因素如下：

(1) 清除率：清除率是透析器最重要的指标，清除率越高则透析效果越好。

(2) 超滤系数：脱水量较大的患者应选用Kuf值较高的透析器。

(3) 价格：实际使用中的重要因素。

(4) 血室容积：儿童、心血管不稳定及血压偏低的患者应选择血室容积较小的透析器。

(5) 消毒：大部分透析器使用环氧乙烷消毒，而环氧乙烷可造成首次使用综合征及过敏反应，此时应选用γ射线消毒或高压蒸气消毒的透析器。

(6) 抗凝：合成膜较纤维素膜凝血倾向低，较少产生透析器内凝血。

(7) 生物相容性：有关生物相容性在慢性透析患者中的临床意义意见尚未统一，故除非有严重反应或反复凝血，否则不作为透析器选择标准。

(四) 监测报警系统

监测报警系统可分为透析液环路的监测报警系统和血液环路的监测报警系统。

1. 透析液环路的监测报警系统 主要包括电导度、温度、气体、透析液压力及漏血的监测。

(1) 电导度监测：电导度的监测是十分重要的。若患者接触了高渗或低渗的透析液，可出现脑损伤或严重溶血现象。电导计可监测透析液中总的电解质组成。相应的电导计应该定期地进行校正，如果透析液的电导率不符合标准，透析机将自动打开旁路阀门，使透析液流出透析液管路。电导计的精确度受透析液温度及气泡的影响。

(2) 温度监测：透析液环路中有温度指示计及热敏元件，用来监测透析液的温度，使其保持在一个恒定的范围内。透析液温度的异常可引起患者不适甚至死亡。低温一般不危及患者的生命，所以，透析液温度的监测主要是对高温的监测。温度监测的精确度一般小于0.5℃，透析液温度超出正常范围时，将会出现警报，并打开旁路阀门，将透析液排至透析液输出系统。

(3) 压力监测：空心纤维型透析器依靠透析液负压超滤，需要用负压敏感元件来监测和调整透析液的负压。负压过大可导致因超滤量过多而引起的低血压，甚至膜破裂漏血；过低会引起透析液中溶解的气体释放。透析液的压力，在正压超过1333Pa及负压超过－51.98Pa时，机器将会出现报警。

(4) 透析液流量的监测：透析液流量与透析治疗的效果关系密切。最常用的透析液流速为500ml/min，波动范围为50ml/min，超出此范围将会报警。一般应用电子流量计监测透析液的流量，精确率小于3%。

(5) 漏血检测器：因为透析液的流速很高，肉眼很难看出血红蛋白的存在。它是应用透析液的透光强度来监测的。用单光束穿过透析液管路，照射到光电管上，如透析液中混有血液，则透析液透光减弱，光电效应改变，从而引起机器报警，并自动关闭血液泵，以防止血液进一步丢失。用光电管检测漏血量的敏感度为0.4~0.5mg/L，与此相当的血红蛋白的浓度为70mg/L。如果透析液中混有空气或其他物质也可发生报警。

(6) 空气检测器：当透析液中含气量超过允许水平时，气体监测系统会发生报警信号，并开动旁路阀门，使透析液排出。

2. 血液环路的监测报警系统 血液环路的监测报警系统主要包括压力监测和空气监测。

(1) 压力监测：血液环路的压力监测分动脉血液环路和静脉血液环路压力监测两种。主要是预防及处理血液环路内的管道断裂及梗阻。如果血液泵连续运转，静脉血液环路梗阻会造成空气进入血液循环，动脉血液环路的梗阻会引起透析膜的破裂。血液环路压力最常见的监测部位是在血液泵前的动脉侧空气收集室及透析器后的静脉侧空气收集室。

动脉血液环路的压力监测范围一般为-47.91~-31.99Pa，动脉血液环路的压力可以反映穿刺针的阻力，内瘘所提供的血流情况。若动脉血液环路内持续的负压未被检测出来，会引起溶血及空气进入血液环路。

静脉血液环路的压力监测范围一般为-6.5~33.33Pa，精确度小于1.5%。它可以反映透析针及瘘管对血流量的阻力。如果透析针的使用时间相对较长，静脉血液环路的压力增加时，表明瘘管内静脉窄。当血液环路内的压力超过所规定的限制时，机器将报警并自动关闭血液泵。

(2) 空气检测器：空气栓塞是血液透析操作中最严重的并发症，发生率为1/2000。一般来说，空气栓塞是由气泡造成，而不是大量的空气引起的。空气检测器一般置于静脉血液回路，对气泡十分敏感，一旦测得，即自动夹闭管路，切断血液泵。临床上常用的空气检测器是超声气泡检测系统。

3. 患者监测系统 新一代透析机增加了患者监测系统，在医护人员与机器之间、医护人员与患者之间对话基础上，逐步实现血液透析机与患者之间的对话，即血液透析机根据透析患者状况，及时调整透析方案，给予适当处理，避免低血压并发症的发生。

(1) 体温监测：主要监测血液和透析液温度，以保持透析期间产生的热量和散发的热量平衡。设置血液透析机控制体温在某个范围内，如35℃，这种低温透析对增加血流动力学稳定，防止低血压特别有用。

(2) 血压监测：血液透析机自动监测血压，当血压超过设定值时，血液透析机自动报警。

(3) 心电图监测：血液透析机可记录血透时心电图，并可传送到监测中心，实现远程透析监测。

(4) 血容量监测：血液透析机通过光学或超声感受器，测定动脉血路上的血细胞比容或蛋白质浓度，推算出血容量的变化。当血液中水分超滤清除，血容量降低，血细胞比容和蛋白质浓度增加，血液透析机通过测定计算出血容量下降程度。由于血容量下降在血压下降之前，及时干预可预防低血压的发生。干预措施包括降低超滤率，增加透析液钠浓度，输入生理或高渗盐水等。

(五) 清洗消毒系统

透析结束后或开始前，血液透析机可自动进行清洗消毒。电脑控制的清洗消毒有多种程序可以选择，使用时可见透析器说明书。清洗消毒的方法一般有3种：热水冲洗，热水的温度一般为85℃，可选范围为85~100℃，冲洗时间一般为20min；化学制剂消毒，一般用 5%的次氯酸钠消毒；另外还有用γ射线进行消毒。

(六) 微电脑处理系统

血液透析机还配备微电脑处理系统，可以自动检测与调节透析机超滤的过程，其液晶显示器可显示出操作程序，自行判断报警的原因及解除信号等，使血液透析机系统更为完善和精确。

第三节 透析机的使用操作与维护

一、透析机的使用操作

透析机品牌很多，不同品牌的透析机功能不同，操作方法也不完全相同。血液透析过程可分为三个工作阶段：血液透析前的准备、启动血液透析机、结束血液透析及消毒。

(一) 血液透析前的准备

1. 调出血液透析主屏幕 开机之后，透析机上便会显示出主屏幕，即血液透析的准备屏幕，透析机启动自检程序。

2. 自检 在自检阶段，透析机将会自动检查与设备安全有关的所有功能。此时，可以输入治疗参数。当透析机执行自检程序时，如提示采取某些行动(如连接浓缩液)，就会在相应字段内以黄色的背景显示出相关的信息。一旦该动作被完成，测试程序才会继续。触摸白色信息窗口大约20s即可将其隐藏，可以用屏幕进行其他操作，例如输入各种参数。输入完成之后，白色信息窗口又会重新出现。对白色提示窗口确认后才可进行下一步操作。

3. 连接浓缩液 内部压力测试完成后，黄色背景上会出现连接醋酸盐/酸性浓缩液的要求。进行碳酸氢盐透析：将红色的浓缩液引入安装酸性碳酸氢盐浓缩液罐；将蓝色的浓缩液引入安装碱性碳酸氢盐浓缩液罐。透析机继续进行自检程序。进行醋酸盐透析：将标有红色和白色浓缩液引入安装醋酸盐浓缩液罐；将蓝色的浓缩液吸杆置入蓝色的浓缩液吸杆夹具，透析机继续进行自检程序。

4. 设置冲洗参数 触摸准备窗口内的相应图标时，冲洗窗口就会显示出来。共8项参数，可以从下列数值范围内选择。

(1) 血液泵充注速度：血液侧受到充注或冲洗的速度，选择范围为60~600ml/min。

(2) 血液泵充注容量：血液泵以设定的容量冲洗完血液侧后停机，选择范围为0~6000ml/min。

(3) 血液泵冲洗速度：是指冲洗阶段，选择范围为50~300ml/min。

(4) 透析液流速：选择范围为300~800ml/min。

(5) 冲洗时间：0~59min。

(6) 冲洗超滤速度：用生理水溶液进行冲洗时为0~3000ml/min。

(7) 冲洗超滤容量：用生理水溶液进行冲洗时为0~2900ml。

(8) 血液流速：50~600ml/min。

5. 安装和冲洗管路系统 安装管路系统，如图1-7所示。

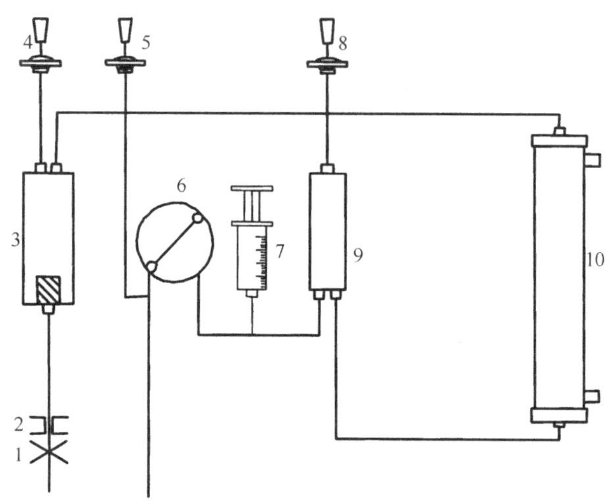

图1-7 血液透析使用的体外循环系统示意图

操作步骤：固定透析器，将装有生理盐水溶液的袋子缚在输液吊杆上，将血液管路系统的动脉接头与装有生理盐水溶液的袋子进行连接，注意不要开封。将动脉血压的测量管路与动脉血压传感器相连接，打开左侧血液泵的盖子。将患者的供血管头插进泵头的配合孔，将泵头朝箭头所指方向转动，血液泵管会自动地进入血液泵。盖上左侧血液泵的盖子。

将压力传感器的接头与透析机血液侧进口压力(PBE)传感器的接头相连接。将动脉和静脉管路系统连接到透析器，注意观察颜色编号。将静脉血压测量管路连接到静脉血压传感器，注意血压测量管路不能扭绞或弯折，过滤器应该拧紧。将静脉气泡收集器插进固定件，打开空气探测器的盖子，管子插进空气探测器并盖上盖子，将患者的静脉接头与空的血袋连接好，将血液管路系统插进固定件。

6. 冲洗和测试管路系统　打开生理盐水溶液袋子的密封，按监视器上的“+”按钮，启动血液泵。管路系统里将会充注进生理盐水溶液，透析回路的血液侧将受到冲洗和自动检测，看有无渗漏之处。

7. 肝素泵的准备　肝素泵适合安装在血液泵下方正压区内进行肝素化的管路系统中。

8. 肝素管路排气　在安装注射器前应人工为肝素管路排气，或在开始进行透析之前，用肝素追加注射的方法为肝素管路排气。

9. 设置治疗参数　调用透析液的参数、超滤参数、压力范围定值、肝素化数据等参数。

10. 设置透析液参数　共有7 项参数要选择。

(1) 电导度：12.5~16.0ms/cm，0.1ms/cm梯级(为20~40mmol/L)。

(2) 透析液：用一种酸性碳酸氢盐血液透析浓度液和一种碱性血液透析浓度液处方设计进行的透析。

(3) 透析液：用醋酸盐浓缩液进行的透析。

(4) 碳酸氢盐电导度：2~4ms/cm，0.1ms/cm梯级(20~40mmol/L)。

(5) 透析液温度：33~40℃，0.5梯级。

(6) 透析液流量：300~800ml/min，连续可调。

(7) 曲线：根据参数选择相应的曲线。

11. 透析液的监测　一旦透析液的电导率稳定下来之后(大约5min之后)，用一只小注射器从连接器的取样阀处慢慢地抽取试样。测量血气分析；用化学方法测定碳酸氢盐的浓度滴定法。建议采用治疗范围：pH 7.2~7.5，PCO_2为40~60mmHg；CO_2值为25~38mmol/L。

12. 设置超滤参数　按下列数值范围选择。

(1) 超滤量：100~20 000ml。

(2) 治疗时间：10min~10h。

(3) 超滤曲线：有关选择一种超滤曲线或选择序贯疗法的说明。

(4) 最低超滤速度：0~500ml/h。

(5) 超滤速度上限：100~3000ml/h。

13. 设置压力范围

(1) 最小/最大动脉血压：10~100mmHg，动脉输入血压范围窗口。至最小/最大动脉血压的距离。

(2) 实际半透膜压力(TMP)/最大半透膜压力：300~700mmHg。最大半透膜压力见透析器制造厂家所提供的信息。

(3) 半透膜压力范围：ON/OFF。监测透析器的半透膜压力。

(4) 低/高：2%~99%。半透膜压力的百分数实际范围值。

14. 设置肝素参数

(1) 肝素停止时间：0：00~10：00，在治疗结束之前，肝素泵在设定的时间关闭。

(2) 肝素追加容量：0.1~0ml，透析期间追加注射的肝素容量。

(3) 肝素曲线/速度：0.1~10.0ml/h，整个肝素给入期间连续的肝素注射速度。

(4) 无肝素的治疗：不激活/激活，打开/关闭肝素监测功能。

(5) 注射器的型号：10ml、20ml、30ml。允许使用的注射器型号清单储存在相应的服务程序内。

15. 冲洗透析器　步骤：从冲洗桥上将透析器的管子拿下并连接到透析器上。注意颜色编号，转动透析器，使蓝色的接点朝下。如果确认透析器的连接是正确的，按监视器上的对应键，然后透析器会被充注和冲洗。

(二) 启动血液透析

1. 检查患者数据 准备工作完成之后，用于连接患者的图标就会被激活。这时系统会发出两声短促的声响信号，监视器上的回车键将会显亮。输入的患者数据会全部出现在屏幕上。检查患者的数据是否与医生的说明相符，并按监视器上的回车键予以确认。这时，处理信息会在屏幕上出现。

2. 连接患者与启动血液透析机 操作步骤：连接患者的动脉，按监视器上START/STOP开关，启动血液泵。设置血液的流量，让血液流入血液管路系统。如果安全空气探测器(SAD)内的红色传感器上探测到了血液，血液泵就会自动停止。连接患者的静脉，启动血液泵。触摸相应图标，这时，透析机将会切换到连接的主管路上，血液透析开始。监视器上的信号灯将会变成绿色。

3. 血液透析期间 治疗过程中应确保始终能完全观察到患者身上的管路连接情况，如果插管断开或滑出造成失血，会给患者带来危险！

血液侧监测静脉回流血压(P_V)、动脉回流血压(P_A，患者与血液泵之间的压力)范围。

用最低超滤速度治疗：当遇到血压下降或出现循环不稳定时，用迅速降低设定最低超滤速度的方法可以实现以最低超滤速度进行治疗处理。解除最低超滤速度，并且将会根据设置的情况进行或不进行执行超滤补偿。

肝素的追加注射，在肝素参数内设置的肝素追加注射预设值就会被激活。

4. 血液透析的中断(旁路) 触摸相应图标，透析机将会切换到旁路模式。血液透析会被中断。监视器上的信号灯将变成黄色，图标会改变它的显示状态。再次触摸该图标，旁路模式被终止，治疗将会继续。

5. 治疗的完成 治疗结束后，可以听到声响信号，并且会显示出“治疗时间结束”的信息。然后透析机进入旁路模式。触摸相应的图标“终止治疗”信息显示出来，按回车键对治疗终止予以确认。

(三) 结束血液透析治疗

1. 再输注 从患者身上拆掉动脉管线。将动脉管线与装有生理盐水溶液的输注袋进行连接。按监视器上的回车键，确认动脉管线的连接已被断开。

如果再输注带进了空气，则有产生空气栓塞的危险！所以只能用液体进行再输注。透析机将能对再输注的容量进行监测，并执行再输注，直到红色探测器(RDV)探测到了生理盐水溶液，血液泵将会停止运行。如想再次进行输注，按监视器上的启动/停止按钮，当400ml再输注完成之后，或再输注持续工作5min之后，血液泵就会自动停机，这时屏幕上会出现询问“是否继续进行再输注？”如想继续再输注，按监视器上的回车键，予以确认。透析机将执行另一个400ml的再输注，或再输注5min。断开患者身上的静脉连接。

2. 排空透析器 执行屏幕上给出的相应指令，并按监视器上的回车键，予以确认。透析器将会被排空。一旦透析机已被排空，将第二套透析器的接头接到冲洗桥上。从透析机上拆掉透析器和血液管路系统并予以处置，要注意透析机必须重新消毒。

3. 治疗执行情况浏览 将会出现包含以下这些参数实际值的浏览屏幕：处理的血液量；血液透析各个顺序阶段的超滤量；肝素量；置换量(仅适用于血液透析滤过-联机系统)；曲线(如果存在相应设置)。激活相应的图标，可以显示更多的参数。

(四) 消毒

(1) 化学消毒35~55min(取决于消毒剂)。

(2) 短时间的化学消毒，同时用50%的枸橼酸进行脱钙处理，25~45min(取决于消毒剂尤其进行完一次碳酸氢盐透析之后，也要用50%的枸橼酸进行脱钙处理)。

(3) 热消毒大约40分钟，特殊情况下使用。根据水质不同定期进行化学消毒。使用碳酸氢盐透析之后，立即用50%的枸橼酸进行脱钙处理。

(4) 用来自闭路主管路的消毒液进行化学消毒时间可以调节，取决于安装的水处理系统。自动消毒方法不适用于带超净透析滤器的机器。

(5) 冲洗渗透剂进口管可调范围2min~10h。这些程序可以逐一地被激活或解除，以便针对具体情况定制具体的消毒方案。

二、透析机的维护及常见故障排除

(一) 清洗与维护

1. 外部清洗　每次治疗之后对机器表面清洁并消毒。消毒过程中应确保无液体进入机器。压力传感器一旦被血液污染，必须清洁并消毒。清洗药剂使用乙醇(最大浓度70%)或异丙醇(最大浓度60%)清洗外壳部分和监测器。用次氯酸盐为基础的清洗药剂浓度不得超过1.0%。不要用太湿的抹布擦拭液晶屏，有必要再用柔软的抹布擦干。不要用消毒剂清洗血液泵泵头，否则将损坏血液泵泵头内的单向轴承。

2. 维修与技术安全检查　推荐定期维修的间隔时间为最长12个月，这类维修包括检查透析机的功能，消耗部件的更换，以确保透析机无故障操作。

(二) 常见故障及排除

1. 不能开机　分析检修：以前曾多次出现过无规律停电报警现象，将机器关机后再开机，有时可恢复正常工作，有时仍不能开机，现在是完全开不了机。观察机器后面板有个交流插口，先测量该插口有无电压，检查220V电源插座，电压正常，保险丝完好。打开机器后面板，发现有烧焦塑料气味，仔细检查发现为漏电保护器故障。漏电保护器压线接口处压线不紧，出现松动，从而出现无规律停机。由于工作时间长，机器功耗较大，造成压线松动处发热，最终烧毁。

2. 电导度高并报警　打开机器上盖，调节IO/MAIN电路板上DSI原液注入量微调旋钮，实测电导率为27.5，正常为13.5左右。查原液泵醋酸注入量为14.5ml/min正常。怀疑水路有堵塞现象，先用40%盐酸进行酸洗后，开机故障依旧，查流体泵，拆开发现内有黑色絮状物，再仔细观察与之相连的管路部分，分别拆下冲洗，之后再拆供水器，将水箱、容量室、气泡分离器、加热器依次打开，分别对它们进行清洗后装机，机器恢复正常工作。

3. 血液泵不转　其他正常，但是血液泵不转，故障可能在血液泵控制驱动电路。用数字万用表测量电路板的测试点，启动旁路指令观察血液泵通逻辑信号测试点是否有变化，如有变化说明该电路板正常。查电路板的血液泵驱动电路，测量结果是驱动管烧坏，用原型号三极管更换原管，开机试运行，一切恢复正常。

4. 血液透析系统透析液流量低

(1) 水过滤器出现堵塞。故障分析：水源质量差，含钙镁离子高。反渗水处理系统比较简陋。未能定期清理过滤器的堵塞。故障排除：取出压力变换器的过滤屏障，在干净的软化水喷头下面进行加压冲洗然后恢复工作。

(2) 流量阀与流量泵之间的流量节流口堵塞。故障分析：过滤器破损，过滤器位置颠倒。维修检查过程中不慎有微小颗粒进入透析管道堵塞节流口。首先检查过滤器，然后卸掉节流三通，用软化水高压冲洗，注意在冲洗过程中不要让小节流口顺水流入自来水管道，节流口与三通并非一体。

(3) 流量泵内齿轮系统出现打滑，即齿轮与泵的电机退耦。这种情况就必须更换齿轮组泵的磁石。在更换过程中应注意，要用固定扭力螺丝刀，定位器和小型的内六角扳手，否则会出现更严重现象。

(4) 流量泵马达速度不稳，时有停机现象。该种现象可能是流量泵马达的碳刷耗损。解决办法是更换马达或者碳刷。

5. 静脉管路经常被卡死 透析过程中，经常发生管路被卡死现象，无法进行正常透析。一般是由于空气探测器中有空气或泡沫，产生报警信号。在几次被卡死静脉管路的过程中并没有发现静脉壶中有空气泡沫，故障可能发生在空气检测电路中，检测发现泡沫检测旁路开关不灵活，可能接触不良，拆开开关发现触点锈渍，更换新开关后，工作正常。由于泡沫检测器旁路开关在前面板处，在患者上机过程中，常有液体浸入开关内，使开关接触不良，造成上述故障。

6. 血液回流故障 如果透析过程中电源失灵，没有应急电源可用的情况下，必须手动使血液回流到患者体内。在手动血液回流过程中，透析机空气灌输监测功能不处于工作状态，操作者必须同时监测患者和透析机。手动血液回流要始终由两名工作人员一起完成，并且要最大限度地小心操作。取下透机器后面的摇柄。打开血液泵盖子，将摇柄插入滚动转子。断开患者动脉一侧，从SAkV中取出静脉管路。使摇柄平稳地操控血液泵。按照适宜的速度，保证在静脉壶中有充足的血量。持续监测静脉患者入口，这里不得有任何的空气。当生理盐水流到静脉管夹，关闭管夹，断开患者静脉一侧的连接。

第二章　体外冲击波碎石机

第一节　概　　述

体外冲击碎石术(extracorporeal shock wave lithotripsy, ESWL)主要采用了在体外把冲击波集中在病灶部位，对结石进行牵拉、挤压、共振等物理作用，使得结石粉碎，代替原来的手术取石方法。体外冲击波碎石机治疗尿路结石具有创伤小、费用低、治疗效果好等优点从而广泛应用于临床。

一、体外冲击波碎石机的发展

1963年，德国道尼尔(Domier)公司成立了冲击波研究室。

1969年，德国道尼尔公司开始研制体外冲击波碎石机。

1972年，爱森波格(Eisenberger)与道尼尔公司冲击波效应研究室人员通力合作，证明了经水传播的冲击波能够粉碎离体肾结石，这一成功是体外冲击波碎石史上的第一里程碑，它开辟了尿路结石治疗的新纪元。史密特(Schmidt)和爱森波格将这一成功誉为结石治疗上的革命。

1979年，研制成功带有X线定位系统的Dornier HM-1碎石机。

1980年，德国慕尼黑路德维哥麦西米兰大学泌尿外科乔斯等将该机首次用于临床治疗肾结石患者。成为20世纪80年代医疗技术的一项重大突破，成为泌尿外科学发展的里程碑。

1985年，我国研制成功第一台碎石机。

二、体外冲击波碎石机用途、种类

(一) 体外冲击波碎石机的用途

结石是泌尿系统的常见病之一，除发生在泌尿系统的肾脏、输尿管及膀胱等器官之外，还容易发生在胆道系统中。在体外冲击碎石术诞生之前，尿路结石唯一有效的治疗方法是手术取石或用接触式超声波碎石。传统的治疗胆石症的方法，大都采用开放式手术疗法，给患者带来巨大的创伤。接触式超声碎石，在治疗时需将超声换能器通过导管经皮肤或管腔(如输尿管、胆管)与人体腔内结石直接接触，操作上不方便，要求技术条件高，且给患者带来较大的痛苦。体外冲击波碎石技术是利用体外产生巨大能量的冲击波聚焦患者体内的结石，包括对泌尿系统结石、肝胆系统的结石，使其粉碎排出体外。体外冲击波碎石机是一种非侵入式碎石专用治疗设备，对人体损伤较小，碎石效果好，在临床上得到广泛的应用。1980年ESWL诞生后的短短几年里，这种治疗方法几乎彻底取代了尿路结石开放式手术，成为治疗该病的“金标准”。

随着临床经验的积累和碎石机性能的改进，ESWL的适应证不断扩大，从单纯的肾结石到输尿管、膀胱结石，从单侧单发到双侧双发，从小结石到大结石、鹿角状结石，从泌尿系统到肝胆系统，都取得了比较理想的治疗效果。

(二) 体外冲击波碎石机的种类

1. 按冲击波发生器不同原理　分为液电式、电磁式、压电式及爆炸式等。

2. 按结石定位系统 分为X线体外冲击波碎石机、B超体外冲击波碎石机以及X线、B超相结合体外冲击波碎石机三种。

3. 按冲击波源到人体的耦合方式分类 分为干式、湿式。

4. 按冲击波的聚焦方法 分为椭球面聚焦、球面聚焦、抛物面聚焦、透镜聚焦等。

5. 按治疗目的 分为肾石碎石机和胆石碎石机。

6. 按照ESWL系统的规模分类 分为体外碎石中心、大型体外冲击波碎石机及小型移动式体外冲击波碎石机等。

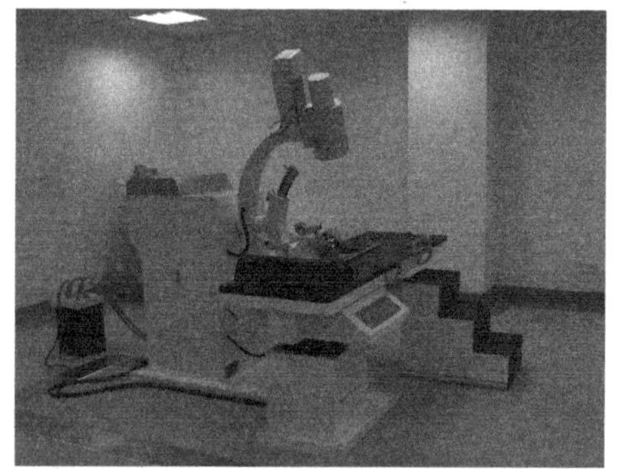

图2-1 体外冲击波碎石机

体外冲击波碎石机按其构造和发展水平划分为三代：

国外第一代碎石机是指HM-3型机，尽管目前该机已不再生产，但其碎石效果最佳，至今仍被誉为ESWL的金标准。

第二代碎石机，特点是冲击波与人体的耦合方式是水囊式并与治疗床融为一体，这样便于患者调整体位，适合治疗尿路的各个部位结石，但因冲击波通过水囊膜时能量有所损耗，故其效能不如第一代，如图2-1所示。

第三代碎石机，是将发射波源与泌尿手术操作台合二为一，实现了多功能化，除ESWL外，还可用来进行泌尿系统影像诊断及其各种腔内碎石和取石，该类碎石机在欧洲已普遍使用。

三、体外冲击波碎石机的主要技术参数

体外冲击波碎石机的技术参数一般可分为冲击波参数、定位系统参数、操作系统参数以及主机及治疗床参数等，其中冲击波参数、定位系统参数是两个最重要部分。

1. 冲击波参数 冲击波参数主要是指冲击波的能量参数，主要包括高压放电范围、冲击波收缩压峰值、膨胀压峰值等。

(1) 高压放电范围：15~20kV。

(2) 冲击波第二焦点收缩压峰值：32.5~50MPa。

(3) 冲击波第二焦点膨胀压峰值：<9MPa。

(4) 碎石焦点冲击波单一脉冲能量：72~128J。

(5) 储能电容：1.0μF。

(6) 冲击波第二焦点脉冲前沿：≤0.4μs。

(7) 冲击波第二焦点脉宽：≤0.8μs。

(8) 冲击波第二焦点聚焦范围：径向±7.5mm，轴向±4mm。

(9) 冲击波第二焦点高度：≥130mm。

(10) 冲击波发生器平面可在25°~45°变化。

(11) 冲击波发生器可以焦点为圆心做球面运动。

2. 定位系统参数

(1) 采用X线定位系统的体外冲击波体外冲击波碎石机来说，其定位系统参数主要是指X 线管的性能参数以及图像分辨率参数，与X线成像设备参数相同。

1) X线球管管电压：50~90kV。

2) X线球管管电流：≤5mA。

3) X线图像清晰度：≥12LP/mm。

4) 射线球管焦点：1.0mm。

(2) 对于采用B超定位的体外冲击波碎石机，其定位系统参数主要是指超声探头性能参数与图像分辨率参数，与B超成像设备参数一样。

1) 在探头对焦点做直线运动时引起定位误差：≤±2mm。

2) 在探头对焦点做环形运动时引起定位误差：≤±2mm。

3) 探头表面与碎石焦点测距误差：<±2mm。

4) B超图像分辨率：x≤2mm，y≤3mm。

5) 探测深度：≥20cm。

6) 探头规格：3.5MHz 凸阵扇扫或线阵。

3. 操作系统技术参数

(1) 带隔室操作及床边操作系统。

(2) 碎石能量无级调节。

(3) 碎石放电频率可在0.3~2秒/次之间自由调整。

4. 主机及治疗床

(1) 治疗床电动运动幅度 x、y、z分别为±120mm、±100mm、±120mm。

(2) 治疗床载重：135kg。

(3) C形臂运动时引起第二焦点定位误差≤±2mm。

四、体外碎石适应证与禁忌证

理论上来说，除无法纠正的出血性疾病及结石远端的腔道梗阻为体外碎石的绝对禁忌证外，其他情况均可在控制范围内进行体外冲击波碎石。但临床操作治疗过程中，下列情况则需特殊对待。

(1) 孕妇结石患者一般来说是不宜进行碎石的，特别是下段输尿管结石更是不宜行ESWL治疗，以避免冲击波及射线对胎儿产生不良影响，可在分娩后再行碎石。对于疼痛难以忍受的中上段输尿管结石则可在严密控制下进行ESWL治疗，国内外有许多报道对孕妇进行ESWL治疗的研究报告，还未发现ESWL治疗对婴儿的影响。

(2) 合并有糖尿病的患者，如病情未控制，也不适宜碎石，以免碎石后可能发生无法控制的感染。

(3) 感染严重或急性感染者，碎石前应慎重考虑。ESWL可能加重感染的程度，引发菌血证、毒血证等严重证候。

(4) 高危患者及单个、多个器官功能不好的患者，如心力衰竭、肾功能不全、独肾等患者，在紧急情况下可在当时医疗条件控制下进行EWSL治疗，万一出现变证，要能及时处理。

(5) 肥胖的患者则可能因为定位困难不能进行碎石。

第二节　体外冲击波碎石机的结构和工作原理

一、体外冲击波碎石机的基本构造

体外冲击波碎石机：①体外冲击波发生源；②冲击波的触发系统；③冲击波与人体的耦合；④结石定位系统；⑤计算机控制操作系统；⑥治疗床组成。

HM-3型体外冲击波碎石机是水槽式液电冲击波体外冲击波碎石机，采用双X线定位，其组成框图，如图2-2所示。该机的液电冲击波发生源包括储能电容充电单元，高压脉冲发生器，水下火花放电电极，半椭球反射体和心电R波触发单元。冲击波能量是从电容充电单元获得。水下电极火花放电由心电R波触发。冲击波与人体间的耦合采用水槽式，水温由热电偶控制。半椭球反射体和X线通道位于水槽底部。冲击波发生源和水槽由支架支撑。水处理系统包括水软化器和去气装置以确保冲击波能量保持最佳传递工作方式。水温由调节器调节，其核心部分是冲击波发生器、结石定位装置、心电触发器、供水系统等。

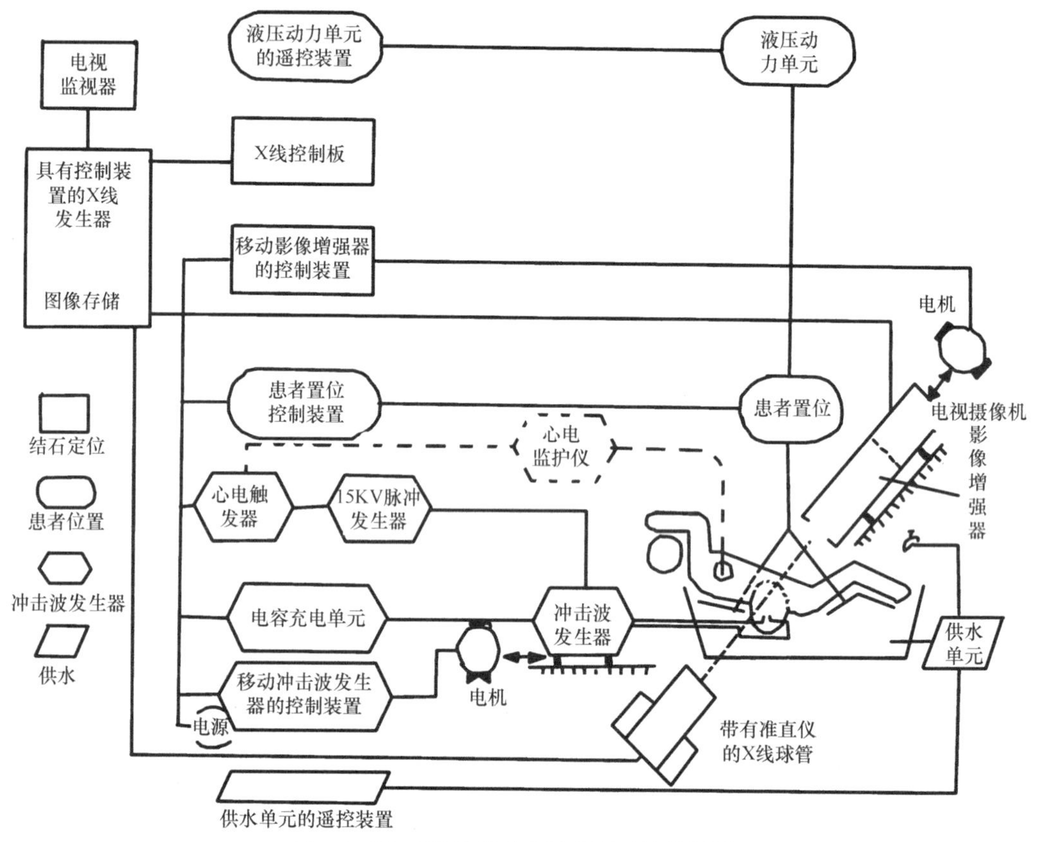

图2-2　HM-3型体外冲击波碎石机结构框图

二、体外冲击波碎石机主要部件及工作原理

(一) 冲击波波源

1. 液电冲击式波源　是由德国道尼尔公司发明最早应用于体外冲击波发生源，其技术成熟可靠，是目前大部分体外冲击波发生源。其优点是，技术成熟、安全可靠、能量大，特别适用于大结石和肾鹿角结石的治疗。其缺点是更换电极频繁，电极极尖在放电过程中有损耗，使极尖距离增大，造成焦点漂移，会对结石周边组织损伤加重。由于冲击波的产生是“爆炸性”的，不但噪声大，而且高压电流对患者的心脏造成一定的危险，必须采用心电R波触发确保治疗过程中患者的安全。

液电冲击式波源所产生的冲击波，是由于水下放电，电极附近的水迅速气化，压力和温度急剧升高，放电通道内液体因高温而急剧膨胀，突发推动周围液体介质而产生冲击波。高压放电是通过“液电效应”而产生冲击波的，因此放电必须要在液体中进行。一般是在水中进行(水槽或水囊)，主要是水容易获得能量，冲击波在其中的传播衰减较小，而且与人体软组织在声阻抗上有良好的匹配。

2. 电磁式冲击波源　其产生的原理是高压线圈发生脉冲磁场推动金属振膜在水中振动，随即对其周围的水介质产生一次强烈扰动，即发射一个脉冲波。该脉冲波经声透镜聚焦后，即在透镜的焦点处会聚，从而可形成一个很强的冲击波。电磁式冲击波波源焦点压强较低，约为液电式的一半，焦区长，第二焦点脉冲时间较液电长，波形差，频率成分低，因此碎石次数增多，效果差，且人体组织受损面大，其优点是焦点稳定，不易偏移，无须更换电极，但发生器价格高且要定次更换。对患者心脏无危险，一般采用呼吸触发，当有特殊医疗需要时也可以采用心电R波触发，无噪声。该冲击波发生器是由德国西门子公司和梅兹大学合作研究发明的。道尼尔公司的Compact、西门子公司的Lithostar 体外冲击波碎石机都采用电磁冲击波发生源。

3. 压电式冲击波源　压电式冲击波源是利用压电阵元的逆压电效应。根据逆压电效应原理，当压电阵元同时受到电脉冲激励时，它们就发生形变而辐射出频率一定的(决定于压电晶体厚度)脉冲超声波。在压电晶体背面附以相匹配的重背衬，以使它具有发射窄脉冲的特性。这样，由全部压电阵元发射的窄超声脉冲波都向其前面的水媒质中辐射，且在焦点F处会聚，以形成高强度的脉冲超声波。

压电式超声波源的优点是脉宽小、焦点范围小，可将结石粉碎成细颗粒状，便于结石排出体外。同时噪声小、痛感小，无须心电同步及监护。不足之处是压电晶体冲击波转换效率低、功率小，治疗大结石效果差。造价较为昂贵，在中国市场很少使用，目前在国内还没有厂家生产该类产品。

4. 液电复式脉冲波源　其原理是高压电在水中一次放电，在特定的时间产生双脉冲的冲击波(能产生空化效应的双脉冲)。液电复式脉冲源一次放电在几个μs内产生两个脉冲，具有液电单式脉冲的波形性能充分利用空化效应的作用。所谓空化效应就是一定电力的冲击波在水中震动，使溶解于水中的气体释放出来，气体在冲击波运动极短的时间内膨胀、崩溃，这种现象叫空化效应。第一次冲击波在结石周围及内部产生大量的微细气泡，因此该气泡从产生到膨胀破裂一般只需数μs左右，在第一次冲击波产生的气泡最高端时，第二次冲击波到达，加剧气泡的膨胀破裂，从而增加了结石的压力、拉力，提高了碎石效应。实验证明，复式脉冲波源能够缩短治疗时间，对人体组织的损伤比单式脉冲小。

据相关资料显示，复式脉冲可以提高40%碎石效果，而且损伤也相对减少。复式脉冲源是体外冲击波碎石机的发展方向。

5. 聚能激光冲击波发生源　是由激光源产生的激光束经透镜聚焦而产生。其原理可能是由于激光束使电子从水分子上脱落，形成等离子体，而等离子体一旦形成即可使体积突然膨胀而撞击周围水介质，产生冲击波。

6. 微爆炸冲击波发生源　是利用微型炸药爆炸产生冲击波的装置。其主要结构是一个内表面为半椭球形的冲击波发生室，室内充满水。于第一焦点处置冲击波发生器，所产生的冲击波同样在半椭球反射体的第二焦点处聚焦。冲击波发生器采用微型炸药起爆。这种微型炸药由人工从冲击波反射室的开口部分插入，并由触发装置引爆。

(二) 冲击波与人体间的耦合方式

冲击波与人体的耦合方式冲击波必须经由某种声阻抗和人体组织声阻抗相近的介质耦合无障碍地进入人体，以避免冲击波在进入人体的界面处产生反射导致应力而伤害人体。理想的耦合介质为水。冲击波和人体间的耦合方式有下列三种：

1. 水囊式　也称干式，目前采用最多的方式。水密封于水囊中通过软胶薄膜和凝胶介质与人体耦合接触。其优点为患者治疗时不需浸入水浴，命中率高，但由于冲击波需经由软胶薄膜进入人体而使能量有所损失，水囊需要有气泡排除装置。第二代和第三代碎石机均采用水囊为耦合方式。其优点是将冲击波源与治疗台融为一体，便于患者体位的变动，有利于治疗中段和下段输尿管结石，而且也便于从多个角度治疗肾结石和上段输尿管结石。

2. 水槽式 这是最早采用的冲击波和人体间的耦合方式。人体浸在水浴中，冲击波经由水直接进入人体。水槽式耦合的优点在于冲击波传播过程中能量损失小，缺点是治疗不方便，对水温及室温都有一定要求，现在已经被淘汰掉。

3. 水盆式 水盆式是将水槽缩小为水盆，只需将患者治疗部分浸入水中即可。

(三) 冲击波的触发方式

冲击波的触发产生必须保证对患者各器官功能无损害，确保患者安全；同时又要使冲击波进行有效冲击，命中率高。共有下列5种冲击波的触发方式：

1. 心电R波触发 对于液电冲击波发生源，由于其为高电压、强电流、“爆炸性”地产生冲击波，有可能会影响心功能，甚至对患者造成危险，因而一定要采用心电R波触发。

2. 呼吸触发 由于患者呼吸时，结石位置会有一定移动(可达2~4cm)影响冲击波碎石的命中率，采用呼吸触发产生冲击波可显著提高冲击波的命中率。

3. 呼吸与心电尺波同步触发

4. 自动连续触发 预先置定的时间间隔和触发次数，自动连续地触发。

5. 手动触发

(四) 定位方式

为使冲击波的焦点准确对准结石，必须有精确的定位系统。要求结石图像清晰，能方便迅速地寻找结石、准确地进行结石的定位并监测碎石的过程。若定位不准，冲击波不能发挥作用，反而会损伤正常组织。目前冲击波碎石机的定位方式有3种：X线定位、B超定位及X线/B超双定位。

1. X线定位的基本原理 其优点是X线图像清晰，可迅速地找到结石和判别结石的粉碎情况，操作者容易掌握定位技术，缺点是对X线下不显影的结石难于准确定位；操作者和患者都受X线辐射，对人体有一定程度损害，不能用于实时连续观察击碎结石过程。X线定位系统由X线球管、影像增强器、摄像机以及显示部分组成。按结构分为三种，如图2-3所示。

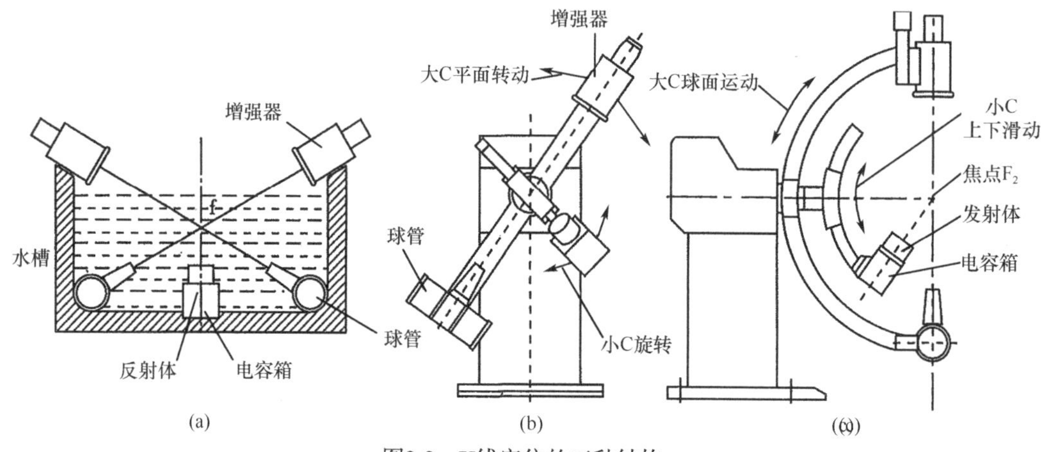

图2-3 X线定位的三种结构

(a) 双束交叉X线定位；(b) 单束X线定位；(c) C臂X线定位

2. 超声定位系统按其定位方式分为两大类　一类称为单角度B超定位装置，另一种称为多角度B超定位装置。B 超定位的特点是可以扫描到X线透光结石，不接触X线，其缺点是B超的图像分辨率不高，难以定位中段输尿管结石。

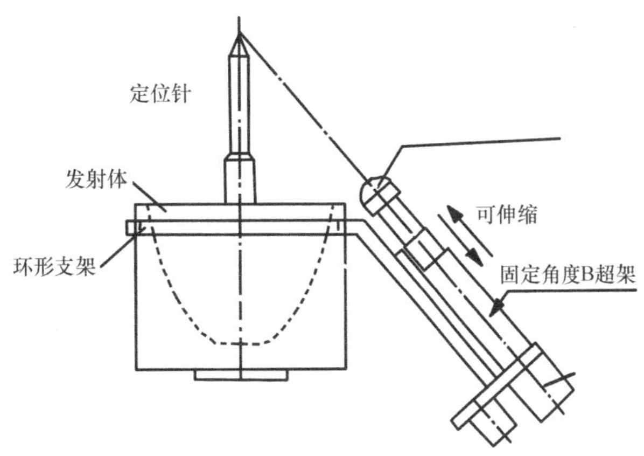

图2-4　单角度B超定位单元

(1) 单角度B超定位：如图2-4所示，采用高分辨率扇形超声波扫描探头，安装在与压电冲击波发生源球形盘的中心。冲击波聚焦焦点和超声波扫描探头的相对位置固定，并在监视器上以光标显示，将超声图像上的结石和光标重合便能实现精确定位。这种B超定位方式由于探头角度已经固定，所以人体一些部位定位困难。

(2) 多角度B超定位：多角度B超定位单元克服了单角度B超定位单元的缺点，结构如图2-5所示。B超探头插在探头夹上，探头夹固定在一个伸缩筒上，伸缩筒固定在机械手上，机械手有两条臂三个关节，机械手固定在环形支架上，环形支架固定在反射体外缘，能绕反射体转动。整个定位装置由人工操作，可在任意一个竖直平面转动，同时B超探头中心延线始终通过焦点，可根据需要调节探头伸缩来定位，它利用机械手的万向转动功能，可对人体各部位准确定位，克服了单角度B超定位装置的缺点，是国内外目前最先进的B超定位单元。

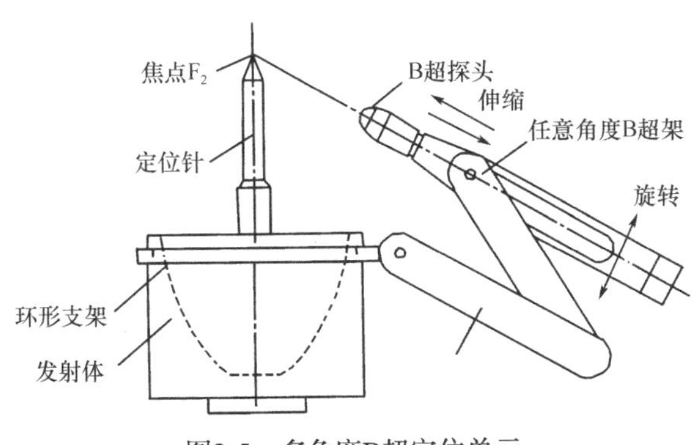

图2-5　多角度B超定位单元

目前在市面上，还能看到采用两个装在冲击波发生源上的超声波探头进行结石定位和实时监测的B超定位装置。两个B超扇形扫描探头互成一定角度地装在压电冲击波发生源球形盘上，各自可旋转90°，沿轴向截面进行扇形扫描。超声探头可沿轴向上下移动。这样由两个扫描探头实现结石的定位将更为精确、方便、迅速、准确。

3. X线和超声波双重定位系统　近年来，新型体外冲击波碎石机采用C臂X线和超声波双重定位系统，利用两种结石定位系统的优点，相互弥补自缺点，使定位系统性能更趋完善。

第三节　体外冲击波碎石机日常保养与维修

一、日常保养措施

(1) B 超定位校准，定期检查探头伸、缩限位距离指示的数字是否变化，如果变化超出3mm，需要重新调整复位到标准数值。

(2) 水囊不能接触、乙酸异戊酯等有机溶剂，会导致老化破损，要及时检查并更换新品。

(3) 定期清洁设备表面，用吸尘器处理设备内部灰尘，保持机械运动器件的清洁润滑。

(4) 定期检查底线连接是否紧固，电源供电是否稳定。

(5) 注意观察水囊内蒸馏水的量，适时添加与更换。清洁水囊表面的耦合剂。

(6) 保持室内干燥，注意防潮。

二、常见故障排除

1. 冲击波发生源及水处理系统常见故障

(1) 按下冲击波启动按钮，无冲击波产生，并报错误代码(非正常操作除外)可能存在原因有：①高压电源无高压输出；②高压电容充不上电；③高压开关接触不良；④冲击波源损坏，高压电路被保护。

(2) 虽有冲击波产生，但声音异常，并常伴有连击现象。可能存在原因有：①冲击波头寿命已到；②冲击波头漏水。

(3) 冲击波头内气泡无法排出。可能存在原因有：①水循环管道不畅；②水和负压不够；③大循环泵M15工作异常。

(4) 流量表流量下降，水处理OK指示灯不亮。可以尝试以下方法解决：①更换过滤塞；②冲洗输水管道；③检查水泵M15。

(5) 水处理OK指示灯灭，同时探头充气不足。建议检查压缩空气泵，压力表，空气管道有无漏气。

2. X线定位系统

(1) 在使用过程中，用球管Ⅰ对患者进行正位(平面)透视时，监视器Ⅰ显示正常，而当使用球管Ⅱ对患者进行斜位透视时，监视器Ⅱ无线图像，观察X线控制台polyhophs无异常显示。将两路电视通道进行交换，监示器显示正常，因此可以把故障缩小到下述范围：影像增强器Ⅱ工作不正常，无信号输出；摄像管Ⅱ无电视信号输出。

(2) 片盒不能拍片，片盒通常不用时放在床的一头，当需要拍片时将其拉到平面工作位置进行。出现故障时，拍片虽然到位，但紧急开关不起作用，其他一切正常。检查发现暗盒限位开关失灵。更换限位开关后仍不能拍片。打开暗盒，发现里面一凸轮电机已卡死，无法运转，后调整好位置后，一切正常，透视顺利进行。

3. 治疗床与控制系统故障 碎石机治疗床在结石定位中起相当关键的作用。由于冲击波治疗头位置固定，因此结石需要依靠治疗床的三维移动来置于冲击波焦点处。治疗床的升降依靠升降电机及齿条带动，水平二维移动凭借两个水平电机及丝杠运行。并且在床与基架之间安装有多个限位开关来保护床的移动超限，为了准确的定位结石，床的移动单位为毫米。床主要发生的故障为机械故障及操作者的非正常操作，例如：

(1) 床无法向一个方向运动：可能原因为运动超限；冲击头过早升起；限位开关失灵。

(2) 拍片盒不能推到拍片位置：可能原因为冲击头没有完全落下；限位开关失灵。

第三章　麻　醉　机

第一节　概　　述

一、麻醉基础知识

1. 麻醉学与麻醉　麻醉学(anesthesiology)是运用有关麻醉的基础理论、临床知识和技术以消除病人手术疼痛，保证病人安全，为手术创造良好条件的一门科学。现在，麻醉学已经成为临床医学中一个专门的独立学科，主要包括临床麻醉学、急救复苏医学、重症监测治疗学、疼痛诊疗学和其他相关医学及其机制的研究。中国在东汉时期就已经对麻醉学问有研究。相传华佗就是第一位采用麻醉技术的医师。他利用麻沸散来减轻接病人的痛觉，然后为病人进行外科手术。现代医学首次运用麻醉技术的记录，在1842年3月30日的美国格鲁吉亚州杰佛逊市，Crawford Williamson Long医生在帮他太太接生的过程中，首次采用了麻醉药。

麻醉(anesthesia)一词源于希腊文narkosis，顾名思义，麻为麻木麻痹，醉为酒醉昏迷。因此，麻醉的含义是用药物或其他方法使病人整体或局部暂时失去感觉，能顺利接受手术治疗，并能在手术完成以后能迅速恢复原来的知觉及反射。

2. 发展的三个阶段

(1) 古代麻醉发展阶段——麻醉的发现与萌芽。从史前时期开始，古代医学的发展经历了悠久的岁月。人类在劳动和生活中，不断地寻找减除因灾害或禽兽引起的创伤或疾病疼痛的药物和方法。“神农尝百草，一日而遇七十毒”就反映了我国古代人民长久以来就千方百计寻找治病止痛的良药。公元2世纪，中国伟大的医学家华佗发明了“麻沸散”，1700多年前，华佗就已经使用全身麻醉进行腹腔手术。公元652年，孙思邈著《备急千金药方》，1596年李时珍在《本草纲目》中，介绍了曼陀罗花的麻醉作用。1743年赵学敏所著《串雅内编》介绍了由草乌、川乌、天南星、蟾酥、番木鳖等组成的开刀药方。

(2) 近代麻醉发展阶段——临床麻醉学的形成。18世纪中叶，1772年Pristley发现氧化亚氮(笑气)，1884年Wells用于牙科手术。1818年Fafaday发现乙醚，1846年乡村医生Long施行乙醚麻醉成功，但当时未为世界所知。同年10月16日，William Morton施行乙醚麻醉当众示范成功，如图3-1所示。乙醚麻醉的成功，可视为近代麻醉学的开端。1847年Simpson第一次使用氯仿于分娩镇痛成功。以后相继有许多吸入麻醉药的出现。20世纪初，1903年合成了巴比妥类衍生物，具有催眠镇静作用的药物。1934年硫喷妥钠应用于临床，成为现代静脉麻醉的主要药物。肌肉松弛药的出现和应用，进一步改善了全身麻醉的效果。1935年King从箭毒中分离出右旋筒箭毒碱，1942年将筒箭毒碱应用于外科手术。局部及神经阻滞的应用进展在应用乙醚、氯仿等全身麻醉的阶段，由于使用方法简陋，经验不足，病人不够安全。这期间出现了注射器，1860年Nieman发现了可卡因，1884年Koller用于眼局部手术。次年Halstead开始将可卡因用于下颌神经阻滞，同年Corning在犬进行了脊麻试验，施行硬膜外麻醉成功。1896年Bier在动物及人作蛛网膜下腔阻滞成功，1905年合成普鲁卡因。

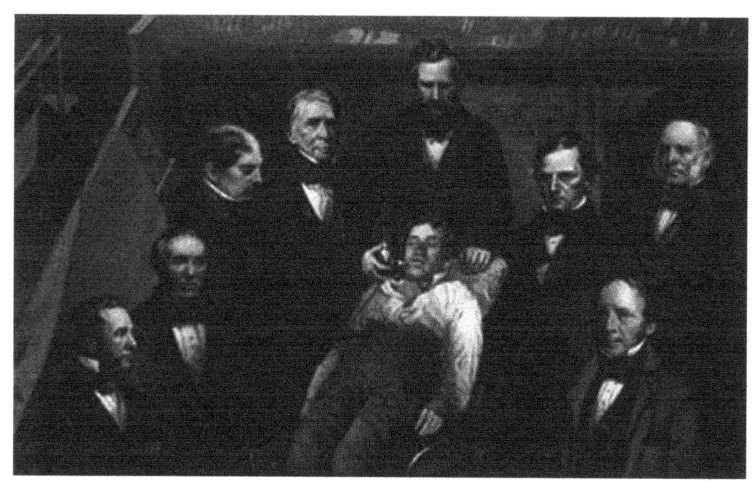

图3-1　1846年10月16日在麻省总医院成功进行的第一次乙醚麻醉公开演示

(3) 现代麻醉学的发展阶段。进入20世纪50年代，在临床麻醉学发展的基础上，麻醉的工作范围与领域进一步扩展，麻醉学的基础理论和专业知识不断充实提高，麻醉操作技术不断改进完善，麻醉学科和专业进一步发展壮大。迈进了现代麻醉学发展的第三阶段。这一阶段的特点表现在出现了大量专职从事麻醉专业的人员，由于麻醉工作范围与领域的扩展，麻醉学又分支出亚学科，随着新理论、新知识、新技术的运用，促进了麻醉学的现代化。

1989年，卫生部文件明确麻醉科属于一级临床学科。20世纪50年代后期到60年代研究针刺麻醉，70年代初研究中药麻醉，临床应用有一定的镇痛和麻醉作用，但是这些方法尚达不到现代麻醉的要求。20世纪70年代后期，随着改革开放，国外许多新的麻醉药和精密的麻醉设备，相继引进我国，进一步提高我国麻醉水平，促进麻醉学科的现代化。

3. 麻醉的过程　患者由清醒进入意识消失的麻醉状态这一过程，称为诱导阶段。通过药物使患者始终处于所需要的某种程度的麻醉状态这一阶段，称维持阶段。患者由意识消失的麻醉状态逐渐恢复意识清醒这一过程，称为复苏阶段。

4. 麻醉方法　局部麻醉、全身麻醉、椎管内麻醉。

(1) 局部麻醉(regional anesthesia)：也称部位麻醉，是指在患者神志清醒状态下，将局麻药应用于身体局部，使机体某一部分的感觉神经传导功能暂时被阻断，运动神经传导保持完好或同时有程度不等的被阻滞状态。这种阻滞应完全可逆，不产生任何组织损害。局部麻醉的优点在于简便易行、安全、患者清醒、并发症少和对患者生理功能影响小。

(2) 全身麻醉：分为吸入麻醉、静脉麻醉、复合麻醉。理想的全身麻醉必须在不严重干扰机体的生理功能情况下，具备四要素：镇痛完善、意识消失、肌肉松弛、神经反射抑制。全身麻醉的特点是大脑抑制，完全失去知觉，患者不但无痛觉，就连怕觉、累觉和不舒适的感觉也都丧失，并且患者也无任何自主和不自主的反射，患者在手术中对手术无任何影响。由于患者无知觉和无反射，医生无法和患者联系与沟通，患者很难再维持自身的正常生理功能，这会给患者带来危险。

1) 吸入麻醉：是将挥发性麻醉药蒸汽或气体麻醉药吸入肺内，经肺进入体循环，再到达中枢神经系统发挥全身麻醉作用。吸入麻醉药在体内代谢、分解少，大部分以原形从肺排出，少量通过肝、肾代谢排出，因此吸入麻醉易于控制，较安全、有效，是当今临床麻醉中常用的一种方法，但成本较高。

2) 静脉麻醉：静脉麻醉是使用液态麻醉药物直接注入静脉，经血液进入体循环系统，到达中枢神经系统发挥全身麻醉作用。静脉麻醉药大部分通过肝、肾代谢排出体外，分解较多。由于直接从静脉注入，所以控制难度稍大，但成本较低，因此也是临床麻醉中常用的一种方法。

3) 复合麻醉：是将吸入麻醉与静脉麻醉两者结合起来，取它们两者的优点，相辅相成，是现在最为常用的一种麻醉方法。复合麻醉中其他常用静脉药物镇痛药(如芬太尼、吗啡)、肌松药(管箭毒、泮库溴铵、亚可松)、催眠药(地西泮、异丙酚)。

将麻醉药物注入椎管的蛛网膜下腔或硬膜外腔，脊神经根受到阻滞使该神经根支配的相应区域产生麻醉作用，统称为椎管内麻醉。根据注入位置不同，可分为蛛网膜下腔麻醉(又称脊麻或腰麻)、硬膜外阻滞、腰硬联合麻醉、骶管阻滞麻醉。

5. 常用吸入麻醉药物　在手术时，为让患者进入麻醉状态，通过麻醉系统输送到患者肺里的气体称为麻醉气体。常用的麻醉气体有恩氟烷、异氟烷、七氟烷、地氟烷、氧化亚氮、乙醚等。

6. 麻醉深度　麻醉深度是指患者达到麻醉状态的程度，可划分为感觉消失期、谵妄期、外科期和延髓麻醉期。麻醉的深度可通过对患者临床体征的观察来判断，也可通过仪器监测。

二、麻醉机的用途、特点和种类

(一) 麻醉机用途

麻醉机是临床麻醉的最重要设备，麻醉医生利用它向病人提供氧气、吸入麻醉药及进行呼吸管理。

1. 实施全身麻醉　将麻醉气体与氧气混合后输入气体循环系统，输送给患者以完成麻醉。

2. 为患者提供呼吸管理　麻醉机是疾病治疗中常用的设备，其功能是向患者提供氧气、吸入麻醉药及进行呼吸管理，利用麻醉机作为吸入全身麻醉是广泛采用的麻醉方式，在麻醉过程中不仅利用麻醉机给药，还用机械通气来替代危重患者的自主呼吸，还要监护患者的生命。

由于大多数麻醉药本身都具有不同程度的呼吸抑制和升降血压等作用，再加之在麻醉过程中易出现麻醉并发症和意外，因此，即使不用麻醉机向患者供药，也常用麻醉机的呼吸器来辅助和控制患者的呼吸，并监护患者的生命指数。优良的麻醉机可以减少因药物引起的副作用和因装置故障所造成的意外事故，并通过监测患者的呼吸和生理状态来及时发现意外。

(二) 麻醉机特点

1. 主机内具有必备的报警功能麻醉机　在使用中自身必须监测电源供应和气体供应情况，以及机器本身的工作状态。

2. 配有功能完善的全能呼吸器　因为在麻醉过程中患者时刻都在危险时期，呼吸器不但是为麻醉给药，还要适应各种呼吸需要，在一定的时间要作为单独的呼吸机来为患者治疗和复苏使用。

3. 装有高精度的麻醉药蒸发罐　可以精确地选择和控制麻醉药浓度，节省麻醉药。在一些机器上可同时选配多达三种麻醉药的蒸发罐，选择更换方便，自身还有连锁装置，防止误动作。

4. 增加了各种电子和机械监护仪　其中包括机器状态，患者的呼吸和麻醉过程中的生理参数。机械监护中包括氧气比例监测，它能在氧气供应中由压力跌落引起的氧气供应的比例降低时发出警报和自动控制。氧化亚氮切断装置在没有氧气或氧气没有打开时，自动关断氧化亚氮，以防止患者窒息。

在使用空气的机械上设有连锁装置，使用氧气时只能打开空气或氧化亚氮中的一种气体。患者呼吸监护包括呼吸气体的氧浓度、呼吸道内的压力值、气道温度、呼入或呼出麻醉药浓度、吸入氧化亚氮浓度等。生理监护包括心电、脉搏、血压、心律失常、体温等。有了这些实时的监测才能确保在麻醉过程中患者的生命安全。

5. 使用方式 可做多种麻醉方式的患者回路系统，半开放式、半紧闭式、全紧闭方式配合自主呼吸功能，手动控制呼吸和机械呼吸以适应不同麻醉方式、呼吸方法的要求。

6. 增加了排污 由于患者和手术室内工作人员同处一个环境，如果不注意将会造成不同程度的麻醉污染，长期接触麻醉药会对人体有不同程度的影响，所以应尽量减少麻醉药物对工作人员的影响和对手术室的污染。

(三) 麻醉机种类

1. 按功能多少、结构繁简进行分类

(1) 全能型：为多功能麻醉机，结构复杂，功能齐全，除具有呼吸管理系统外还有监测报警系统，有的还有自动记录系统。

(2) 普及型：结构及功能较全能型简单，但仍具备基本和重要的结构和部件，如氧化亚氮自动截断装置等安全系统。使用也相对简易，装配或未装配结构和功能简单的通气机。

(3) 轻便型：具备麻醉醉机的基本功能，但结构简单、轻便，搬动灵活，可携带。

2. 按流量高低分类

(1) 高流量麻醉机：此类麻醉机氧化亚氮最低流量大多在0.5L/min以上，故只能进行高流量麻醉。

(2) 低流量麻醉机：此类麻醉机氧及氧化亚氮流量计除高流量外还各自带有一个低流量计，其氧化亚氮流量计最低流量可达0.02L/min或0.03L/min，当然此类麻醉机既可做低流量麻醉，亦可进行高流量麻醉。

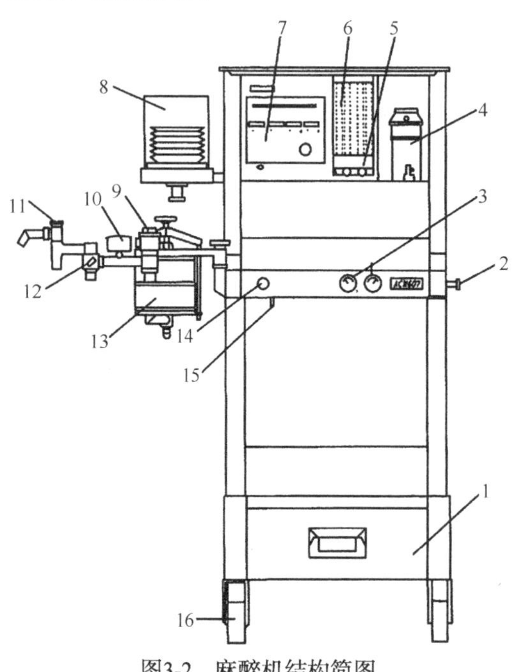

图3-2 麻醉机结构简图

1.抽屉；2.扶手；3.气体压力表；4.蒸发器；5.联动旋钮；6.流量计；7.呼吸机；8.风箱总成；9.吸气活瓣及氧浓度传感器；10.气道压力表及压力传感器；11.半紧闭阀；12.转换开关；13.钠石灰罐；14.快速供氧开关；15.共同气体出；16.前脚轮

3. 按使用年龄分类

(1) 成人用麻醉机。

(2) 儿童用麻醉机。

(3) 成人/儿童兼用麻醉机：成人麻醉机附有小儿回路及小儿呼吸机风箱。

第二节 麻醉机结构和工作原理

一、麻醉机的结构与各部件作用

(一) 结构

麻醉机结构，如图3-2~图3-4所示。

(二) 各部件作用

麻醉机由麻醉主机(供气源)、吸收回路(钠石灰)、风箱麻药蒸发器、麻醉呼吸机、气源流量计等组成。

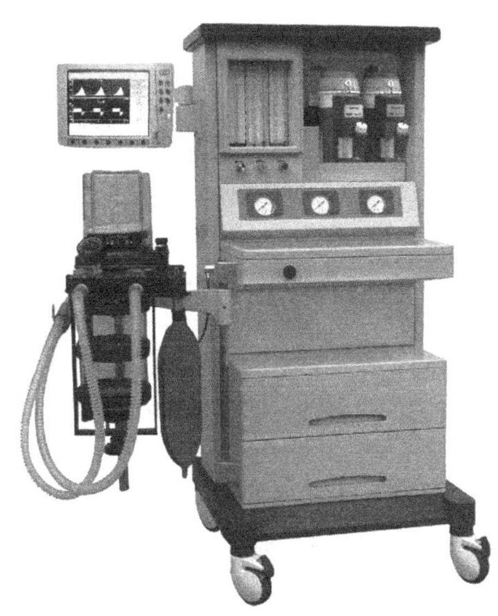

图3-3　麻醉机整机结构图

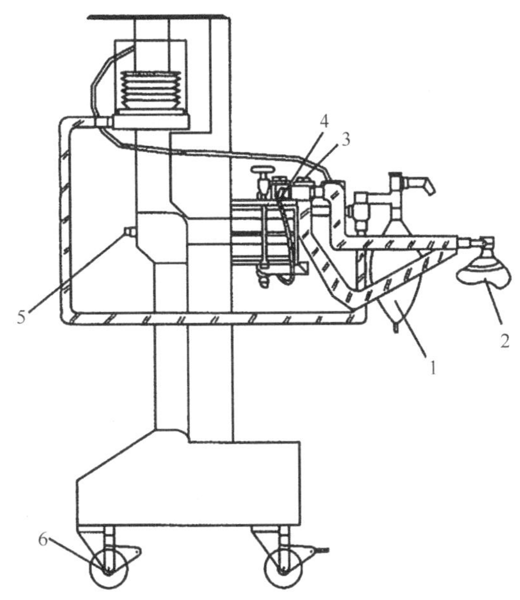

图3-4　麻醉机侧面视图

1.手动皮囊；2.面罩；3.呼吸活瓣及流量传感器；4.共同气体入口；5.动力气体出口；6.后脚轮

1. 气源　麻醉用气体为液化气体或压缩气体，在密闭容器内，当温度为21℃时，气体的绝对压强超过0.28MPa，或在70℃时气体的绝对压强超过0.72MPa，或液化气体在37.8℃，蒸汽压超过0.27MPa均属于压缩气体。压缩气体装在耐高压的贮气筒(气瓶)内或由中心供气系统供给。

高压气瓶需用压力调节器减压，方可进入麻醉机。空气压缩机，中央供气系统，输入麻醉机的气体需减至0.4~0.6MPa，以保证管路内的压力在(0.4±0.1)MPa。氧气、氧化亚氮的压力要求相同。医用气瓶的颜色标识，如表3-1所示。

表3-1　医用压缩贮气瓶的颜色标记

	ISO	英国**	美国	德国*	荷兰	瑞士	中国***	日本
Air	黑/白	黑/白	黄	灰(黄)	蓝/绿	棕	黑	灰
CO_2	灰	灰	灰	灰(黄)	灰	黑	铝白	绿
C_3H_6	橘红	橘红	橘红	橘红	橘红	灰		灰(橘红)
C_2H_4	紫	紫	红	红	浅红	红/灰	棕	灰
He	棕	棕	棕	灰	棕	黄/灰	银灰	灰
N_2O	蓝	蓝	蓝	灰	蓝/灰	绿/灰	银灰	灰(蓝)
N_2	黑	黑	黑	绿	黄	绿	黑	灰
O_2	白	白	绿	蓝	蓝	蓝	浅蓝	黑(绿)

*( )内医用气体；**除英国外，法国、加拿大、瑞典、芬兰、丹麦、澳大利亚等与ISO同；***GB 7144所规定。

2. 高压输气管　可耐受0.8MPa的高压，淡酞蓝色为氧气输出管，银灰色为氧化亚氮输出管。

3. 减压阀　又称压力调节器，作用是把气瓶内高压压缩气体降低为稳定的压力，供麻醉机安全使用。

4. 单向阀　又称止回阀或逆止阀，是气流只能一个方向流动而不能反向流动的方向控制阀。位于气路箱内，作用是防止气体回流。

5. 氧化亚氮截断阀　氧化亚氮经过的气动阀由氧气压力控制，当氧气压力达到0.03MPa以上时方可开通，使氧化亚氮进入流量计。氧气供应不足时，氧化亚氮截断阀关闭，使氧化亚氮不能进入麻醉机气路。

6. 压力表 又称压力指示器，压力表位于气路上方，用以指示气瓶内气体压力。它反映麻醉机输入气源压力，需使所调气源的压力保持在(0.4±0.1)MPa为最佳。常用的有两种类型：波纹管压力表、波顿管型压力表。

7. 流量控制开关 氧气、氧化亚氮均有各自对应的调节旋钮，逆时针方向转动可增加流量，顺时针方向转动可降低流量。氧气、氧化亚氮控制开关为一联动装置，当氧化亚氮增加时，氧气按照一定比例增加，氧化亚氮、氧气比例保持在（3∶2）~（2∶1），如减少氧气流量则氧化亚氮流量也按比例减少。单独减少氧化亚氮或增加氧气时，开关均可独立操作。此联动装置可在开启氧化亚氮或关闭氧气时防止混合气中氧气浓度过低。

8. 流量计 也称流量指示器，可以测定及指示通过它的气体流量，是麻醉机极为重要的部件之一，最常用的是进气口可变型流量计。

(1) 转子流量计：由一个锥度透明玻璃管制成，如图3-5所示其底部直径最小，管内有一个指示器或浮子，可以上下自由移动，在没有气体流动时，静止于管子底部。图3-6表示当打开流量控制阀时，气体从入口进入管子底部并向上流动，使浮子升高。气体穿过浮子和管壁之间的环状区域达到管子顶部从出口流出。浮子在管内自由地漂浮在某一个平衡位置，在这个位置上浮子重力与气流向上的推动力相等。气流增强时，浮子上升，其周围环状区域增大，流量增大；气流减弱时，浮子下降，其周围的环状区域减少，流量减少。根据浮子的停留位置，在玻璃管外面的刻度上就可以读出气体的流量。

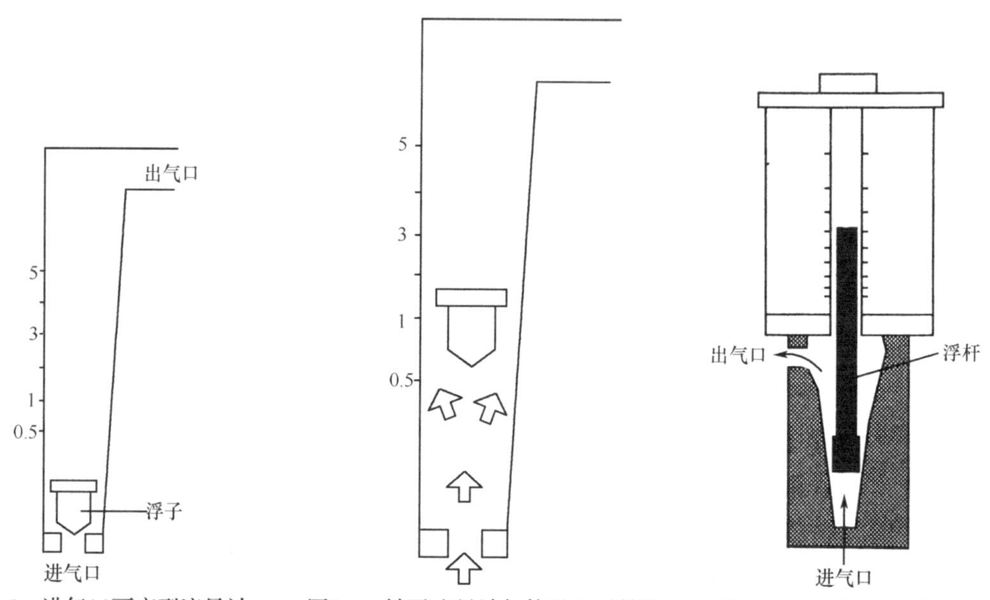

图3-5 进气口可变型流量计　　图3-6 转子流量计气体进入时情况　　图3-7 浮杆式流量计

(2) 浮杆式流量计：如图3-7所示，在下细上粗呈圆锥形的金属管中，置一根轻质材料的浮杆，上端伸入有计量刻度的玻璃管中，当气流通过针形阀时，将浮杆向上顶起，与杆顶端平齐的刻度数，即为气体流量值。

(3) 滑球式流量计：如图3-8所示，由2个空心金属小球，置于一根斜置的下细上粗、带计量刻度的玻璃管中制成。气流自下而上输入，推动小球滑行上升，与两个小球之间平齐的刻度数，即为气体流量值。

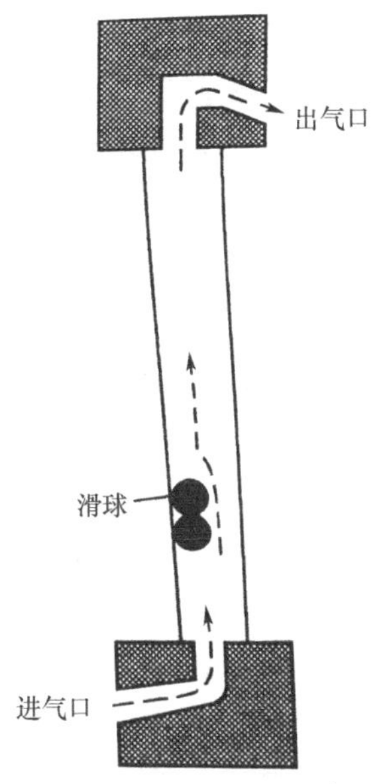

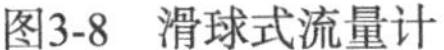
图3-8　滑球式流量计

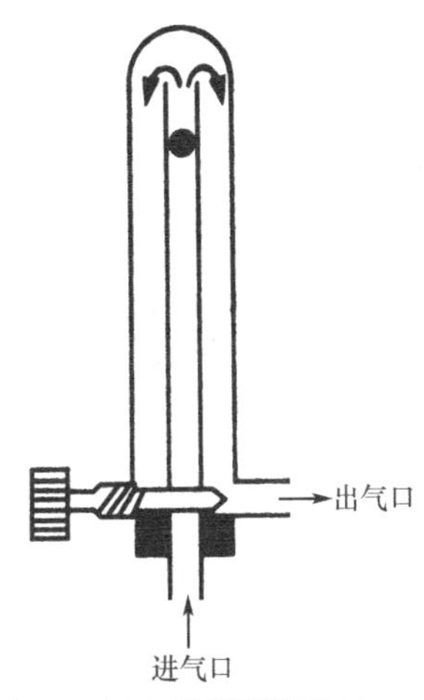

图3-9　压力代偿型流量计

(4) 压力代偿型流量计：进气口可变型流量计的气流量值易受流量计出口处的气流阻力影响。例如控制呼吸时，吸气加压使气流进入肺的同时，气流还逆向流入流量计，反压使浮杆下沉，因此影响读数的正确性，每分气流量亦下降。如图3-9所示，其原理是将针型阀有进气口位置移至出气口位置，可防止下游气流反流至流量计，从而保持气流量稳定不变。

流量计的指示范围低至10ml/min，高至10L/min，不易精确测得，故有宽范围流量计的设计，常用的有三种：

1) 并立型流量计：同时设置高低两套流量计和针形阀，一个为10~1000ml/min，另一个为1~15L/min，根据需要选择使用。

2) 串联型流量计：如图3-10所示，有两个浮子重量不同的流量计串联，轻浮子测低气流量，重浮子测高气流量。

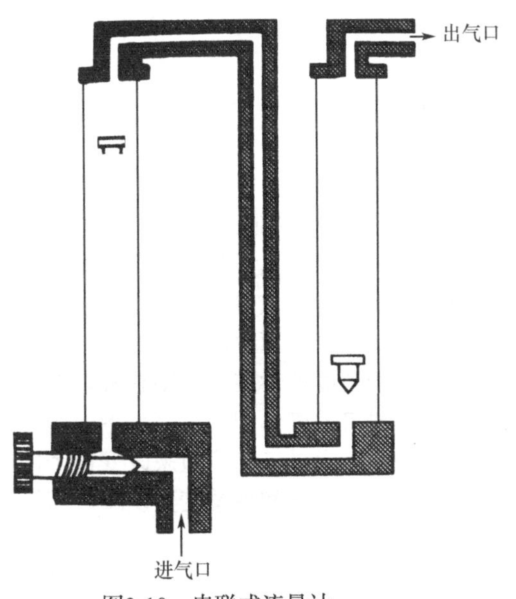

图3-10　串联式流量计

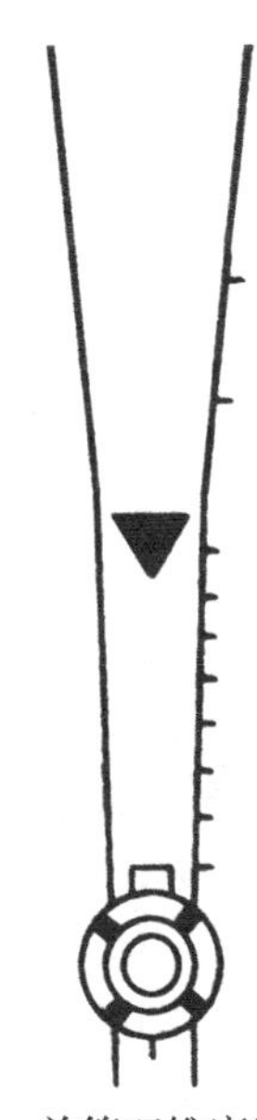
图3-11　单管双锥度流量计

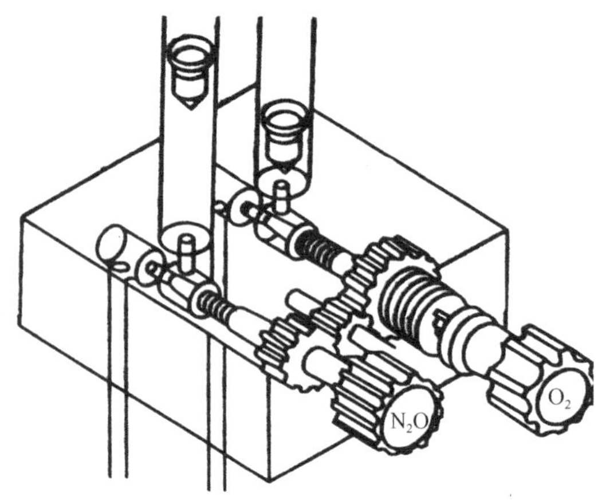

图3-12　N_2O-O_2联动式安全装置

3）单管双锥度流量计：如图3-11所示，刻度玻璃管下段直径细，锥度小，供测低流量用；玻璃管上段的直径粗、锥度大，供测高气流量。

(5) N_2O-O_2联动式安全装置：为防止缺氧，在N_2O和O_2流量计上附有安全装置，如图3-12所示。当单独打开O_2流量计针形阀时，N_2O流量关闭。当打开N_2O流量针形阀时，O_2流量开放，以确保所需氧浓度。当N_2O、O_2流量均已开放，而逐渐关小O_2流量时，N_2O流量计也联动关小，保证输出气体氧浓度。

9. 快速供氧开关　位于麻醉机前面，所供气体不经过流量计和蒸发器，直接送到共同气体出口。按下开关送气，松开后自动关闭。快速供氧阀，供氧速度为35~75L/min。

10. 蒸发器　在吸入麻醉中，我们现在使用的吸入麻醉药在一般条件下大多数为液态，如恩氟烷、异氟烷、七氟烷等。因此，使用前，必须将其转化为蒸汽，不允许直接进入呼吸道，也不允许以饱和蒸汽的形式进入呼吸道。这是因为通常使用的挥发性吸入麻醉药的饱和蒸汽浓度远高于临床所需吸入麻醉药浓度。要得到临床所需浓度，必须对饱和蒸汽进行稀释。否则，将很快发生药物过量而危害病人。蒸发器就是一种能有效地蒸发麻醉药液并能精确地将麻醉药按一定浓度输入麻醉呼吸回路的装置。理想蒸发器要求操作简单，精确耐用，重量轻，耐腐蚀，绝对安全，价格便宜，并力求排除温度、流量、压力等因素的影响。

蒸发器是麻醉机的关键部件。由于强效吸入麻醉药的使用，它的质量好坏不但标志着麻醉机的水平，也关系到吸入麻醉的成败，直接涉及病人的安危。所以使用麻醉机时，必须认真检查蒸发器，必要时应对其输出浓度加以监测。

现代蒸发器比较安全可靠，吸入麻醉药浓度监测仪的使用不但使我们能够确定蒸发器的精度，而且通过监测吸入和呼出麻醉药浓度。虽然滴注式或注射式蒸发器现在没有广泛使用，但与吸入麻醉药浓度监测仪相连，将可能成为未来蒸发器的发展方向。这种方法可以克服温度、泵吸效应、气体流量等因素的影响。

蒸发器种类：①鼓泡型蒸发罐，②加热型蒸发罐，③滴入型蒸发罐，④自然蒸发型蒸发罐，⑤改良型蒸发罐。

蒸发器工作原理：混合气体经气体进口到达蒸发罐内。一路经旁通路到达气体出口，另一路通过内部气道到达锁止点，如果蒸发罐已打开，气体将通过零点锁点到达压力补偿装置，这个装置能自动实现在气道压力变化时，使麻醉药蒸汽输出量相应变化，而不会使气体出口处麻醉药浓度产生波动，经压力补偿装置后气体将到达蒸汽室，在蒸汽室内气体将主要与被细灯芯束吸收并蒸发的麻醉药蒸汽混合，经气道到达蒸发罐控制孔，这个孔受控制旋钮的控制，它决定由这个孔输出的麻醉药蒸汽的量，由于温度补偿装置带动其轴杆上下运动，使压力补偿能消除压力波动和气体回流，使得经过旁通口的气体和经过蒸发罐控制孔的气体量存在着一定的比例，这就决定了气体麻醉药的浓度，且通过控制旋钮来改变这个比例也就改变了麻醉药浓度。总体上蒸发罐可分为两种，简易式蒸发罐和高精度蒸发罐。高精度蒸发罐结构，如图3-13所示。

高精度蒸发罐具有浓度输出恒定，受环境温度、气流和压力的影响小，气流阻力低，麻醉药用量少的特点。

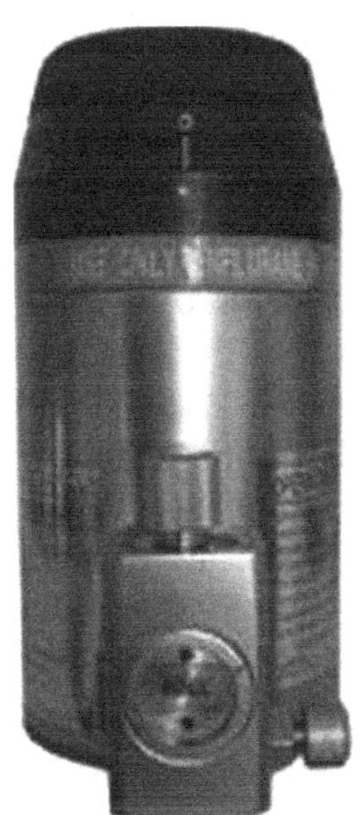
图3-13 高精度蒸发罐图

蒸发罐主要技术指标

1) 流量范围：0.2~15.0L/min。

2) 麻药浓度：浓度可调范围浓度间隔为0.2~5.0%，0~2.0%浓度间隔为0.2%，2.0%~5.0%浓度间隔为0.5%。

3) 容量：最大容量100ml。最小容量20ml；排放麻药之后，有(20±10)ml的液体保留在麻药芯内。

4) 贮存：温度范围为－20~70℃，大气压范围为500~1200mmH_2O，相对湿度范围为0~80%。

5) 使用：温度范围为15~50℃，大气压范围为500~1100mmH_2O，相对湿度范围为0~80%。

11. 共同气体出口 氧气及麻醉药物混合气由此通过软管与患者吸收回路连接。

12. 气控报警装置 氧气压力不足时，开始有大于7s的声音报警。装置由储气罐、换向阀、汽笛组成。

13. 安全装置 包括测量装置、监护装置。按麻醉的基本要求，先进的麻醉机必须监护危及生命的呼吸参数。其中包括氧浓度监护、每分通气量监护、气道压力监护，某些机器上还配有或可以增加监测呼出二氧化碳浓度、吸入或呼出的氧化亚氮浓度、恩氟烷、异氟烷等，常用的麻醉药蒸汽浓度，并能监测血氧饱和度、吸入气体温度，还能监测心电、脉搏、血压、心律失常、心排出量、人体温度、脑电等生理参数，所有的这些将为麻醉师提供很大的帮助。

14. 风箱 驱动气体作用于折叠囊，将麻醉气体和氧气的混合气体压入患者肺内。有呼气上升式风箱、呼气下降式风箱。呼气上升式风箱易于观察回路泄漏情况。呼气下降式风箱不宜做低流量麻醉，易产生呼气末负压，由溢气阀、折痂、底座、风箱罩等组成。

风箱工作时，呼吸循环过程分三个阶段。吸气初始阶段，包括呼气阀、驱动气体、患者呼吸回路气体、压力释放阀、至呼吸回路；呼气初始阶段，包括驱动气体、呼吸回路；呼气末阶段，过多的回路气体。风箱工作过程，如图3-14所示。

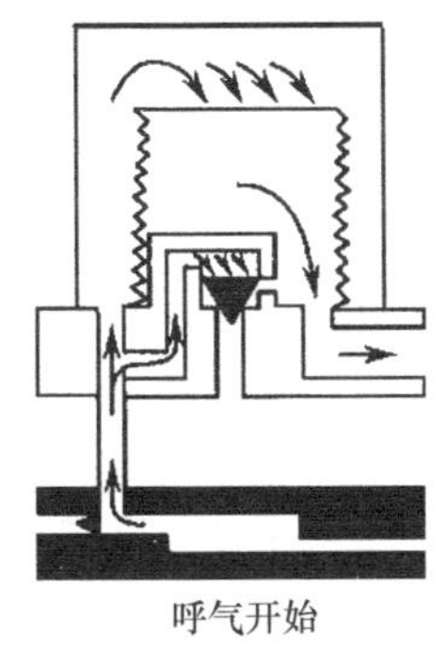
呼气开始

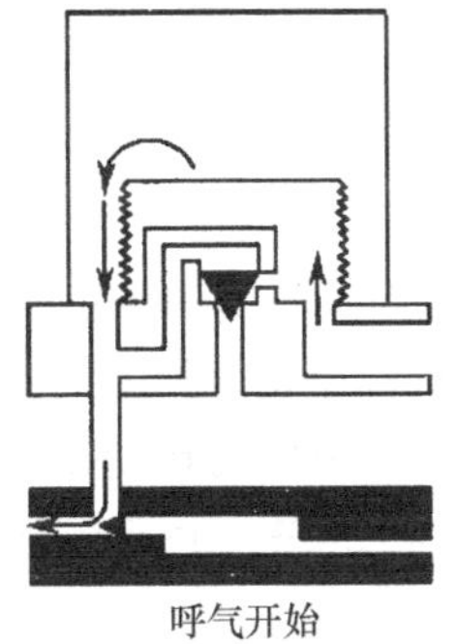
呼气开始

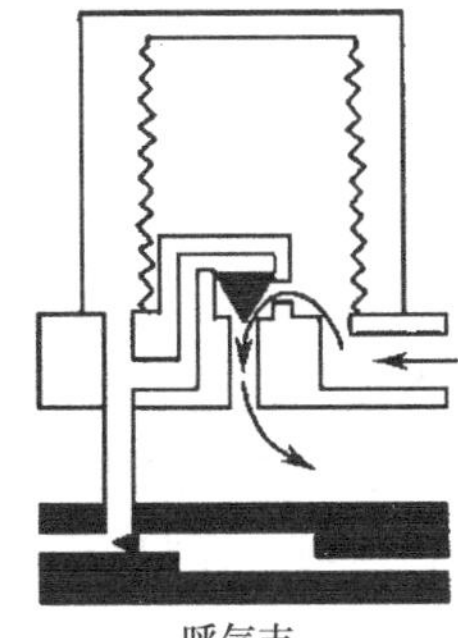
呼气末

图3-14 风箱工作过程

15. 吸收器 是利用吸收器里的吸收剂来有效地吸收循环回路里的患者呼出CO_2气体，以此来减少循环呼吸回路中气体的含量。CO_2吸收器的结构比较简单，其外形似一圆桶，在上、下各有气路接口，用有机玻璃或其他透明硬质材料制成的。吸收器的容积一般有1L、2L、3L等不同大小，在中间有分隔。小容积吸收器一般同时安放两只或三只。

CO_2吸收器的各连接口要求必须密封。CO_2吸收器里填充的吸收剂必须具有相当强的吸收

CO_2的能力，反应前后必须有明显的颜色变化，反应中没有另外的气体或有害物质随气体带给患者，吸收不需别的附加条件，CO_2吸收率及其利用率高，制取方便且价格低。常用作麻醉回路CO_2吸收剂的有碱石灰、钠石灰。

碱石灰是氢氧化钙、氢氧化钠和氢氧化钾的混合体，其比例为9∶5∶1。钡石灰是氢氧化钙和氢氧化钡的混合体，其比例为40∶1，其中含有少量的结晶水于氢氧化钡之中。实际使用碱石灰要比钡石灰的使用率高，因此目前使用的吸收剂主要以碱石灰为主。由于吸收剂有吸收作用，因此平时应密封保存。

CO_2吸收回路的主要作用是贮存麻醉气体及氧气，按需排出废气，吸收CO_2，它直接与呼吸道相通，协助完成呼吸过程。CO_2吸收器为闭式麻醉机的必备装置，利用吸收器中的碱石灰(或钡石灰)与CO_2起化学反应，以清除呼出气中的CO_2。

钠石灰由5%NaOH或KOH和95%$Ca(OH)_2$组成，制剂中含水15%~19%，另有0.2%二氧化硅起融合作用。颗粒大小以直径5~6mm的半圆形为最佳，这样吸收面积大，气流阻力小。钠石灰的指示剂可判断其吸收CO_2的效能。碱石灰是强碱，吸收CO_2后，pH下降至12以下，指示剂就会变色。

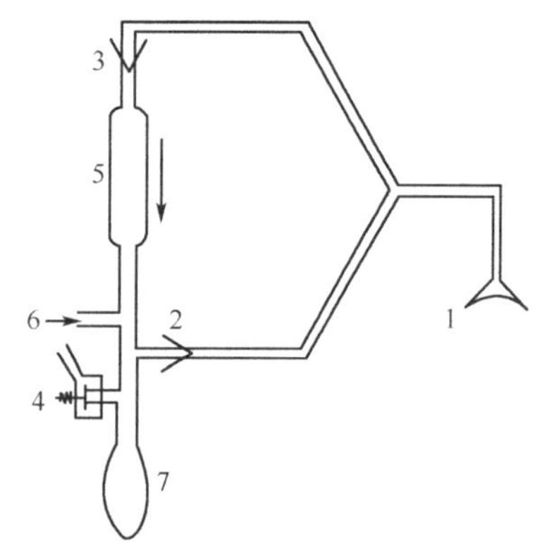

图3-15　吸收回路示意图

1.面罩；2.吸气活瓣；3.呼气活瓣；.APL阀(压力限制阀)；5.吸收回路；6.新鲜气体补偿；7.手动皮囊

患者吸收回路的主要作用是忙存混合气体，排除废气，吸收CO_2，直接与呼吸道相通，协助完成呼吸过程。吸收回路顶部右侧为吸气活瓣，气体由此进入呼吸道。呼吸回路顶部左侧为呼气活瓣，患者呼出气体经螺纹管进入风箱上的折叠囊中，随呼吸运动，钠石灰吸收CO_2，反应后生成的水，由下部集水器排出。转换开关可更换为手动呼吸。

在吸收回路与患者之间是靠手动/机控开关连接的，挤压皮囊或使用呼吸机都不会把钠石灰吹到患者端，而是使钠石灰留在吸收罐内。吸收回路，如图3-15所示。

16. 监测报警装置

(1) 氧浓度监护仪：氧浓度监护仪的测量方式基本有两种，一种是利用极谱法来测量，另一种是利用固定化学电极束测量。这两种方法的共同点是利用氧气中最容易定标的浓度21%和100%作为定标点，根据氧浓度不同其电流效应不同产生一个信号电流，经电子电路或微处理后进行数字或特定指针指示，并能根据实际需要随意设定一个氧浓度报警的上下限。

(2) 通气监护：每分通气量监护分为电子监护和机械原理测量两种。电子监护仪主要利用铂金丝制成感应器置于气道中测量，机械原理是利用气体能推动风轮运动，风轮带动指针转动测量的，由于在该装置中气道为标准量，风轮的转动数与气流量相对应。电子监护仪的铂金丝感应器能在气体流过时，在两条铂金丝上产生不同的效应，将此效应进行放大并和标准信号比较，得出实际值。

(3) 压力监护：气道压力监护仪是用于监测气道压力的装置，并能将超过限定范围的情况及时报警。该装置也分为机械式和电子测量两种。机械式气道压力监护仪形同前面所讲的压力计，属麻醉监护仪中比较简单的一种。

电子监护仪是利用压敏元件来产生电信号，通过电子电路将信号处理放大进行指示，由于左气道中存在着峰值压力、平均压力、呼吸末压力，所以某些装置上还能指示其压力变化值，并能通过电路算出其平均值。

由于压力随呼吸变化，通过电路在某些装置上能自动地计算并指示其呼吸频率，通过压力监护仪能及时发现气道阻塞或气管脱落以及其他气压方面的故障。

(4) CO_2监护：CO_2监护仪是检测呼吸回路中CO_2含量的装置，它利用CO_2能吸收红外线的原理制得其感应器，利用电路将感应器的信号处理放大进行指示。由于肺内气泡与血管之间二氧化碳扩散迅速，因此血液里的二氧化碳含量与呼气末的相等。

通过电路可将呼吸中呼气末CO_2的含量计算出来，有了它可省去很多验血的过程，通过设定CO_2含量的范围能及时发现患者过度换气、CO_2淤积等现象，并能通过监护仪随时了解患者的新陈代谢。

(5) 吸入麻醉药浓度监护仪：是通过光谱吸收法来测定不同麻醉药的浓度。在一个特制的传感器中，由红外线发射源、光谱过滤片组(共有三组过滤片于三个不同的频谱内同时进行样本测定)高灵敏度红外线探头和一组反射镜片组成。

红外线光束通过气室时，光密度将根据气道中麻醉药的浓度衰减，经镜片使光束反射10次，经滤光片由红外线探头接收，将该信号进行放大处理，由微机进行控制，在生理监护仪中是依靠电极或其他感应器来测量其信号。

二、麻醉机主要技术参数

1. 通气性能

(1) 流量控制：氧气0~10L/min，氧化亚氮0~10L/min，流量计精度在20℃，101.3kPa条件下，对于满刻度的±10%或300ml/min(两者取大值)到满刻度之间的流量，其精度为指示值的±10%以内，低于满刻度的10%(两者取大值)的精度为4级。

(2) 快速供氧：35~75L/min。

(3) 麻药浓度：浓度可调范围0.25%~5.0%，具有温度、流量自动补偿功能。

2. 流量控制联动装置 O_2和N_2O按比例调节，可以确保氧浓度不小于25%。

3. 气源

(1) O_2供气压力(0.4±1)MPa。

(2) N_2O供气压力(0.4±1)MPa。

4. MV200B气路性能(MV200B是气体模块) 气路系统最大安全压力≤6kPa。

5. 通气方式

(1) 机动。

(2) 手动。

6. 通气性能

(1) 呼吸频率：6~60次/分。

(2) 吸呼比：2∶1，1∶1，2∶3，1∶2，1∶3，1∶4。

(3) 潮气量：0~150ml连续可调。

(4) 分钟通气量：≥18L/min。

7. 监测性能 数字监测，0~1500ml潮气量。在0~200ml范围，设置与显示误差为，其余范围误差为±15%，气道压力，模拟指示。

8. 报警性能

(1) 气道压力上限报警当：管道内压力达到设定报警时，显示屏出现报警提示，并有声光报警，此刻由吸气相切换为呼气相。

(2) 气道压力下限报警：2~60kPa当管道内压力达到设定报警时，延迟4~15s，显示屏出现报警提示，并有声光报警。

(3) 静音时间：≤2min。

(4) 断电报警：断开呼吸机交流电源，呼吸机会有大于2分钟声音报警。

9. 呼吸机性能

(1) 输入功率：≤50VA。

(2) 系统顺应性：≤4ml/100Pa。

(3) 整机噪声：≤65dB。

10. 使用环境

(1) 环境温度：+5~+40℃。

(2) 相对湿度：≤80%。

(3) 大气压力：96~104kPa。

(4) 使用气源：氧气0.3~0.5MPa。

(5) 使用电源：(220±20)V，(50±1)Hz。

(6) 预热时间：≥5min。

(7) 熔断器规格：耐压250V，5A。备用电源插座，额定电压250V，最大输出功率1000W。

三、麻醉机的工作原理

1. 麻醉机气路系统 气路系统由空氧混合器、管道、吸收回路、患者回路、麻药蒸发器等组成。麻醉机气路系统，如图3-16所示。

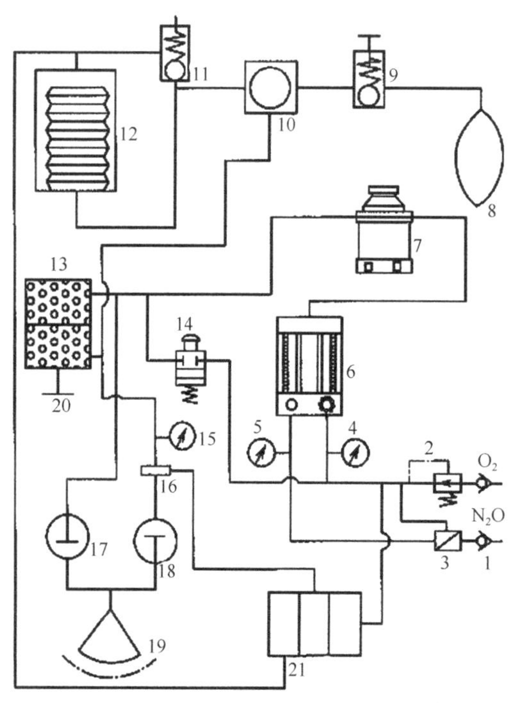

图3-16 麻醉机气路系统

1.单向阀；2.减压阀；3.氧化亚氮截断阀；4.氧气压力表；5.氧化亚氮压力表；6.流量计；7.蒸发器；8.手动皮囊；9.半紧闭阀；10.转换开关；11.逸气阀；12.风箱集成；13.钠石灰罐；14.快速供氧开关；15.气道压力表；16.压力采样口；17.吸气活瓣；18.呼气活瓣；19.面罩；20.集水器；21.呼吸机

2. 工作原理 麻醉机是一种持续气流麻醉系统，它装有可输送氧气、氧化亚氮各种吸入性麻醉药物的气路。气路部分可使用氧气、氧化亚氮。有选择性使用恩氟烷或异氟烷药物，氧气、氧化亚氮压力需减至0.4MPa后经高压输气管进入麻醉机，氧气经过机器内的保护减压器进入流量计。通过流量计上的流量控制阀调节氧气、氧化亚氮流量。麻醉机工作原理框图，如图3-17所示。

氧气与氧化亚氮流量计具备联动装置，确保氧气输出不小于25%。氧气、氧化亚氮在流量计内混合，混合气体经麻药蒸发器，带走一部分麻醉蒸气，经微单向阀至共同气体出口输送到患者吸收回路。快速供氧输出的氧气不经过流量计和蒸发罐，直接经共同气体出口输送到患者吸收回路，输送到吸收回路的麻醉气体或氧气，可由麻醉呼吸机控制给患者通气，也可手动控制有规律地按所定通气量维持患者呼吸。

新鲜气体进入后到达呼吸囊，在吸气阶段，气体由呼吸囊经吸气阀到达患者的肺部，在呼气阶段气体由患者经呼气阀到达二氧化碳吸收器后到达呼吸囊。在这个系统中压力安全阀用于高压安全保护，可调压力极限阀用于调节排出气体的压力限，旁通控制用于控制旁路系统。患者回路，如图3-18所示。

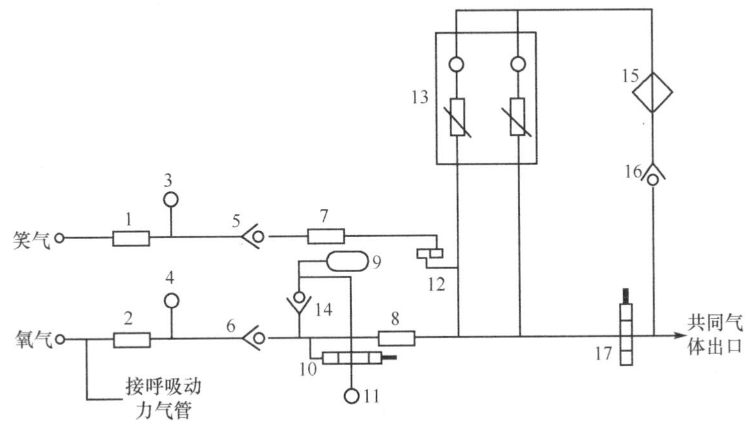

图3-17 麻醉机工作原理框图

1、2.过滤器；3、4压力表；5、6.单向阀；7、8.减压阀；9.储气罐；10.转换阀；11.汽笛；12.气动开关；13.流量计；14.单向阀；15.蒸发器；16.微单向阀；17.快速供氧开关

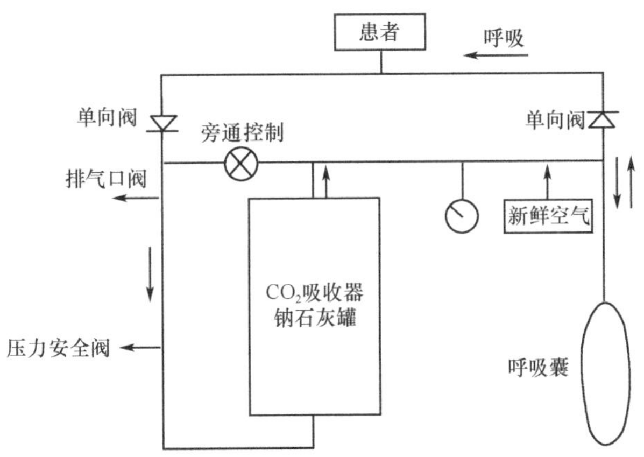

图3-18 简单患者回路框图

O_2和空气或O_2和N_2O在混合器中，按预定氧浓度混合后，按预定通气量由流量表和流量表阀单元控制输出，经管路到达麻醉药蒸发罐，如果蒸发罐在预定浓度位置，气体将按预订量混合麻醉药蒸气并由蒸发罐输出，如果蒸发罐在位置0点，气体将通过旁路系统直接输出，而不进入蒸发罐的内部。

气体由蒸发罐出来后，经管路到达气体缓冲器并到达排气单向阀，由于此阀是一个排气阀，气体必须在控制阀打开时才能有通路。同时蒸发罐气体也经管路通过单向阀，并到达可调压力极限阀和呼吸囊，当气流继续通过时，将通过单向阀，此时紧急空气供应阀将关闭，由单向阀出来的气体可经管道到达呼吸器控制阀和吸气阀，此时将完成呼吸器的供气过程。

呼吸器供气。此时控制阀门将打开，呼吸器将由空气推动将气束向上压，气体通过管路经控制阀到达吸气阀，通过吸气阀和测量元件到达二氧化碳吸收器，经吸收器吸收后经管路到达患者的肺部，在此时呼吸控制阀是关闭的气体将在此被阀阻断，并完成所调定的吸气量。

呼吸时，呼吸器将失去空气的推动力，并依靠其风箱皮囊的自重向下运动，同时吸进气道和呼吸囊中的气体，并关闭吸气阀。呼吸器的风箱每次吸进的气体是预先调定的，在呼气期限间，气体将从患者的肺部经管路到达呼气阀，回路中的通气量表将测量患者的通气量。气体可由呼气阀经呼气控制阀到达废气排出阀和气流缓冲器，患者的呼气到达呼吸器中，患者废气的排出将根据控制阀的开启情况来决定，在手动呼吸时，将依靠呼吸囊驱动，同时呼吸器控制阀将关闭。在自主呼吸时，呼吸囊将作为贮气袋，在气体供应不足或气体供给失败时，紧急供气阀将自动吸收大气中空气来维持患者的通气量。

具体的工作过程，高压氧气进入减压阀，减压阀输出压力稳定在0.2MPa(出厂时调好)，减压阀输出气体进入电磁阀，吸气时电磁阀打开，输出两路分别进入流量阀和呼气活瓣，进入呼气活瓣的那一路利用气体压力压住呼气活瓣中的膜片，使气体不能从中逸出。为防止气压过高损伤膜片，在呼气活瓣前加了一个减压阀，其输出压力稳定在0.05MPa，另一路进入流量阀，调节流量阀可以改变潮气量的大小，患者吸入的气体是含有一定氧浓度的气体，因此进入气路的纯氧需要在气室按一定比例混合，抽出的空气从文丘里阀进入，在文丘里阀上安装了一个单向阀以防止气体逸出，为减少噪声，在单向阀上装了一个消音器，防止气压过高对患者造成气压伤。

在气室的侧面安装了一个安全阀，当气压超过安全阀的设定值6MPa时，安全阀自动打开，气体从安全阀排出，气体从气室经外气路接入处，呼气时电磁阀关闭，加在呼气活瓣的膜片上的气压消失，膜片松开，气室直接与大气相通，患者呼出的气体经外气路到气室，排放到大气中，以上过程随着呼吸节律反复进行。

在上述过程中，控制气体流向的是电磁阀，受主机板的控制，吸气时电磁阀打开，呼气时关闭。显示板用于呼吸比、呼吸频率、潮气量、氧浓度、压力波形等屏幕显示。主机板是呼吸机电路部分的中心处理单元，它不仅控制电磁阀的开闭，而且还接收和处理压力信号、流量信号和氧浓度信号，接收面板的输入并将要输出显示的信号送往显示板，稳压电源提供电路所需的电压(+5V、+12V、-12V)。上面各分系统的功能都是通过面板上的按键来设定和调节的。

第三节　麻醉机使用操作与维护

一、麻醉机的使用操作

(一) 麻醉机的操作步骤

1. 准备工作　连接麻醉机的管路和电源，必要时连接队N_2O输气管，并往钠石灰罐内装好钠石灰，往麻醉药蒸发器内装入相应的麻药。

2. 操作程序　打开氧气减压器或N_2O减压器，将减压器的输出压力调为0.4MPa左右，或直接连接中心供气，然后打开机器。根据患者实际情况，用模拟肺调节麻醉机呼吸机的通气模式和参数。

(1) 通气模式选择：根据患者实际情况选择容积控制通气(volume controlled ventilation，VCV)、压力控制通气(pressure-controlled ventilation，PCV)、同步间歇指令通气(synchronized intermittent mandatory ventilation，SIMV)、手动模式(manual mode)、待机模式(standby mode)。

(2) 调节机器参数：调节潮气量、呼吸频率、吸呼比、触发灵敏度2~30L/min。使用手动模式时，先将呼吸机调至手控状态，再将手动扳手扳下。手动模式转换为机控时，先将扳手扳回，再选择所需的机控通气模式。

(3) 针对不同通气模式的操作

1) 手动模式：呼吸参数设置显示处在设置无效状态。

2) VCV模式：Plimit和Vsens显示处在设置无效状态。其中潮气量(Vt)，呼吸频率(Rate)吸呼比(I∶E)，吸气暂停(TP)为可调键。

3) SIMV模式：FIMV取代f，TP和Plimit显示，处在设置无效状态。潮气量(VT)，基本通气参数，设置范围0~1500ml。呼吸频率(f)，设置范围是4~100次/分。屏气时间(TP)设置范围是0~50%，5%步进。流量触发(V_{flow})设置范围是2~30L/min。

4) PCV模式：TP和Vsens显示处在设置无效状态。在待机模式下，设置参数均是处在可调级的状态。

(4) 观察麻醉机工作是否正常：患者呼吸稳定后，观察显示屏监测区的数值变化。

根据呼吸机显示的监测参数，设置报警范围(分钟通气量上下限报警、气道压力上下限报警、呼吸频率上下限报警、氧浓度上下限报警)等报警设置。报警参数设置时，先选择显示屏旁的菜单键，然后选择报警设置窗口，然后通过按钮对报警参数进行修改确认，直到所需要的参数值，修改完后退出菜单。

根据临床需要可以通过菜单键内的系统设置，选择检测波形，压力-时间波形、流速-时间波形、容量-时间波形、动态顺应性。

(5) 注意事项

1) 开机前首先连接好管路，并将气源打开，调到0.4MPa关机后再关闭气源。

2) 使用麻醉呼吸机时一定要将地线接地，地线的作用是为了防止干扰，排除机器在工作当中所产生的静电。用电器连接麻醉机背部的电源插板时，需查看清楚该用电器额定电流和额定电压。避免将大功率用电器的电源与麻醉机连接，以免影响麻醉机的正常使用。

3) 使用麻醉蒸发器时，要避免将过期的麻药装入罐内，要避免将药物装入非储存该药物的蒸发器内，不然会影响到蒸发罐的精度；给罐内加入药物时，一定要使药物在两个刻度线之间，以免达不到理想的麻醉蒸发效果。

4) 使用流量计时，在不使用N_2O流量计时，最好将N_2O流量计关闭，避免影响氧气流量计的使用。

5) 风箱是用来驱动气体和观察机器是否漏气时使用，风箱上边的刻度是作为潮气量大小的参考值，不能作为潮气量的实际值，潮气量实际值的大小是以显示屏上的数值为准。

6) 在使用过程中，一定要注意流量采样头与平行管的连接，避免长时间凝集水珠进入压力采样管，影响麻醉呼吸机的各项检测。并及时清理压力采样管内的积水。

7) 在更换钠石灰时，注意不要将钠石灰装得太满，否则会影响钠石灰罐的气密性，产生轻微漏气。

8) 每次用完机器后，需打开钠石灰罐下的排水开关，清除积水，清除后将排水开关关闭，否则会产生漏气。及时清理钠石灰的托盘，避免钠石灰粉末腐蚀托盘，防止长时间钠石灰粉末蓄积，阻塞托盘底部的换气孔。

9) 及时查看呼吸回路呼气活瓣内是否有积水，如有积水，需将活瓣打开晾干，或用棉球将其擦干，安装活瓣时拧紧即可，不要用力太大，以保证不漏气为度。

(二) 主要部件操作

1. 面板操作　面板有参数显示区、参数设置区、报警设置区、参数监测区、报警提示区、通气模式设定区，屏幕上按键为触摸屏。

(1) 呼吸频率设置：按呼吸频率设置键，其设置范围6~60次/分。按下呼吸频率键时，此时左上角灯亮，同时被修改值部位闪烁，这时通过面板上向上或向下按键对呼吸频率进行设置，设置到预定参数后，按下确定按键。

(2) 吸呼比有2：1，1：1，2：3，1：2，1：3，1：4。按下吸呼比键时，此键左上角灯亮，同时被修改值部位闪烁，参数设置方法同上。

(3) 气道压力上下限设置：按下此键时灯亮，可加减数值，设置完毕按确定键。

(4) 压力触发灵敏度设置：方法同上。

(5) 潮气量调节：旋转调节钮，调节范围0~1500ml。

(6) 手动与机控的转换：手控开关控制。

2. 麻醉蒸发罐的操作

(1) 充填麻醉药物：将浓度转盘锁定在零位，拧紧排放旋塞，逆时针旋转注液旋塞，打开注液口，取用正确的麻醉剂，将麻醉剂容器口贴近注液口进行注液。注意观察显示窗的液位，灌注量不能超过最大量标记。如果超量灌注，应予排出，充填完毕，再顺时针旋转注液旋塞至不再旋动为止，勿用力拧太紧。

(2) 麻醉药物的排放：按下浓度转盘，顺时针旋转至锁定点，关闭蒸发器。将回收容器口放在排放口下方，然后逆时针方向拧松排放旋塞，即可见麻醉药物自排放口排出。当再无麻醉剂从排放口排出时，表明除麻醉芯上的麻醉剂外，已排放完毕，再顺时针方向拧紧排放旋塞，关闭排放口。

(3) 检查麻醉药液面：充填药液时应注意观察窗中的药液平面，使之处于最大刻度线稍下一点，勿超过最大刻度线，否则蒸气输出浓度不稳定。使用过程中要保持观察窗中可见药液。充填药液后，蒸发器的药液排放口应无药液滴漏，如有滴漏现象应照前述关紧排放口。

(4) 检查开关：逆时针方向旋转开关至最大浓度刻度指示处，再顺时针方向旋转至OFF位，开关应转动灵活，此步骤应在充填药液前进行。

(5) 设置麻醉剂浓度：首先设定麻醉机新鲜气流的流量，然后按下浓度转盘，逆时针旋转至要求的麻醉剂浓度。禁止设置小于0.2%的浓度，低于这个数值时，释出的浓度不确定。终止使用，顺时针旋转浓度转盘至0位，关闭蒸发器，然后关闭麻醉机新鲜气流。

(6) 使用时注意事项

1) 每次使用前必须进行一次调试检查，麻醉过程中应将患者的安全放在首位，如遇故障发生，不要在麻醉过程中急于排除，而置患者于不顾。

2) 蒸发罐内设有温度补偿装置，随着温度的改变，温度补偿装置也随着改变，稀释率也随着改变，起到补偿的目的，以保持输出浓度的稳定，温度补偿在整个使用温度范围内都起作用。对于室内温度改变，温度补偿相对较慢，当蒸发器的温度与使用环境温度不一致时应置于使用环境下适当的时间后再使用。

3) 蒸发罐每次使用前必须按要求加注与蒸发罐相同的麻醉药，并使麻醉药液面在指示窗范围内。

4) 不允许在一种蒸发罐使用两种或多种麻醉药，也不允许在有连锁装置的麻醉机上强行打开两个蒸发罐同时使用。因为不同的麻醉药有不同的物理和化学性质，其主要原因是其蒸发温度、蒸发压力、蒸发量不相同。每个蒸发罐都是依据不同参数设计的，一般设计有两种类型蒸发罐。

5) 不允许将装有麻醉药的蒸发罐搬运或倾斜放置，更不允许打开精密蒸发罐。

6) 在没有制造商认可的情况下，不能校准精密蒸发罐的浓度。

7) 在使用过程中禁止拆卸、更换蒸发罐。

二、麻醉机的维护及常见故障排除

(一) 麻醉机的清洁消毒

麻醉呼吸机消毒，是指对回路部分消毒，多数是对呼吸管路进行消毒。每次用完机器后，应对所有管路进行消毒，同时换上干净的管路，以免交叉感染。目前也可通过消毒气体对整个呼吸回路进行消毒，是将消毒气体连接呼吸回路，并将消毒气体输送到麻醉机的内外循环回路中进行消毒。

1. 外表面清洁 使用常用水溶性消毒剂湿润软抹布，用抹布来清洁麻醉机的面板及表面。消毒剂的配制按其生产厂家的使用说明执行。清洁麻醉机时，务必防止消毒液进入麻醉机内部。勿用有机溶剂清洁机器表面。

2. 橡胶螺纹管及手动呼吸囊的表面清洁 消毒每个患者使用过的橡胶螺纹管和手动呼吸囊均应先用清水冲洗，晾干管内及囊内积水后，再放置于消毒用的熏箱中熏蒸消毒，或按选用的橡胶制品消毒方法进行消毒。勿用紫外线进行消毒，否则会使橡胶制品快速老化。管道消毒，根据材料不同消毒液有所区别，大多数呼吸管路均为硅胶或塑料制品，用70%~75%乙醇溶液浸泡30min，对细菌杀灭作用强，对芽孢作用弱。0.2%~0.5%的过氧乙酸溶液浸泡120min，广谱高效灭菌，用于呼吸机的消毒，不过可以降低橡胶的弹性，对金属纤维制品有腐蚀作用。1：1000的苯扎溴铵溶液(新洁尔灭)浸泡30分钟，抗菌谱广，对细菌、真菌及一些病毒均有较强的杀灭作用，不过肥皂水可以降低其杀菌作用。

3. 折叠囊的清洁消毒 至少应每周进行一次清洁消毒处理。将有机玻璃罩旋转一定角度，使罩的底部旋离卡紧位置，左右轻摇有机玻璃罩，使其松动后取出。用手将折叠囊的下缘取出，用水溶性消毒液湿润的无菌纱布清洁折叠囊座的圆槽。切勿使消毒液或抹布碎屑及灰尘进入机内或气路开口中。将折叠囊用清水冲洗并晾干囊中水滴后，再按螺纹管的消毒方法进行消毒，消毒时应使折叠囊伸展开。消毒后为防止折叠囊黏结，应在其外层涂抹少量滑石粉，但勿使滑石粉进入囊内或机器气路开口中。重新将折叠囊扣于折叠底座上的圆槽上，再将有机玻璃罩扣回原来位置，旋紧固定。

4. 吸气、呼气活瓣的清洁与消毒 逆时针方向旋活瓣罩使其松动，用经水溶性消毒剂浸润的无菌纱布擦洗活瓣罩、活瓣盖片及活瓣口，待晾干水分后将盖片复原，顺时针方向拧紧活瓣罩。安装完毕后应按照调试程序检查气密性及活瓣盖片的运动。清洁动作务必小心，勿碰碎或压碎活瓣罩及盖片。

5. 钠石灰罐通气回路的管道、风箱底座等的清洁消毒 消毒方法可根据医院的条件，采用熏蒸、消毒液浸泡等方式，若用消毒液浸泡，消毒结束后，需用高压空气或氧气将消毒液吹干。

6. 流量传感器及探头的清洗 流量传感器及探头是精密易损件，请勿从高处跌落。由于传感器的原理是通过光电传感器测量涡轮旋转圈数，所以当涡轮过于磨损或传感器外壳过脏都会引起计数不准确，因此应避免划伤，若过脏，可用水溶性消毒剂湿润柔软抹布来擦净。

使用紫外线消毒时需用防紫外线机罩将机器罩住，避免损坏麻醉呼吸机内部元器件。

(二) 麻醉机的保养

虽然麻醉机在设计时，将可靠性放到首位，但是，机器是由人使用的，机器使用寿命的长短很大程度上取决于人为因素。

1. 麻醉药蒸发器的维护 麻醉药蒸发器是麻醉机上最关键的部件，使用中应注意不要用手提拉浓度调节旋钮，在调节麻醉药浓度时，首先压下锁定钮，再缓慢旋转浓度调节钮的刻度盘，旋到极限位置时，再勿用力转动。麻醉药蒸发器在拆装和搬运过程中，要轻拿轻放，不得受震动和冲击。

2. 流量计的维护 流量计是麻醉机上的重要部件，其上的玻璃管易碎，在搬运机器过程中，一定要避免流量计受到冲击和振动，在旋转流量控制旋钮时，一定要缓慢转动，当流量计显示最大或最小流量时，勿用力旋转控制阀旋钮，以免控制阀受损，控制失灵。

3. 易污染件的消毒、清洗、干燥和正确安装 机器与患者连接的管路系统易受污染，需要消毒。这里指经过消毒的气路管道连接件，呼吸回路部件等要正确安装到位，不要造成漏气。安装后要试运行，机器工作正常后方可接上患者使用。

这里特别要说明的是，安装完毕后，一定要进行气密性检查，检查方法见气密性检查一节，另外在向碱石灰罐中装碱石灰时，一定要把撒落在罐边缘上的石灰抹去以免造成漏气。

4. 吸、呼气活瓣的维护 吸、呼气活瓣上的盖片勿压弯，在清洗消毒以及拆装时要十分小心，如遇损坏，应及时更换，以免影响使用。

5. 使用和搬运中的维护 机器在使用地点的摆放位置要合适，使医护人员对患者进行手术时，不至于碰到机器。特别是通气回路和电源电缆，当搬运机器时，特别是上下楼时，要有人保护，在搬运过程中，最好取下通气回路的部件，以免搬运过程中脱落摔坏。

（三）麻醉机常见故障排除

麻醉机因精密度和先进程度不同，其故障差别很大。机器越先进，自动化程度越高，功能越完善，故障就越少；反之机器性能越差，故障率越高。一般麻醉机有10多种常见故障，但故障的易发部位只有3~4处，如麻醉药物蒸发罐、氧气麻醉药物混合器、连接管道与阀门等。

麻醉机故障的判断方法多采用功能法和局部隔离法，即根据故障现象，查找功能特性元件，找到元件后再检验元件的功能情况。依据检验的结果，判断出故障的大概部位，便可进一步查到故障所在位置，进行针对性地维修。如麻醉机工作中出现氧气流量报警，根据功能判断法先检查氧气源，再依次检查氧气入口、氧气控制阀、氧气麻醉药物蒸气混合、连接管道等便可查到故障原因。功能判断法直接、快速、针对性强，能较快找到故障。

如果不用功能判断法，可采用局部隔离法进行查找。根据氧气到患者过程的具体情况分成若干个局部，从患者起依次向前检查，看有无氧气输出，直至氧气源，最终会查到故障部位。

麻醉机的维修方法主要是采用更换零部件，清洗疏通管路，调整阀门、管路的气密情况和阀门开启程度等。麻醉机因构造以通气管路为主，所以故障多集中在管路。控制电路故障根据机器性能确定维修方法，高档麻醉机配有自检功能，维修工作可在自检程序引导下进行维修，中低档麻醉机可根据控制电路原理图分析查找故障部位，然后进行维修。

以下是一些常见故障及排除方法：

(1) 通气系统泄漏超过0.2L/min。

1) 工作方式开关是否在全紧闭状态。

2) CO_2吸收罐未清洗，插入不严密。

3) 自动转换开关装配时未放密封圈。

4) 自动转换开关失灵或未拧紧。

5) 螺纹管损坏或接头松动。

6) 蒸发罐未装上或插入配合不严密。

7) 蒸发罐支架上的圆柱接头松动。

8) 蒸发罐加药口螺丝钉未拧紧。

针对以上故障，分别做相应的处理即可排除。

(2) 工作方式开关转不动。

1) 因运输等原因碰撞引起内部咬死，轻轻用螺丝刀向外撬一下。

2) 时间过长，内部失油，可拆下加一些凡士林。

(3) 工作方式开关松动，严重漏气可能因为阀芯从里边弹出，因此依次拆下旋钮，屏帽重新装配，对称的卡子应同时按下推进阀体内。

(4) 机器无潮气量输出或潮气量不足。

1) 气源工作压力未调到0.25~0.3MPa。

2) 性能下降，空载时达0.25MPa，而呼吸机工作后压力跌落至0.15MPa以下，可临时提高至0.3MPa以上，可拆下更换。

3) 内部高压气路阻塞，检查气路堵塞处，清除堵塞物。管路可能出现打折现象，重新接好管路。

(5) 潮气量、通气量不显示或潮气量显示不正常时有小潮气量出现。

1) 传感器插头松动以致无信号输入流量传感器使之失灵，重新安好传感器。

2) 手术时牵拉肺部而产生复呼吸，注意拉扯力度。

3) 潮气量旋钮失灵，拧紧螺丝钉使其不能空转。

(6) 蒸发罐注药困难。

1) 未旋至0位或旋至0位后立即加药，注药时观察注入速度，清除注药口堵物。

2) 加药口旋钮未松开，松开旋钮。麻醉机不接触患者时可将浓度开关调至5VOL/%JF加药。

(7) 蒸发罐无浓度输出。

1) 流量计未打开、无流量输出：调节氧流量、麻醉药流量，使其按比例输出。

2) 无药液：加注药液。

3) 蒸发罐故障：表现为手轮旋转时阻力明显减少，可取下蒸发罐，放在坚硬的台面上，然后用手向下轻轻拍一下手轮，使其复位或通知制造商修理。

(8) 呼吸机、监护仪各种指示灯及数码管均不亮。

1) 电源未接通：检查电源。

2) 保险丝烧坏：说明机器已出现故障，应排除故障后才能重新更换保险丝。

(9) 管道工作压力不正确。准确值O_2=0.45MPa，N_2O=0.45MPa。减压器故障，表现为空载时输出压力正常，快速供氧时，压力低于0.25MPa，需更换。

减压器输出压力不足或过高。调整方法：揭开标有氧气字样的标牌，用螺丝刀调节输出压力，打开气瓶开关，接在麻醉机上，流量开至1L/min时进行调节。

(10) 流量控制阀工作压力不正确。准确值O_2=0.2MPa，H_2O=0.25MPa。打开麻醉机后盖板，用手调节标有氧气或N_2O标志的减压阀，调节时流量计调1L/min到并将减压阀保险圈拉出，不可用工具。减压器输出性能下降，更换。

(11) 流量传感器故障。麻醉呼吸机的性能一般比较稳定，潮气量在正常使用时误差有10%左右，但在使用时间较长了以后，会出现潮气量误差较大的现象，并引起潮气量过低报警，它主要与麻醉机的流量传感系统有关。流量传感系统由流量传感模块和监测控制模块组成。使用的是压差型流量传感器，呼出、吸入气流通过传感器有一定压力，压力的高低与气流的大小有关。传感器测得的信号输送至监测控制模块，由监测控制模块根据每次呼吸的频率、气体的流量计算出每分钟潮气量。

出现潮气量值过低的现象，在排除了系统外部管路漏气的原因后，首先检查流量传感模块中是否有水汽，如要检修后仍然不能恢复正常工作，则可进入服务模式，选择校准选项，再选择流量和气道传感器校零工作模式，根据屏幕上方的提示，将传感器模块取出，然后进行校零，可是没成功。

分析产生的原因，一是流量传感系统的测压管内有水汽堵塞，另一个是监测控制模块损坏。

1) 检查流量传感器内是否有积水：麻醉机工作时间长了，积于呼吸回路中的水汽常使流量传感器失效，导致麻醉呼吸机潮气量测量不准确。此时要及时取出流量传感器模块，先将积水倒掉，然后有氮气轻轻地将传感器里的水汽吹干，或者用棉签将表面的水分擦拭干净。如果有备用换一个流量传感器模块，取下的流量传感器模块让其自然蒸发水分，留待下次再用。

2) 检查流量传感系统管路：流量传感系统测压管中可能有水汽堵塞情况，引起潮气量监测不准确，可以不拆开呼吸系统，在呼吸气管接患者的端口接一个人工气囊，在流量传感器模块呼出端口接一个人工鼻，将机器开机在自动模式下运行几分钟，把管道内的水汽吹干。若仍不能通过流量和气道传感器校零测试，可拆下呼吸系统部件，找到流量传感系统测压管。取下呼吸循环模块，拔出人工气囊臂，将呼吸模式开关和压力面板抬起打开，取出风箱循环模块下的挡板，就可以看见流量传感系统测压管路和监测控制模块了，测压管进出气管路共有四个，管路接口有黄、紫、黑、白四种颜色，它们分别用较细管道一头接传感器模块，较粗管道一头接监测控制模块。

将四个接口松开，可找到较细管道的另一头是与呼吸系统通气模块上的四个小孔对应相通的，用一个适当大小的注射器将细管内的水汽吹干。然后连接好管道再次进行流量和气道传感系统校零，会显示出成功，说明流量传感系统测压管路已恢复，能正常工作。

3) 检查传感器监测控制模块：拆开呼吸系统，进行流量和气道传感器校零，若结果显示失败，则需进一步仔细观察接入监测控制模块的气管中是否有水汽，有水汽则可以怀疑此 模块有故障。在前面的流量和气道传感器校零过程中，观察发现校正的数值在变化，这说明监测控制模块是有反应的，只是安的初始值不对，不为零。此时可将机器装好，在呼吸气道管接患者的端口接一个人工气囊，在流量传感器模块呼气端口接一个人工鼻，让机器开机在自动模式下运行2~3小时，以便将测压管内的水汽带出来。再进行流量传感器校零，若仍不能通过测试，就可以确定传感器监测控制模块已损坏，需要更换。

总之在每次使用时最好是在流量传感器模块呼气端口接一个人工鼻，尽量减少水分进入流量传感系统的机会，在每天使用完后将流量传感器模块取下让其自然蒸发水分，可以减少机器的故障。

第四章 呼 吸 机

第一节 概 述

一、呼 吸

呼吸(respiration)是指机体与外部环境之间进行气体交换的过程，如图4-1所示。人的呼吸过程包括三个互相联系的环节：外呼吸(包括肺通气和肺换气)；气体在血液中的运输；内呼吸(指组织细胞与血液间的气体交换)，如图4-2所示。人的呼吸作用是依靠呼吸肌肉的收缩与放松进行的。当呼吸肌肉收缩时，胸廓容积扩大，肺的容量也随之扩大，在肺内形成负压，外界空气就被吸入肺里，当吸气肌肉放松时，胸廓、肺部恢复原先位置，容积缩小，肺里的气体就被挤出体外。这样一张一缩的过程就是呼吸运动。

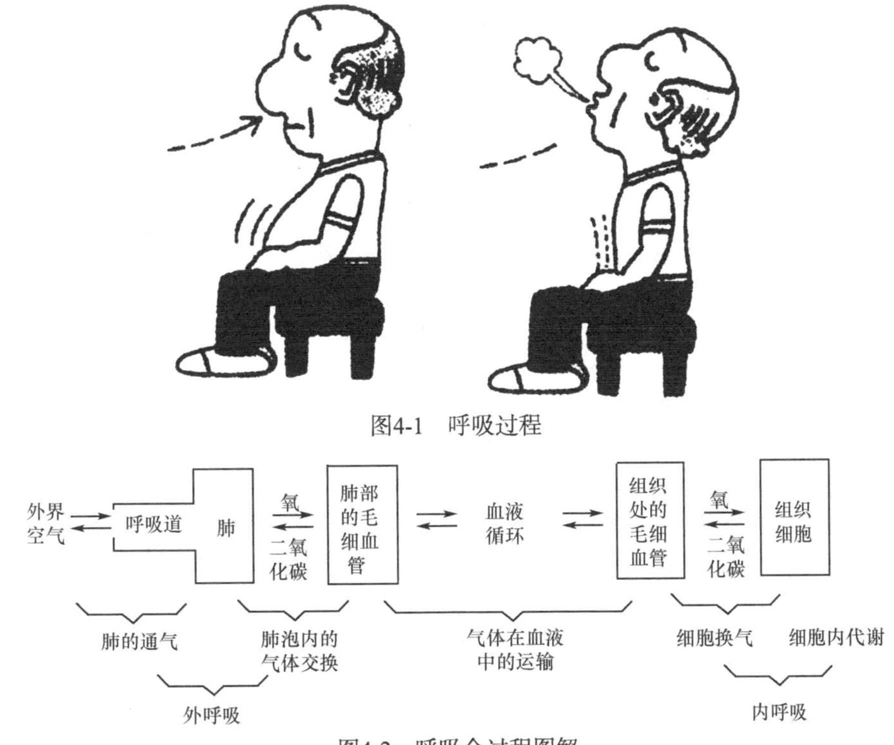

图4-1 呼吸过程

图4-2 呼吸全过程图解

1. **潮气量**(tidal volume，TV) 在静息状态下每次吸入或呼出的气量，似潮汐涨落，故名潮气量。TV不足，CO_2潴留，造成呼吸性酸中毒；TV过度，CO_2不足，造成呼吸性碱中毒。

2. **肺活量**(vital capacity，VC) 在不限时间的情况下，一次最大吸气后再尽最大能力所呼出的气体量。代表肺一次最大的机能活动量，是反映人体生长发育水平的重要机能指标之一。正常成人男子肺活量为3500~4000ml，女子为2500~3500ml。

3. **吸气量**(inspiratory capacity，IC) 是指平静呼气后能吸入的最大气量。正常成人的吸气量约为3000ml。

4. 补吸气量(inspiratory reserve volume，IRV)　在平静吸气后再作最大吸气动作所能增加的吸气量称为补吸气量。正常成年男性约为2100ml，女性约为1500ml。

5. 用力呼气量(forced expiratory volume，FEV)　在一定的时间内一次最大吸气后再尽快尽力所能呼出的气体量，通常以它所占用肺活量的百分比表示。

6. 补呼气量(expiratory reserve volume，ERV)　平静呼气后所能呼出的最大气量，正常成人约 1000ml。

7. 残气量(residual volume，RV)　深呼气后肺内剩余的气量。反映了肺泡静态膨胀度，具有稳定肺泡气体分压的作用，减少了通气间歇对肺泡内气体分压的影响。限制性疾患残气量与功能残气量减少，阻塞性疾病则增高。正常成人残气量为1000~1500ml。

8. 功能残气量(Functional residual capacity，FRC)　平静呼气后肺内残留的气量。稳定肺泡气体分压，减少呼吸间歇时对肺泡内气体交换的影响，可防止呼气末期肺泡将完全陷闭(动-静脉分流)。FRC增加提示肺泡扩张，FRC减少说明肺泡缩小或陷闭。

9. 呼吸系统(respiratory system)　是执行机体和外界进行气体交换的器官的总称。呼吸系统的机能主要是与外界进行气体交换，呼出二氧化碳，吸进新鲜氧气，完成气体吐故纳新。呼吸系统包括呼吸道(鼻腔、咽、喉、气管、支气管)和肺。呼吸道由鼻、咽、喉、气管、支气管和肺内的各级支气管分支所组成。从鼻到喉这一段称上呼吸道；气管、支气管及肺内的各级支气管的分支这一段为下呼吸道。

通常情况下，健康人通过呼吸活动，从空气中摄入的氧气已能满足人体各器官组织氧化代谢的需要；但是如果呼吸系统的生理功能遇到障碍，如化学中毒、溺水休克、心胸外科手术后出现呼吸衰竭等，均需采取输氧和人工呼吸进行抢救治疗。人工呼吸机在临床抢救治疗过程中，可以有效地提高患者的通气量，迅速解除缺氧和二氧化碳滞留的问题，改善换气功能。对于呼吸衰竭以至停止自主呼吸的患者，呼吸机是必不可少的设备。

二、呼 吸 机

呼吸机(breathing machine)也称作通气机(ventilator)，是麻醉呼吸管理、呼吸衰竭治疗和危重症抢救不可缺少的重要医疗设备，是一种能代替、控制或改变病人的正常生理呼吸，增加肺通气量，改善呼吸功能，减轻呼吸功消耗，节约心脏储备能力的装置。

1796年，Herholar和Rafn专题报道了应用人工呼吸方法使溺水患者获救，1929年，Drinker和Shaw研制成功自动铁肺。直到第二次世界大战前后才逐渐了解了机械通气的原理，并用于心胸外科手术后呼吸支持。1952年，斯堪的纳维亚半岛脊髓灰质炎流行，在4个多月内哥本哈根医院收治了2722例，其中315例需用呼吸支持，Ibson 强调呼吸支持和气道管理，总死亡率从87%降到30%。从此人们认识到机械通气的重要性。各种类型的呼吸机逐渐诞生，目前，呼吸机的种类和型号繁多，使用方法各异。但无论呼吸机产品种类和型号如何改进或更新，原理和结构大致相同。了解呼吸机的基本结构有助于合理地应用呼吸机，并及时发现呼吸机使用过程中出现的问题，以便及时处理，使机器故障给病人造成的危害降至最低水平。

(一) 呼吸机用途

虽然急救呼吸机产品种类繁多，但都有一个共同的特点，就是便于移动和携带，方便操作与使用，所有这些都是为了节省现场抢救的时间。呼吸机的主要用途如下：

(1) 维持适当的通气量，使肺泡通气量满足机体的需要。

(2) 改善气体交换功能，维持有效的气体交换。

(3) 减少呼吸肌的做功。

(4) 肺内雾化吸入治疗。

(5) 用于开胸术后或败血证、休克、严重创伤情况下的呼吸衰竭等预防性治疗，给危重患者在危及生命时以呼吸支持，保障患者度过危险期和基础疾病治疗的顺利进行，以期恢复，为不可逆的呼吸肌病变或不可逆的上气道损害提供替代，维持患者的通气功能，为疾病或手术后恢复过程中的患者提供通气辅助。

呼吸机通过建立人工气道(如气管插管)或者利用人体自然气道(如口鼻面罩)进行肺部通气。前者称作有创通气，后者称作无创通气，二者对比见表4-1所示。无论使用何种手段进行通气，都不会将器械直接作用于患者肺脏，也不会对患者组织进行切割，我们所作的只是利用人工或天然的气道，把气体送进患者肺部，达到患者能够正常通气的效果。呼吸机的功能，就是替代或支持患者的呼吸运动，使其能获得足够维持生命的氧气，排出代谢产物CO_2，使患者的生命得以延续。

(二) 呼吸机分类

1. 按与患者的连接方式分类

(1) 无创呼吸机：呼吸机通过面罩与患者连接。

(2) 有创呼吸机：呼吸机通过气管插管连接到患者。

有创呼吸机与无创呼吸机比较见表4-1。

表4-1 有创呼吸机与无创呼吸机比较

	无创呼吸机	有创呼吸机
区别	体积较小，面板简单 高流量低压力、漏气补偿较好 监测报警设置简单	体积较大，面板复杂 低流量高压力、漏气补偿较差 监测报警设置完善
连接方式	经口鼻面罩、鼻罩、全面罩等方式连接	经口、鼻气管插管或气管切开方式连接
机械通气模式	较少	较多
适用病人	轻中度呼吸衰竭患者	重度呼吸衰竭患者
应用范围	重证监护病房、普通病房、家庭	重证监护病房
优点	保留患者正常生理功能(说话、咳痰、进食等) 痛苦小、易耐受 避免有创机械通气的并发症 避免或减少镇静剂的应用 医疗费用相对较低	管路密闭性能好 人机配合较好 有空氧混合气、可以准确设置吸入氧浓度 气道管理容易保证 通气参数和报警设置完善，能够保证精确通气，并及时发现问题
缺点	气道密闭性差，容易漏气 监测报警设置简单 多没有空氧混合气，无法精确设置吸入氧浓度 不利于气道分泌物引流 气体加温加湿不充分 死腔较大 容易导致腹胀	容易导致面部损伤 管路连接复杂，体积笨重 无法保留患者正常的生理功能 病人耐受性差，需经常应用镇静或肌松药物 机械通气相关并发症常见(口鼻黏膜和声带的损伤、呼吸机相关肺炎、呼吸机相关肺损伤等) 部分患者容易导致呼吸机依赖 医疗费用昂贵

2. 按用途分类

(1) 急救呼吸机：是专用于现场急救的呼吸机。要求携带方便，操作简便，一般仅具备基本的间歇正压控制通气功能，是结构、功能最简单的呼吸机。急救呼吸气囊因无自动运行功能，不属于呼吸机范畴。急救呼吸气囊手工操作，小巧轻便，便于移动，操作简单，取代人工呼吸，一般适合于短时间使用，需要操作者手捏气囊给病人供气，相当于现在麻醉机上的手动呼吸。它的结构简单，主要由面罩、单向阀、球体、氧气储气阀、氧气储气袋、氧气导管等组成。手捏气囊时，气囊内的气体通过单向吸气阀进入患者体内，松开后患者肺内的气体通过呼气阀直接排到空气中，在气囊的末端可以连接一个氧袋，可以调节进入患者肺内气体的氧浓度，当患者气道有阻塞导致气道压力超过安全压力时，通过气道安全阀进行泄气，保护患者气道。可以分一次性和可重复使用两种，大量应用在短时间使用的场合。

(2) 麻醉呼吸机：是专用于麻醉呼吸管理的呼吸机。为了适应吸入麻醉的需要，总是以麻醉机的呼吸回路作为终端输出气路，实际产品常与麻醉主机组装为一体，在功能上强调基本的间歇正压控制通气功能。

(3) 辅助呼吸和呼吸治疗用呼吸机：是对呼吸功能不全的病人进行长时间通气支持和呼吸治疗的呼吸机。功能上间歇正压控制，必须具备同步呼吸和加湿加温、雾化吸入功能。随着技术的发展，还可以具备不同通气模式和通气检测功能。

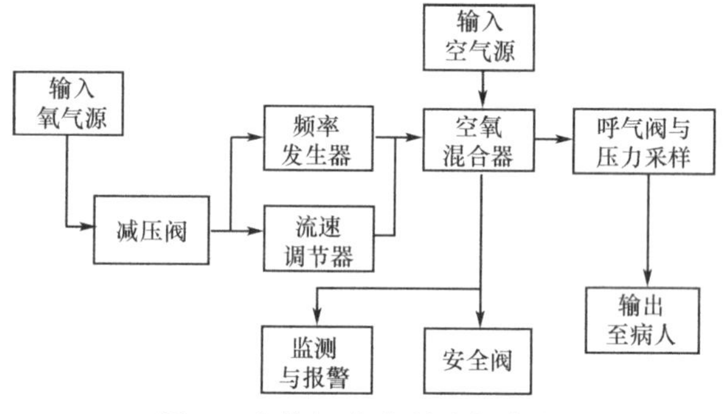

图4-3　气控气动呼吸机原理框图

3. 按驱动方式分类

(1) 气动气控呼吸机：通气源和控制系统均以压缩气体为动力来源。多为便携式，急救呼吸机多采用此类设计，原理如图4-3所示。

(2) 电动电控呼吸机：通气源和控制系统均以电源为动力，内部有汽缸、活塞泵等，功能较简单的呼吸机，一般适用于临床麻醉、急诊室等控制呼吸较多的场合，原理如图4-4所示。

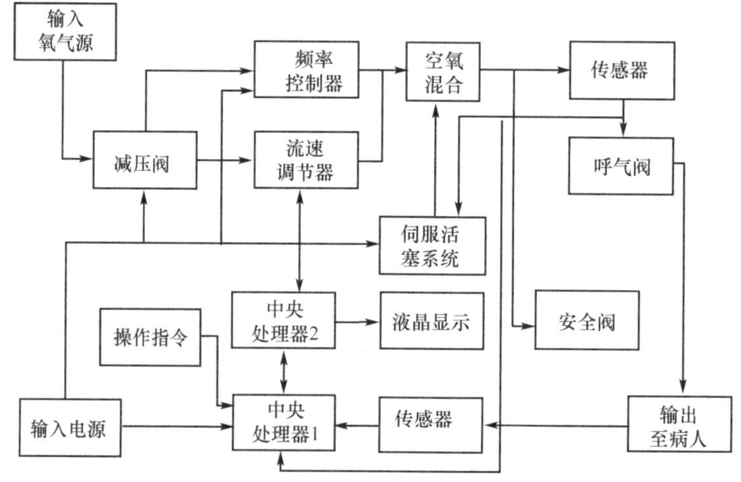

图4-4　电控电动呼吸机原理框图

(3) 气动电控呼吸机：通气源以气体为动力，控制系统以电源为动力。电子控制技术灵活，可满足各种复杂功能设计的要求，并可兼顾多种监测的需要，所以呼吸治疗呼吸机多采用此类设计方案，原理如图4-5所示。

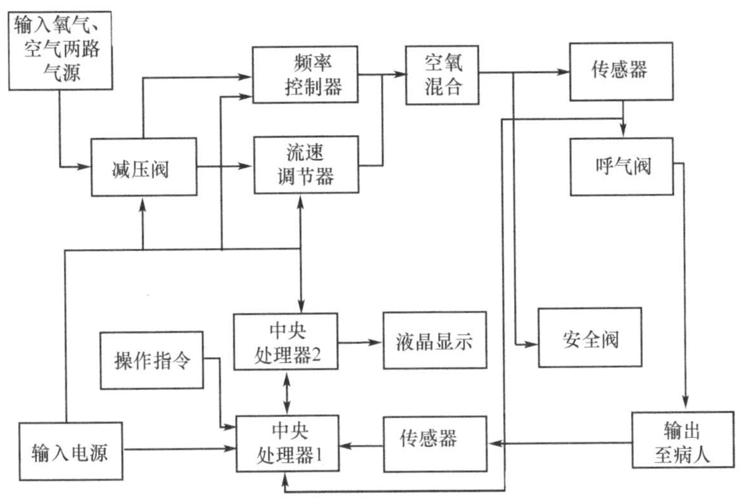

图4-5 气控电动呼吸机原理框图

4. **按通气类型分类**

(1) 正压呼吸机：正压通气是通过向气道提供正压，在吸气时提高肺内压增加跨肺压而帮助气体交换，现代呼吸机均为此种类型。

(2) 负压呼吸机：如早期的铁肺、胸盔式呼吸机等。

5. **按通气模式分类**

(1) 定时通气机(时间切换)：按预设时间完成呼气与吸气机械转换。

(2) 定容通气机(容量切换)：按预设输出气量完成呼气与吸气机械转换。

(3) 定压通气机(压力切换)：按预设气道压力值完成呼气与吸气机械转换。

(4) 定流通气机(流速切换)：按预设气体流速值完成呼气与吸气机械转换。

6. **按通气频率高低分类**

(1) 常频呼吸机：成人控制通气模式下选择频率12~20次/分。

(2) 高频正压呼吸机：工作频率为正常呼吸次数的2~6倍，一般60~150次/分。

(3) 高频喷射呼吸机：可以60~300次/分的频率经细口径导管向患者气道输送喷射气流。

(4) 高频振荡呼吸机：其工作频率可达300~3000次/分，输送气体容积低于解剖死腔容积。

7. **按压力和流量发生器分类**

(1) 恒压发生器：通气源驱动压低，在吸气期保持不变，吸气流率随肺内压力而变化。

(2) 非恒压发生器：通气源驱动压低，在吸气期发生规律变化，吸气流率受驱动压和肺内压力双重影响。

(3) 恒流发生器：通气源驱动压高，在吸气期保持不变，吸气流率不受肺内压力而变化。

(4) 非恒流发生器：通气源驱动压高，在吸气期发生规律性变化，吸气流率不随肺内压变化，但受通气源驱动压变化的影像。

8. **按作用对象分类** 成人呼吸机、成人/儿童呼吸机、婴儿/新生儿专用呼吸机。

小儿呼吸机是根据小儿呼吸生理特点专门设计的呼吸机。要求气路死腔小，可以精确调节小潮气量，通气频率高于成人呼吸机。

(三) 呼吸机适应证

在临床，呼吸机适用于低氧血证、低通气量、呼吸肌疲劳、气道保护。

1. **低氧血证** 所有低氧血证患者均应供氧，因肺不张、肺水肿或两者综合作用所导致的低氧性呼吸功能衰竭的患者，可考虑进行持续气道正压供氧。严重低氧血证(二氧化碳分压PaO_2 < 90% = ，而对多种保守治疗无反应的患者，应进行气管内插管及机械通气。

2. **低通气量** 应以动脉pH而不是以$PaCO_2$来评估通气量的治疗结果。低通气量导致动脉pH低于7.3，应进行机械通气。如在较低pH时出现患者疲乏和发生并发症时也考虑迅速进行机械通气。

3. **呼吸疲劳** 呼吸做功过度时，应在气体交换功能发生异常之前进行机械通气。

4. **气道保护** 需气管插管来保护气道的患者(如精神抑制、误吸危险增加)，尽管尚未出现呼吸异常也可使用机械通气。

三、呼吸机主要性能指标

(一) 基本参数

1. **呼吸频率**(breathing rate) 每分钟呼吸的次数，呼吸频率随年龄、性别和生理状态而异。成人平静时的呼吸频率为12~20次/分，麻醉时一般定在10~16次/分；小儿的呼吸频率较快，且年龄越小呼吸频率越快；一般女性比男性快1~2次。

2. **潮气量**(TV) 潮气量是指呼吸机每次输出气体的容积，以ml为单位。潮气量的设定并非恒定，应根据患者的血气分析进行调整。正常情况下：成人8~10ml/kg，小儿10~15ml/kg。

3. **每分通气量**(minute ventilation volune，MV) 每分通气量为呼吸机每分钟输出气量总和，等于潮气量和通气频率的乘积。成人常用范围为100~130ml/kg左右。

4. **气道峰压**(peak airway pressure) 吸气压(inspiration pressure) 是吸气期间的最高气道压，以kPa或cmH_2O为单位。通常调节范围0.8~2.0kPa(8.0~20cmH_2O)。

5. **吸呼比**(I：E ratio) 吸气时间和呼气时间的比值称为吸呼比，常用范围1：(1.5~2.5)。从吸气开始到呼气结束为一个呼吸周期。从吸气开始到呼气开始的一段时间为吸气时间，从呼气开始到吸气开始的一段时间为呼气时间。

6. **吸气流速**(inspiratory flow) 为呼吸机在患者吸气时输出气体气流率，以L/min为单位。临床常用范围为10~90L/min。它分为峰值流速和平均流速，气流供给的方式有方波、递减波和正弦波三种。

7. **氧浓度**(FiO_2) FiO_2 < 40%，较安全；FiO_2 > 60%，持续7h以上，容易氧中毒。撤机准备，FiO_2 < 40%但PaO_2必须大于60mmH_2O，撤机前增至50%。

8. **压力触发灵敏度**(pressure trigger sensitivity) 当患者自主呼吸时，会使密闭呼吸回路中的压力下降，当压力下降到预设定的触发数值时，呼吸机开始响应患者的自主呼吸，供给患者气体。以cmH_2O为单位，常用值为-0.5~-2.0cmH_2O，负压值越小，灵敏度越高。

9. **流量触发灵敏度**(flow trigger sensitivity) 当患者自主呼吸时，会使密闭呼吸回路中的气体发生流动，当流动速度达到预设定的触发数值时，呼吸机开始响应患者的自主呼吸。以L/min为单位，常用值为1~3L/min。

10. **窒息时间**(apnea interval) 是在辅助/控制通气模式下，自主呼吸停止转换为控制通气的时间调节，通常调定在7~15s。

11. **吸气平台**(inspiratory pause) 在机械通气时，吸气末呼气前，通过呼吸机的控制装置再停留一段时间(0.3~3s)，在此期间不再继续供给气流，但肺内的气体可能发生再分布，使不易扩张的肺泡充气，气道压从峰压有所下降，形成吸气平台。

潮气量、通气频率和吸呼比是呼吸机的基本工作参数。从操作的角度看，直接独立调节效果最好，但由于设计原理限制，许多呼吸机基本参数均不是直接调节，而是通过间接参数来确定，并可能出现参数互相干扰的现象，需要耐心反复调节才能达到理想的工作状态。

(二) 呼吸治疗的一般生理指标

自主呼吸频率大于正常的3倍或小于1/3者，成人的呼吸生理指标达到下列标准的任何一项时，即可开始呼吸治疗。这些指标可供临床应用时参考。

(1) 自主呼吸时潮气量小于正常的1/3者。

(2) 肺活量小于10~15ml/kg体重者。

(3) $PaCO_2>$有继续升高趋势，或出现精神症状者。

(4) $PaCO_2<$正常1/3者。

(5) 肺泡气动脉血氧分压差$P(A\text{-}a)O_2>50mmHg$，$P(A\text{-}a)O_2>300mmHg$，最大吸气压力$<25cmH_2O$。

(6) 肺内分流率$QS/QT>15\%$。

(7) 生理无效腔/潮气量$>60\%$。

呼吸生理指标是对所有呼吸衰竭患者而言，在不同疾病情况下，偏重应有所不同，标准掌握应有差异。

第二节 呼吸机的通气方式

通气模式是呼吸机与病人交互作用，可以独立实现肺通气的机械功能总和。呼吸机的某些特定功能可以弥补或改善通气模式的不足，但不能独立完成肺通气，必须与某种通气模式同时应用或在病人自主呼吸条件下应用。

一、容量预置通气模式

控制通气和辅助通气过去统称为间歇正压通气(intermittent positive pressure ventilation，IPPV)，大多采用时间起动、流量或容量限定、时间切换原理，由于此类呼吸机工作参数确定后，每次通气潮气量恒定，但气道压随病人因素可以有较大的变化，素有定容通气之称。

1. 控制机械通气(controlled mechanical ventilation，CMV) 又称控制呼吸或定时通气。所有呼吸均由呼吸机提供，患者不可能自行切换，不必设定切换灵敏度。大多采用时间启动，流量或压力限定，时间切换原理。特点是不受病人自主呼吸影响，呼吸机按照预定的节律形成通气周期。

2. 辅助机械通气(assisted mechanical ventilation，AMV) 又称同步呼吸。当患者没有自主呼吸时，呼吸机按预先设定的呼吸参数和模式(定容或定压)给患者送气，当患者有自主呼吸时，呼吸机按预先设定的模式和患者的自主呼吸频率给患者送气。特点是呼吸机节律由病人自主呼吸控制。大多采用压力启动，流量或压力限定，压力切换原理。

3. 叹息通气方式(SIGH) 通气是在长时间控制通气中模拟正常人打呵欠，间歇进行深吸气的附加通气功能。叹息潮气量约为预定潮气量的1.5~2倍。目的在于预防长期机械通气病人发生弥漫性肺不张，改善气体交换具有积极的临床价值。不当的SIGH容易引起容量伤。

4. 吸气末屏气(end-inspiration hold) 也称吸气末停顿(end-inspiration pause)和吸气末平台(end-inspiration plateau)。也是在间歇正压通气基础上的附加功能。工作原理是通气源和呼气阀分离控制。在呼气切换以后，通气源关闭停止送气，但呼气阀仍然关闭，保持一定时间后才开放进入呼气期。这种功能有利于肺泡气体的平衡分布。

5. 反比通气(inverse ratio ventilation) 常规的间歇正压通气吸气时间短，呼气时间长，吸呼比应用范围1：(1.5~3)。延长吸气时间使之长于呼气时间，吸呼比为(1~4)：1，即成为反比通气。这种通气模式打肺泡充气时间长，可以增加功能残气量，有利于肺泡膨胀，但平均肺内压增高，多循环功能影响大。

6. 间歇指令通气(intermittent mandatory ventilation，IMV) 采样时间启动，容量限定，时间切换原理。呼吸气路提供足够新鲜气流，使病人可以在通气机静息状态下自主呼吸。指令通气完全独立于病人的自主通气，频率低于病人呼吸频率。按预定时间间隔启动，强制性的定时补给一次正压通气。附加的指令通气次数和潮气量视病人自主呼吸不足的程度确定。

7. 同步间歇指令通气(spontaneous intermittent mandatory ventilation, SIMV) 是辅助通气形式的间歇指令通气，相当于辅助通气与自主呼吸复合的部分通气支持技术。采样时间启动、压力-气流吸气触发、容量限定、时间切换原理。在非指令通气期间，病人通过按需气流装置取得吸入气体。指令通气按预定时间先激活压力或气流触发机制，由病人自主吸气触发同步呼吸。机械强制通气与自主吸气同步，进一步降低了病人的吸气做功。新型SIMV采用时间启动和压力-气流触发，压力限定，压力或气流切换原理，使得呼吸机的吸气启动和呼气切换都能与病人的自主呼吸同步，能够更好的降低病人的呼吸做功。附加的指令通气次数和通气量也要由使用者根据病人自主呼吸不足的程度确定。

8. 分钟指令通气(mandatory minute volume ventilation，MMV) 智能化的部分通气支持模式，使用者根据病人年龄、体重、性别等资料预定分钟通气量，呼吸机持续监视病人自主呼吸的实际通气量，并与预定通气量参比。实际通气量低于预定通气量时，呼吸机按照预定通气量，呼吸机自动停止指令通气。附加的指令通气次数和通气量由呼吸机根据病人自主呼吸不足的程度自动判别确定，避免了不适当的人为调节，有利于病人安全脱机。

9. 容量支持通气(volume support ventilation，VSV) 也属于智能化的部分通气支持模式。使用者根据病人情况预定潮气量或通气量，病人自主吸气触发，呼吸机先用5cmH_2O吸气压力试验通气，同时测量实际潮气量或通气量。如果低于预定值，呼吸机自动提高吸气压力，直至达到预定的水平。如果实际值高于预定值，呼吸机会自动降低吸气压力，恢复到预定的通气水平。这种通气模式有效地控制了较高的吸气压力，具有预防气压伤的临床意义。

10. 压力调节容量控制通气(preassure regulated volume control ventilation, PRVCV) 工作原理与VSV相似，不同点仅在于吸气为时间启动。是控制通气模式想的VSV。

二、压力预置通气模式

压力预置通气模式(pressure preset modes)以每次通气气道恒定为特点。由于压力预置通气时，潮气量病人因素变化，所以又称容量可变模式(volume variable modes)。常见压力预置通气模式主要有压力限定通气、压力支持通气和压力控制通气三种通气模式，气道压波形如图4-6所示。

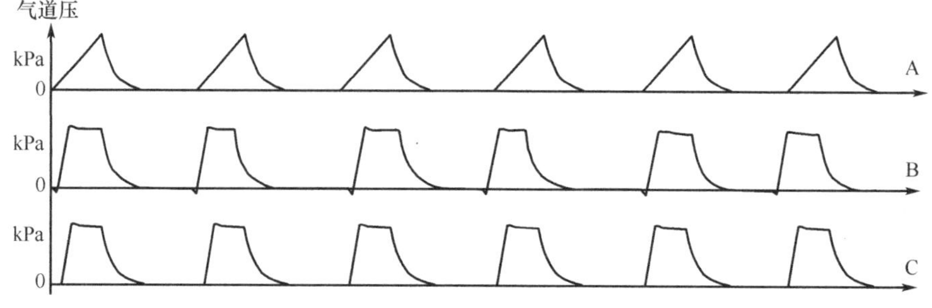

图4-6　压力预置通气

A.传统定压通气；B.PSV(同步)；C.PCV(非同步)

1. 压力限定通气(pressure limited ventilation，PLV) 即传统的定压通气。辅助通气时病人的吸气产生气道负压，形成压力触发。吸气期以恒定的气流肺充气。当气道压达到限定值时呼气切换。如果病人自主呼吸停止，到预定时间自动转为时间启动、压力限定、压力切换的定压控制通气。

2. 压力支持通气(preassure support ventilation，PSV) 是传统同步定压通气的改进，采用压力启动、压力限定气流切换原理。病人自主吸气形成压力触发，决定通气频率。先以大气流输出快递达到预定气道压，继以持续气流使整个吸气期起到压保持在预定水平，当吸气流量降低到预定最小值时呼气切换。

3. 压力控制通气(preassure control ventilation，PCV) 是控制通气模式的压力支持通气。采用时间启动、压力限定、时间切换原理。通气周期不受病人自主呼吸影响，按预定时间吸气启动，先以大气流输出快速达到预定气道压，继以持续气流保持气道压在预定水平，到预订时间呼气切换。

4. 呼气末正压和持续气道正压 通常情况下，呼吸机呼气期对气道压不做限定，呼气末期呼吸气路中的气道压与大气压平衡。如果在呼吸机呼气出口部位安装压力限制阀户对呼气期气道压进行机械限定，就会使呼气末期的气道压不能与大气压平衡，这种呼气末期呼吸气路内压强高于大气压的现象称为呼气末正压(positive end-expiratory preassure，PEEP)。PEEP可以增加功能残气量，有助于改善肺换气功能，是有效纠正肺换气性低氧血证的医学干预技术。呼吸末正压一般在0~196Pa、0~20cmH_2O可调。

持续气道正压(continuous positive airway preassure，CPAP):患者在呼吸机提供的持续正压气流中进行自主呼吸，正压气流大于吸气气流，呼气系统对呼出气流给予一定的阻力(多用球囊活瓣)使吸气期和呼气期气道压均高于大气压。呼吸机内装有灵敏的气道压测量和调节系统，随时调整正压气流的流速，维持气道压基本恒定在预调的CPAP水平。

PEEP是指在控制呼吸或辅助呼吸时，于呼吸末期在呼吸道保持一定的正压。与CPAP的不同点在于呼吸气路内没有持续气流，以IPPV的形式提供吸气气流。

5. 气道压释放通气(airway preassure release ventilation，APRV) 是一种自主呼吸下的部分通气支持模式，这种呼吸机是在CPAP持续气流气路的基础上，附加一个定时开放的呼气阀构成的。采样时间启动、压力限定、时间切换原理。吸气量持续气流和PEEP阀使气道压维持在预定水平，到预定时间呼气阀开放，气道压降低为零，产生一次呼气效应。

APRV通气频率较低，吸气期较长，呼气期通常为0.5~2s，类似于反比通气。但呼吸气路中提供足够的持续气流，呼气期和吸气期都不影响自主呼吸。功能上相当于附加间歇呼气的CPAP。

6. 双水平气道正压通气(bilevel or biphasic positive airway preassure，BIPAP) 是APRV的技术进步。设有控制通气、辅助通气和辅助/控制通气三种模式。控制通气时采用时间启动、压力限定、时间切换原理，辅助通气时采用气流启动、压力限定、气流切换原理。设有通气频率、吸气时间、吸气压和呼气压调节，可以分别预定吸气期和呼气期的气道压。这种呼吸机具有良好的气流补偿保证气道压的功能，没有限压阀、呼气阀等复杂装置，只在呼吸气路的病人端设有一个直径4mm的排气孔。采样调节持续气流的方式控制气道压，气流大时气道压高，气流小时气道压低。

典型的BIPAP通气应在控制模式下设定较低的通气频率，吸呼比为1：1，如分别设定吸气压(10~20cmH_2O)和呼气压(4~6cmH_2O)。使病人交替在高、低两个CPAP水平上自主呼吸。调节呼气压为零时，即相当于APRV。BIPAP通气机频率，兼有间歇正压通气的功能，进行定压控制或辅助通气。

强大的气流补偿性能使得BIPAP呼吸机可以在较大漏气条件下经面罩或鼻罩进行无创通气

支持。这对传统的紧闭式精确控制有创通气理念提出了挑战，开拓了无创通气的临床实践，广泛用于慢性呼吸衰竭、睡眠治疗领域，特别是近年来在急性传染性呼吸衰竭的治疗中显示出良好的应用价值。

三、高频通气模式

高频通气(high-frequency ventilation，HFV) 是一类特殊的正压通气模式。特点是通气频率远高于生理呼吸频率，而潮气量接近甚至少于解剖死腔量。由于这类机械通气模式下平均气道压低，循环生理影响小，气压伤发生率低。特别是HFV能在无法建立密闭气道的情况下使用，其气道振荡和PEEP效应还具有肺复张和改善氧合的临床价值。高频通气有三种类型。

1. 高频正压通气(high frequency positive pressure ventilation，HFPPV) 采用细导管插入气管导管定时正压给气。常用通气频率60~100bpm，潮气量为3~5ml/kg。

2. 高频喷射通气(high frequency jet ventilation，HFJV) 采样喷射针头于气管导管入口处以喷射气流的方式实现肺通气。常用驱动压为0.1MPa左右，通气频率60~300bpm，潮气量为2~3ml/kg。

3. 高频振荡通气(high frequency oscillatory ventilation，HFOV) 采样往复式活塞泵、振动隔膜或偏心旋转球在呼吸气路内往复气流运动。常用频率为300~3600bpm(5~10Hz)，潮气量为1~2ml/kg。

临床实践证明，低于150bpm的高频通气可以满意的独立完成肺通气。通气频率高于300bpm以后，会导致高碳酸血症，因此应在自主呼吸存在或者其他间歇正压通气模式联合使用。

第三节　呼吸机的基本结构和工作原理

一、呼吸机的基本结构

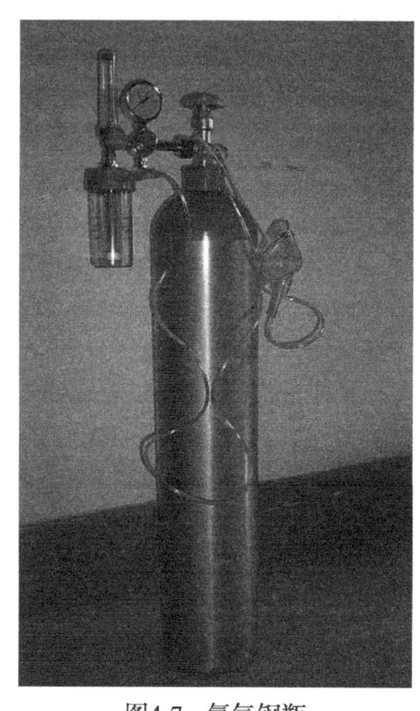

图4-7　氧气钢瓶

不管是何种类型的呼吸机，其基本结构都是相似的，应包括以下几个部分：气源、供气和驱动装置、空氧混合器、控制部分、呼气部分、监测报警系统、呼吸回路、湿化和雾化装置。

(一) 气源

绝大多数呼吸机需高压氧和高压空气。氧气源可用氧气钢筒，如图4-7所示，也可来自中心供氧系统，如图4-8所示。高压空气可使用医用空气压缩机，或来自中心供气系统。氧气和压缩空气的输出压力不应大于5kg/cm^2，因此，使用中心供氧、中心供气，或高压氧气钢筒，均应装配减压和调压装置。

医用空气压缩机可提供干燥和清洁的冷空气；供气量为55~64L/min的连续气流，最大输出连续气流120L/1.5s，工作压力50PSI(3.4kg/cm^2)，露点下降5~10F(−2.8~−5.6℃)，噪声小于60dB(1m之内)，并有低压报警(30PSI或2.04 kg/cm^2)，高温报警(150°F或70℃)及断电报警。滤过器可消除90%以上的污染。使用时应注意每天清洗进气口的海绵及排除贮水器的积水。并观察计时器工作，一般满2000~3000h应检修一次。

电动型呼吸机不需高压空气，其中部分需高压氧，部分不需高压氧，经氧流量计供氧。

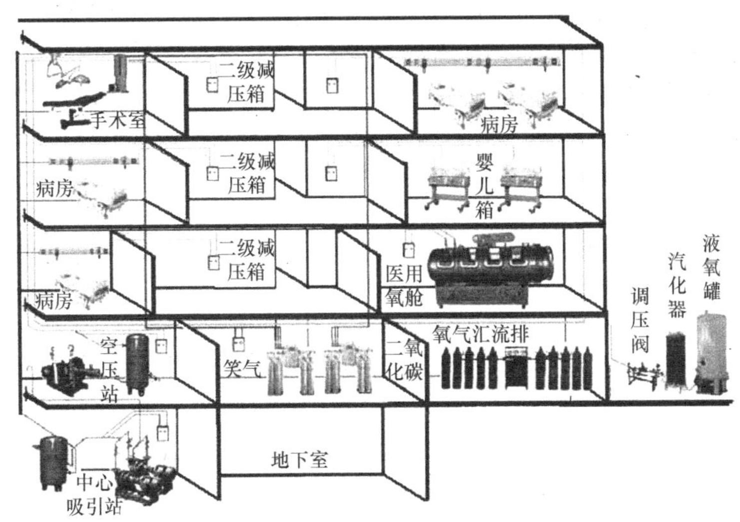

图4-8　中心供氧系统

(二) 供气和驱动装置

呼吸机供气部分的主要作用是提供吸气压力，让病人吸入一定量的吸气潮气量，并提供不同吸入氧浓度的新鲜气体。

1. 供气装置　大多数呼吸机供气装置采用橡胶折叠气囊或气缸，在其外部有驱动装置。当采用橡胶折叠气囊时，呼吸机的自身顺应性较大，除本身的弹性原因外，还不能完全使折叠囊中的气体压出。但折叠囊更换容易，成本低，无泄漏，当作为麻醉呼吸机时有独特的优越性。采用气缸作为供气装置时，呼吸机自身顺应性小，可使气缸内的气体绝大部分被压出，但密封环处可能有少量泄漏。近来有采用滚膜式气缸作为供气装置，兼有上述二种优点，且无泄漏，顺应性小。

2. 驱动装置　驱动装置的作用是提供通气驱动力，使呼吸机产生吸气压力。在呼吸机发展史上曾有7种驱动装置：①重力风箱，②负荷弹簧风箱，③线性驱动活塞，④非线性驱动装置，⑤吹风机，⑥喷射器，⑦可调式减压阀。

可调式减压阀为目前应用较多的一种驱动方式。它是指通过减压通气阀装置将来源于贮气钢筒、中心气站或压缩泵中的高压气体转化成供呼吸机通气用的压力较低的驱动气。使用该驱动装置的呼吸机常称为气动呼吸机。

吹风机、线性驱动装置、非线性驱动活塞均需使用电动机作为动力。如吹风机是通过电动马达快速恒定旋转，带动横杆向前运动，推动活塞腔中的气体排出，产生一个恒定恒速驱动气流；非线性驱动活塞是电动马达使轮盘旋转，带动连杆运动而推动活塞。采用这些驱动装置的呼吸机常称为电动呼吸机。电动呼吸机的优点是不需要压缩气源作为动力；故一般结构小巧。

3. 直接驱动和间接驱动　按驱动装置产生的驱动气流进入病人肺内的方式不同，可分为间接驱动和直接驱动。如果从驱动装置产生的驱动气流不直接进入病人肺内，而是作用于另一个风箱、皮囊或气缸，使风箱、皮囊或气缸中的气体进入病人肺内，称为间接驱动。间接驱动类呼吸机称为双回路呼吸机。间接驱动型耗气大，一般耗气量大于分钟通气量，最大可达二倍的分钟通气量。

如果从驱动装置产生的驱动气流直接进入病人肺内，称为直接驱动。直接驱动类呼吸机称为单回路呼吸机。直接驱动主要适用于可调式减压阀和喷射器这两种驱动装置。就喷射器而言，其采用Venturi原理，高压氧气通过一个细的喷射头射出，有一部分空气被吸入。吸入气中的氧浓度分数(fraction of inspiration O_2，FIO_2)随吸气压力、氧气压力变化而变化，且变化幅度较大。FIO_2不小于37%常为急救型呼吸机采用。可调式减压阀驱动装置直接驱动时，常有性能良好的空氧混合器，有伺服性能良好的吸气伺服阀，甚至可直接用两个吸气伺服阀，一个伺服压缩空气，另一个伺服氧气，这种类型的装置可以使病人得到各种不同的吸入氧浓度。伺服阀既可伺服流量，也可伺服压力，阀身小，反应时间快，用这种结构的呼吸机，可以有很多种通气功能，故为多功能呼吸机的首选方案。

(三) 空氧混合器

空氧混合器是呼吸机的一个重要部件，其输出气体的氧浓度可调范围应在21%~100%。空氧混合器分简单和复杂两种。

1. 空氧混合装置 以贮气囊作供气装置的呼吸机，常配置空氧混合装置，其结构比较简单，混合度不可能很精确，氧浓度是可调的，由单向阀和贮气囊组成。工作原理：一定流量的氧气经入口先进贮气囊内，当贮气囊被定向抽气时，空气也从入口经管道抽入贮气囊内，从而实现空氧的混合。要达到预定的氧浓度，则通过调节氧输入量来取得。

氧流量通过计算：气流量=每分通气量×(混合气氧浓度－20%)/80%。例如要求混合气氧浓度达到40%，当分钟通气量为10L时，其输入氧浓度的计算方式，即氧流量=10×(40%－20%)/80%=2.5L/min。上述计算表明，当分钟通气量为10L时以2.5L/min的纯氧流量，即可获得含40%氧混合气(FIO_2=0.4)。

2. 空氧混合器 结构精密、复杂，必须耐受输入压力的波动和输出气流量的大范围变化，以保证原定氧浓度不变。通常由一级或二级压力平衡阀、配比阀及完全装置组成。当压缩空气和氧气输入第一级平衡阀时，由于这两种输入气体的压力不可能相等，所以同轴阀蕊将向压力低的一方偏移，造成压力低的一端气阻小，降压也小。而压力高的一端气阻大，降压也大。因而在第一级平衡阀的两端阀，作进一步压力平衡。其工作原理同第一级一样，这次的输出压力已相当均等了。

配比阀实际上是同一轴上的两只可变气阻，当一只气阻减小时，另一只气阻增大。来自前级的等压力进入配比阀后由于受到的气阻不同，所以流入贮气罐的流量也不同(流量=压力/气阻)。如果流入贮气罐的空气流量为7.5L/min，流入的氧流量是2.5L/min，则混合后的氧浓度=(2.5+7.5×20%)/(7.5+2.5)=40%。如果调节配比阀在中间位置，则配比阀两边气阻相同，流入贮气囊的两股气流量也相同。若氧和空气的流入量都是5L/min，则混合后得到氧浓度=(5+5×20%)/(5+5)=60%。

根据上述情况可知，尽管输入的两种压缩气体的压力会有波动，但经过二级平衡之后输出压力是相当均等的，并且不会影响已调定的氧浓度。唯有调节配比阀后，氧浓度才会改变。

为了贮气罐内压力不致升得太高，可安置压力开关，当气罐内压力升至预置值时，压力开关使第二级平衡阀产生压力泄漏而关闭，致使贮气罐因得不到气流补充而压力下降。当压力下降至预置时，压力开关使平衡阀重新启动。安全装置的作用是当两种压缩的气体中的任何一种发生耗竭，或已不符合使用要求时，则另一种气体能立刻自动转换以维持供气；同时能发出声光报警。

(四) 控制部分

控制部分是呼吸机的关键组成部分。根据控制所采用的原理不同，可将控制部件分为三种：

气控、电控和微处理机控制。控制部分使呼吸机在吸气相和呼气相两者之间切换。

1. 控制原理

(1) 气控: 呼吸机无需电源，在某种特定的环境很有必要。如急救呼吸机在担架上、矿井内、转运过程中等。它的特点是精度不够高，难以实现较复杂的功能，一般可作一些简单控制。随着器件的低功耗化，以及高性能蓄电池的出现，气控方式有被逐渐淘汰的可能。

(2)电控: 是用模拟电路和逻辑电路构成的控制电路来驱动和控制电动机、电磁阀等电子装置的呼吸机，称为电控型呼吸机。

电控型呼吸机控制的参数精度高，可实现各种通气方式。电控型呼吸频率误差一般为5%~10%，气控型为15%~20%，吸呼比由气控呼吸机较难实现，而电控型十分容易，还有同步、压力报警功能等均是如此，故电控型呼吸机有很大的优越性。

(3) 微处理机控制: 仍属电控型。由于近年计算机技术的迅速发展，这种控制型呼吸机也日趋成熟。呼吸机控制精度高，功能多，越来越多的呼吸机均采用此种方法。目前，呼吸机已可以不改变硬件和呼吸机的结构件，而只需改变控制系统的软件部分，即可修改呼吸机的性能、发展呼吸机的功能。所以，利用微电脑作为呼吸机的控制部分，是呼吸机发展和更新的总趋势。

2. 控制方式

(1) 启动(initiating)是指使呼吸机开始送气的驱动方式。启动有3种方式：时间启动、压力启动和流量起动。

1) 时间启动：用于控制通气。它是指呼吸机按固定频率进行通气。当呼气期达到预定的时间后，呼吸机开始送气，即进入吸气期，不受病人吸气的影响。

2) 压力启动：用于辅助呼吸。压力启动指当病人存在微弱的自主呼吸时，吸气时气道内压降低为负压，触发(trigger)呼吸机送气，而完成同步吸气。呼吸机的负压触发范围(灵敏度，sensitivity)为-1~-5cmH_2O，一般成人设置在-1cmH_2O以上，小儿在-0.5cmH_2O以上。辅助呼吸使用压力触发时，能保持呼吸机工作与病人吸气同步，以利撤离呼吸机，但当病人吸气用力强弱不等时，传感器装置的灵敏度调节困难，易发生过度通气或通气不足。此外，由于同步装置的限制，病人开始吸气时，呼吸机要迟20ms左右才能同步，这称为呼吸滞后(breathing lag)。病人呼吸频率越快，呼吸机滞后时间越长，病人呼吸做功越多。

3) 流量启动：用于辅助呼吸。流量启动指在病人吸气开始前，呼吸机输送慢而恒定的持续气流，并在呼吸回路入口和出口装有流速传感器，由微机测量两端的流速差值。若差值达到预定水平，即触发呼吸机送气。持续气流流速一般设定为10L/min，预定触发流速为3L/min。流量触发较压力触发灵敏度高，病人呼吸做功较小。

理想的呼吸机触发机制应十分灵敏，可通过两个参数来评价，即灵敏度和反应时间(response time)。灵敏度反映了病人自主吸气触发呼吸机的做功大小。衡量灵敏度的一个指标为敏感百分比，敏感百分比=触发吸气量/自主潮气量×100%。理想的敏感百分比应小于1%，一般成人呼吸机的触发吸气量为0.5ml。小儿呼吸机则更低。

(2) 限定(limited)正压通气时，为避免对病人和机器回路产生损害作用，应限定呼吸机输送气体的量。有3种方式：①容量限定，预设潮气量。通过改变流量、压力和时间三个变量来输送潮气量。②压力限定，预设气道压力，通过改变流量、容量和时间三个变量来维持回路内压力。③流速限定，预设流速。通过改变压力、容量和时间三个变量来达到预设的流速。

(3) 切换(cycling)指呼吸机由吸气期转换成呼气期的方式。有4种切换方式：①时间切换，达到预设的吸气时间，即停止送气，转回呼气。②容量切换，当预设的潮气量送入肺后，即转向呼气。③流速切换，当吸气流速降低到一定程度后，即转向呼气。④压力切换，当吸气压力达到预定值后，即转向呼气。

3. 流速形态 有方波、递减波、递增波、正弦波等，常用的为前两者。吸气时方波维持恒定高流量，故吸气时间短，峰压高，平均气道压低，更适合用于循环功能障碍或低血压的患者。递减波时，吸气时间延长，平均气道压增高，吸气峰压降低，更适合于有气压伤的患者。在呼吸较强，初始吸气流速较大的患者，与方波相比，递减波不仅容易满足患者吸气初期的高流量需求，也适合患者呼气的转换，配合呼吸形式的变化，故应用增多。

（五）呼气部分

呼气部分是呼吸机中的一个重要组成部分。其主要作用是配合呼吸机作呼吸动作。它在吸气时关闭，使呼吸机提供的气体能全部供给病人；在吸气末，呼气阀仍可以继续关闭，使之屏气；它只在呼气时才打开，使之呼气。当气道压力低于PEEP时，呼气部分必须关闭，维持PEEP。呼气只能从此回路呼出，而不能从此回路吸入。呼气部分主要有三种功能的阀组成，如呼气阀、PEEP阀、呼气单向阀，也可由一个或两个阀完成上述三种功能。

1. 呼气阀 常见呼气阀有电磁阀、气鼓阀、鱼嘴活瓣(兼有吸气单向阀功能)、电磁比例阀、剪刀阀。电磁阀有两种形式，常见的是动铁型电磁前期，通径一般小于8mm，通常指的电磁阀就是动铁型阀；另一种是动圈型电磁阀，常称电磁比例阀，电磁部分输出的力与电流有关，与输出部分的位移无关；由于电磁比例阀动作部分重量比较轻，反应速度比较快，通径可设计得比较大。由于电磁比例阀不是通用件，一般由专业厂专门设计生产，所以价格比较高。电磁阀多用于婴儿呼吸机中，因为电磁阀结构小、通径小、气阻较大，通过流量不可能很大。气鼓阀的形式很多，采用这种结构的呼吸机也很多。它可以由电磁阀控制，将电磁阀作为先导阀，此时控制气鼓阀的流量可很小；也可兼有PEEP阀功能。如呼气时使气鼓内压力不是“0”，可使气道内维持PEEP。更为方便的是，可将吸气压力作为控制气鼓阀的气源，结构变得非常简单，但此时不能兼有PEEP阀功能。

鱼嘴活瓣常在简单型呼吸机中采用，因为它兼有吸气单向阀的功能。电磁比例阀是通过控制线圈中的电流来控制呼气阀的开与关，可作为压力限制阀和PEEP阀，其反应时间快，性能良好，可开环控制，故十分方便。剪刀阀的结构如剪刀，故称剪刀阀。它除了作开启或关闭的呼气阀以外，亦可控制其呼出流量，且比其他阀方便。

2. PEEP阀 PEEP阀是临床上用于治疗急性呼吸窘迫综合征的重要手段，PEEP阀除了上述可由呼气阀兼有外，还有几种阀可以实施PEEP功能。如水封PEEP阀，把插入水中的深度作为PEEP值，早期的呼吸机是采用此法实施PEEP功能的。较多见的利用弹簧PEEP阀，作为单独的PEEP阀。磁钢式PEEP是用磁钢吸引力代替弹簧。重锤PEEP阀是利用重锤来限制呼出气的，但改变数值时较麻烦，需要垂直于地面。

3. 呼气单向阀 为了防止重复吸入呼出气或自主吸气时产生同步压力触发，呼吸机都需要呼气单向阀，呼气单向阀大多数由PEEP阀和呼气阀兼任，但有时还必须要装一单向阀，以确保实现上述功能。

（六）监测和报警系统

呼吸机能否正常工作或运转，对病人的抢救成功与否至关重要。因此，呼吸机的监测系统越来越受到研制者和临床应用者的重视。

呼吸机监测系统的作用有两个方面，一是监测病人的呼吸状况，二是监测呼吸机的功能状况，两者对增加呼吸机应用的安全性，均具有相当重要的作用。呼吸机的监测系统包括：压力、流量、吸入氧浓度(FIO_2)、呼出气CO_2浓度、经皮O_2分压、CO_2分压、血氧饱和度等。大部分呼吸机不直接带有呼气CO_2、血氧饱和度监测装置，而只作为配件装置附带。呼吸机常配有的监测装置有如下三个方面。

1. 压力监测 主要有平均气道压(Paw)、吸气峰压(Pmax)、吸气平台压(Platen)和PEEP上下限压力报警等，还有低压报警。压力监测的方式是通过压力传感器实施的，传感器一般连接在病人Y形接口处，称为近端压力监测。也有接在呼吸机的吸气端或呼气端。低压报警主要作为通气量不足、管道脱落时压力下降时的报警，有些呼吸机用通过低分钟通气量报警来代替，呼吸机一般均设置这两种功能。

高压报警是防止气道压力过高所致的呼吸器官气压伤可能。高压报警有超过压力后报警，兼切换吸气至呼气功能；也有只报警而不切换呼、吸气状态的；使用时应注意。

监测PEEP是将呼气末的压力显示出来，以监测呼吸机的性能。监测Pmax是显示吸气的最高压力，监测Pplateu是显示屏气压力。上述三个压力数据与流量数据结合，可得到吸气阻力、呼气阻力及病人的肺、胸的顺应性测定数据。

2. 流量监测 多功能呼吸机一般在呼气端装有流量传感器，以监测呼出气的潮气量，并比较吸入气的潮气量，以判断机器的使用状态、机械的连接情况和病人的情况。也有的呼吸机应用呼气流量的监测数据来反馈控制呼吸机。

(1) 呼出气潮气量：可监测病人实际得到的潮气量。在环路泄漏的定容量通气，特别是定压通气中，有一定的价值。有的呼吸机甚至用此数据馈控吸气压力，还可提供给微电脑计算其顺应性。

(2) 呼出气分钟通气量：可通过流量的滤波(即把呼气流量平均，可得到呼出气的分钟通气量)或由潮气量、呼吸时间来计算。前者反应慢，后者反应快；前者可有分立元件实现，后者必须采用微电脑计算。由于每次呼出气的潮气量与呼吸时间均可能有变化，每次计算出的数据变化较大，一般是将3~6次呼吸平均后作为呼出气的分钟通气量。该数据可作为控制分钟的指令通气的关键数据，也可作过度通气与通气不足报警，还可作管道导管接头脱落或窒息等报警监测。流量传感器可以安装在病人的Y形接管处，缺点是增加了一定量的死腔量，优点是可用一个传感器同时监测吸入与呼出气的流量。

(3) FIO_2监测:一般安装在供气部分，监测呼吸机输出的氧浓度，以保证吸入所需浓度的新鲜空-氧混合气体。监测氧浓度的传感器有两种，一是氧电极，二为氧电池。氧电极需要一年一次的更换或加液，氧电池为随弃型。它们的共同缺点是，都只能用一年左右，一旦呼吸机的氧电池失效，呼吸机将总是报警，以致呼吸机不能正常使用。

(七) 呼吸回路

多数呼吸机应用管道呼吸回路，吸气管一端接呼吸机气体输出管，另一端与湿化器相连，有时可接雾化器和温度探头。呼气管一端有气动呼气活瓣，中段有贮水器。呼气管与吸气管由Y形管连接，只有Y形管与病人气管导管或气管切开导管相连处是机械死腔。

(八) 湿化器与雾化器

1. 湿化器 湿化器是对吸入气体的加温和湿化，以使气道内不易产生痰栓和痰痂，并可降低分泌物的黏稠度，促进排痰。较长时间的使用呼吸机时，良好的湿化可预防和减少呼吸道的继发感染，同时还能减少热量和呼吸道水分的消耗。

湿化器大多数是通过湿化罐中的水，使其加温后蒸发，并进入吸入的气体中，最终达到使吸入气加温和湿化的作用。为达到较好的加温和湿化的效果，一般使吸入气体通过被加温罐中的水面；或增加其湿化面积(如用吸水纸)；也有用“鼓泡型”的方法，即使吸入的气体从加温罐的水中通过，但这种方法现已很少用，因为水的振动容易引起误动作或误触发等。

最先进的湿化器是采用特制的多孔纤维管道加温，使水在管道壁外循环，并逐渐弥散管道加温，既有湿化的作用，又基本不增加呼吸机的顺应性，这对婴儿呼吸机十分重要，湿化点可放置在吸入气管口的附近，可使湿化的效果大为改善。有些湿化器为减少气体输送过程中的温度损失和减少积水，在吸入气的管道口中还安装了加热线。

2. 雾化器 雾化器是利用压缩气源作动力进行喷雾，雾化的生理盐水可增加湿化的效果，也可用作某些药物的雾化吸入。雾化器产生的雾滴直径一般小于5μm，而湿化器产生的水蒸气以分子结构存在于气体中；前者的水分子以分子团结构运动，容易沉淀到呼吸道壁，不易进入肺的下肺单位，后者的水分子不易携带药物；雾化器容易让病人吸入过量的水分，湿化器不会让病人吸入过量水分，通常还需在呼吸道内滴入适宜的生理盐水以补充其不足。

在使用雾化器过程中，特别要注意雾化是否增加潮气量。有些呼吸机的雾化器能使潮气量增加，有的可不增加；还要注意有些呼吸机的雾化器是连续喷雾，有些是随病人的吸气而喷雾，使用时宜采用降低通气频率、放慢呼吸节奏的方法，使雾化效果更加完善。

二、呼吸机的工作原理

肺的吸气功能是在呼吸肌收缩时，胸廓容积扩大，肺泡膨胀形成负压，从外界吸入空气呼吸肌放松时，肺泡因弹性收缩，使肺内压力增大，向外呼出气体。呼吸气流是由肺泡和大气压间的压力差形成的。人工呼吸机的基本原理就是用机械的办法建立这一压力差，从而实现强制的人工呼吸过程。呼吸机工作原理框图，如图4-9所示。

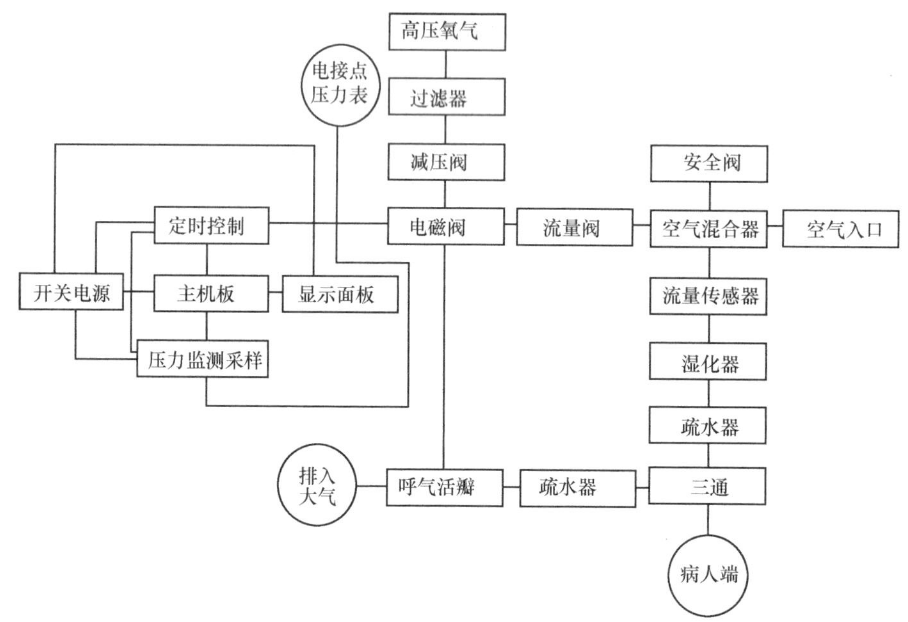

图4-9 呼吸机工作原理框图

氧气气体进入气路箱，经过滤器后，通过一个电接点压力表来对气源压力进行监测，当气源压力下降到调定报警压力时，电路报警。氧气经过减压阀，将压力限制在0.4MPa然后氧气通过电磁阀，到达节流阀，通过调节节流阀可控制通向患者的气流大小。流过节流阀的高速气体在空氧混合器的入口端产生负压，带进一定比例的空气，空氧混合后的气体进入气道。为了安全起见，在气道中设计了安全阀，安全阀是用来限制患者气道的最高压力的，一般调定为6kPa。

当气道压力超过气路系统安全压力时，安全阀开放泄气。气流经过吸气流量传感器，转换成系统用的监测信号，用于监测吸气潮气量和每分通气量，然后进入湿化器。在湿化器里气体被湿化并加温到人体所需要温度，然后经输气管道送至患者。患者呼出的气体通过管道经呼气活瓣排出体外。

空气混合气体进入患者肺部的输送过程如下：控制气体进入气道的是节流阀，受操作人员调节控制，吸气时，电磁阀打开，呼气活瓣关闭，呼气时刚好相反，即电磁阀关闭，呼气活瓣打开，整个过程受电子控制系统的控制。定时控制部分提供整机工作的各种节拍，包括吸气时间、自主呼吸时的切换信号、电磁阀的驱动信号和呼气活瓣控制信号。

主机板部分提供基本时钟，对流量传磁器信号处理，管理键盘和显示处理，处理各种报警信号，进行压力监测，采样部分主要监测患者与气道压力并送至面板显示，产生压力报警和患者触发信号，监控整机电源情况，在电压异常时报警。面板显示部分主要完成参数设置和数据显示。开关电源部分主要为整个系统提供各部分正常工作所需电源。

第四节 呼吸机使用操作与维护

一、呼吸机的使用操作

（一）操作面板功能

呼吸机前操作面板的面膜包括如下部分：参数监测区、参数设置区、报警设置区、其他功能区和吸气口、呼气出口、压力采样口。后面板有电源插座、电源输入口。当电源开关处于“I”则为机器接通电源状态，处于“O”时为机器关闭电源状态。

(1) 产品铭牌：产品铭牌是产品出厂跟踪的标记，禁止涂抹或更改。

(2) 蜂鸣器：用于报警时发出声响。

(3) 安全阀：用来限制气道中的最大压力，当压力超过这个值时，安全阀开启排气，保护患者气道。

(4) 气源入口：高压氧气入口和空气入口。通过高压氧气带进大气中的空气在呼吸机内部进行空氧混合，然后进入呼吸机气路系统。

1. 参数设置区 通过按键调节患者所需呼吸频率、吸呼比、触发灵敏度。

2. 参数监测区 参数监测区位于面膜的左边及上部，上部为气道压力显示，左边依次为潮气量、每分通气量、总计呼吸频率及患者触发指示。

3. 报警提示区 提供系统报警提示和患者通气故障报警提示。

4. 报警区 通过按键可以调节患者呼吸时气道压力上限、压力下限等报警参数。

5. 其他功能区 包括通气模式设定、潮气量调节。电源指示为绿色指示灯，是呼吸机通电工作的标志。

6. 呼气出口 患者呼出的气体经呼气管道从呼气出口排出。

7. 吸气口 从呼吸机出来的气体经吸气口进入吸气管道。

8. 压力采样口 采用离患者气道最近处的压力，为气道压力上、下限报警提供最精确的压力。患者气道压力经压力采样口进入电子控制系统。

（二）操作步骤

1. 参数设置

(1) 吸呼比设置：按下吸呼比键时，此键左上角灯亮，同时被修改值部位闪烁，参数设置方法同上。

(2) 呼吸频率的设置：按下呼吸频率键时，此时左上角灯亮，同时被修改值部位闪烁，这时通过面板向上或向下按键对呼吸频率进行设置。设置到预定参数后，按下确定按键。

(3) 触发灵敏度设置：按下触发灵敏度键时，此键左上角灯亮，同时被修改值部位闪烁，参数设置方法同上。

(4) 吸气平台(inspiratory pause)：吸气平台的时间为吸气时间的一部分。吸气平台有利于气体在肺内的再分布。有利于吸入雾化药物在肺内的弥散。利用平台压可计算静态胸肺顺应性。吸气平台对静脉回流、颅压等有一定影响，尤其是平台时间延长时，一般不要超过吸气时间的25%，主要用于肺泡萎陷或肺顺应性较差的患者。

(5) 报警设置：压力上、下限设置，按下压力上、下限键时，此时键左上角灯亮，同时被修改值部位闪烁，参数设置方法同呼吸频率的设置方法。

2. 参数监测

(1) 潮气量监测：监测患者的实际潮气量。

(2) 每分通气量监测：监测患者的实际每分通气量。

(3) 气道压力监测：气道压力显示窗口以发光排的形式真实反映患者的气道压力在呼吸时的变化，直观、方便，其值与流量和气道阻力有关，可作为触发压力设置参数。

(4) 总计频率监测：监测患者的实际呼吸频率。

(5) 触发：患者自主触发指示为绿色指示灯，每触发一次该灯亮一次。

3. 报警提示区 提供系统报警提示和患者通气故障提示。

4. 潮气量调节 通过面板上潮气量旋钮对潮气量进行设置，旋钮顺时针转设置值增加，旋钮逆时针转设置值减少。

5. 通气模式设定 按下A/C辅助/控制呼吸键，键的左上角灯亮，在此方式时，吸气触发由患者决定，其他参数按预调的通气参数为患者通气。按下A/C+SIGH键，键的左上角灯亮，在A/C期间每隔100次供给一次至少1.5倍的潮气量。

按下SIMV F/2同步间歇指令通气键，键的左上角灯亮，自主呼吸的频率和潮气量由患者控制，间隔一定时间行同步控制呼吸。

按下SIMV F/4同步间歇指令通气键，键的左上角灯亮，自主呼吸的频率和潮气量由患者控制，间隔不定的时间行同步控制呼吸。

6. 通气方式选择

(1) C(CONTROL)：C控制呼吸，使用此方式时，患者不能控制气流释放，呼吸机不管患者自主呼吸的情况如何，均按预调的通气参数为患者提供间歇正压通气。主要用于无自主呼吸或自主呼吸很弱的患者及处于麻醉状态下应用肌肉松弛剂的患者。特点是吸入潮气量恒定，需要根据患者预定呼吸频率、吸呼比。呼气向吸气转换采用时间切换。

(2) A(ASSIST)：辅助呼吸，即在A/C模式中，是患者能控制呼吸频率，但呼吸的潮气量、吸呼比仍由呼吸机控制。对于神志清醒，有自主呼吸能力，但不具备足够的呼吸功能的患者，需要呼吸机辅助呼吸。

(3) A/C+SIGH：即叹息模式，它是在A/C的基础上每隔100次时供给至少一次1.5倍潮气量的深吸气，适用于长期需要机械通气的患者，也可用于胸科手术的扩肺。在扩肺时，由于要连续几次叹息，这时需要医护人员在A/C及A/C+SIGH两种通气方式来回操作几次。叹息时由于潮气量加倍，气道压力峰值增加，故气道压力上限设定值应提高，即较叹息时的压力峰值再高1kPa。其他参数设定均与A/C相同。

(4) SIMV：即同步间歇指令通气，这是一种由患者自主呼吸和机器指令通气组合方式，指令通气是与患者触发同步的。主要用于撤机前从强制通气到自主呼吸的过渡。自主呼吸频率和潮气量由患者控制，间隔一定时间进行同步机控呼吸，若在等待触发时期内无自主呼吸，在触发窗结束时呼吸机自行给予一次机控呼吸，这样可避免人机对抗的产生。触发窗一般为机控呼吸周期的25%，例如，预调机控呼吸频率为10次/分，其呼吸周期为6s，触发窗为1.5s，若在6s的最后1.5s内有自主呼吸触发，呼吸机即给予一次机控通气。若在此期内无自主呼吸或较弱不能触发，在6s结束时即给予一次机控呼吸。使用SIMV时，指令通气和自主呼吸都由患者触发同步，因此要设定触发电平。当选用SIMV F/2时，指令通气为A/C通气频率的一半，当选用SIMV F/4时，指令通气频率为A/C通气频率的1/4。

(5) SPONT：即自主呼吸模式，患者通过按需活瓣持续正压气流进行自主呼吸。在此模式下，患者已恢复自主呼吸，此时呼吸机仅提供持续正压气流。患者呼吸时的潮气量、呼吸频率、吸呼比均由患者自己控制。

(6) 氧浓度与氧浓度调节及功能部件是两个独立的功能部件，用于实现呼吸机治疗时调节吸入氧浓度和调节PEEP阀。

二、呼吸机的维护及常见故障排除

(一) 呼吸机的日常维护

呼吸机是危重患者抢救中重要而必不可少的治疗设备，所以呼吸机的清洗与消毒、保养与维护也是使呼吸机在临床应用上能够安全可靠运行的重要事项。

1. 呼吸机的清洗与消毒 直接关系着各种感染的发生率，直接影响着危重患者综合救治的成功率。呼吸机清洗与消毒的方法是否妥当，保养与维护工作是否到位，直接影响呼吸机的工作性能。如果清洗与消毒的方法不当，可能损害呼吸机元器件，保养与维护不及时无法保障呼吸机的正常运转，这都会妨碍呼吸机的临床应用。因此，凡呼吸机的使用部门、单位和应用呼吸机的人员，在呼吸机的使用过程中，应当高度重视呼吸机清洗与消毒、保养与维护工作，在具体的操作过程中，除了了解和掌握呼吸机清洗与消毒、保养与维护的技术要点，了解呼吸机功能，零部件的作用等知识，还应具备高度的工作责任感和踏实的工作态度。

2. 呼吸机保养与维护

(1) 氧气源的安检：如果氧气源为瓶装氧气，需注意定期检测氧气瓶及减压器的安全性，以防意外。氧气源为中心供氧时例外。

(2) 电源检查：主机电源一般应在气源接通之后方可打开，接通气源后还听不到漏气声，电源打开后连接模拟肺观测吸气潮气量设置与监测值一致，误差在允许范围内。在使用时主机箱上方不能放置任何溶液，以免溶液流入呼吸机内造成机器损伤或电路障，若发现机器不能正常运转，应开机检修。

(3) 按照要求定期更换易损件：调试或校正有关参数。一般每用过一个患者后，就应及时调试或校正有关参数，特殊情况下，需随时检查机器的工作状态，以便发现问题并及时解决，以保证临床使用。

(4) 温控传感器：温控传感器湿化器温控传感器插头是由金属制成的，切不可置于消毒液内浸泡，若误入其内，应立即用清水冲净并擦干，否则时间稍久就有可能造成该零件不可逆性的损伤，并使表面金属氧化从而影响传感器的准确性。与患者气道连接的温控传感器塑料部分，很容易被折断，用时应小心谨慎。

(5) 流量传感器：流量传感器及探头是精密易损件，请勿从高处跌落，由于传感器的原理是通过光电传感器测量涡轮旋转的圈数，所以当涡轮过于磨损或传感器外壳过脏都会引起计数不准确，应避免划伤。若过脏，可用水溶性消毒剂湿润柔软抹布来擦净，如用70%的酒精棉球轻轻擦干净。清洗时注意流量计、混合腔、快插接头等元件的连接部位勿用力扭扯、转动，以免造成损坏。

（二）常见故障排除

呼吸机的故障可分为电源故障、工作压力故障、无气故障、每分钟呼气量故障及报警显示故障等。

1. 压力表故障 在未接呼吸管道或已接呼吸管道时，未打开流量控制器的情况下压力不在规定范围内，在呼气末压力表指针仍为正压，指针反常移动。工作压力变化过大，工作压力表读数为0不出现气体供应报警。工作压力表读数为0且出现气体供应报警。气路压力表读数为0，发出气路压力的上限报警。

(1) 产生原因：0点定标不准，压力表损坏，气箱压力过高，PEEP/CPAP控制器未关，所用呼吸管道的内径比常用的要小。呼气活瓣内部阻力过高。瓣膜配件内部漏气。患者屏气或气体滞留，管道中存水。

(2) 排除方法：轻轻地顺时针或反进针拧动压力表顶部的螺丝，移去螺丝刀后用手指轻碰表壳前板位，若指针回复在零位便已校准确。更换压力表，关掉控制器，更换活瓣，评估并纠正患者方面的问题，将水排出。

2. 氧浓度故障 提供的氧浓度超过所选用氧浓度的3%。

（1） 产生原因：氧浓度分析仪定标不准，气钢瓶中的氧浓度超过21%，混合器被聚集物污染。

（2） 排除方法：更换空气钢瓶并测定室内空气中的氧浓度，根据生产厂家的说明书重新定标。

3. 报警系统故障 空气或氧气供应不足。

(1) 产生原因：输入管道气压不在范围内。

(2) 排除方法：将高压供气和供氧管同时一起插入混合器上。保证空气和氧气钢瓶充满气体，活瓣已全打开，工作压力调节在规定的范围之内。确保高压供氧管正确接在供氧输出口上，检查上述多项并保证输入气体干燥。

4. 报警系统无报警声

(1) 产生原因：放气孔堵塞，过滤器入口有污染，报警器簧片断裂或损坏，混合器中有聚积物，控制活瓣漏气。

(2) 排除方法：去除堵塞物保证空气压缩机的交流电线插头插入电源，将开关打开。更换过滤器，更换簧片。

5. 交流电断电报警 持续报警，电源插头移动等致电路中断或电源停止供电期间无报警声。

(1) 产生原因：呼吸机电源线插头意外地脱离插座(或呼吸机的紧急电源供应电池没有电)，线路断电(且呼吸机的紧急供电电池没电)，呼吸机内部紧急电源供电应已工作1h；呼吸；机电源开关在Off位，电源开关故障，电容损坏。

(2) 排除方法：电源供应恢复之前要用手控呼吸或用其他气动呼吸机通气。电池工作1h后要再充电时应准备用手控呼吸。将开关拨到On位。电容器需1min充电时间，故1min内不需处理。

6. 高压报警 气道压力上限报警。

(1) 产生原因：由于患者和(或)呼吸管道阻力增加造成的通气压力增加，超过了高压报警预调跟。气道阻塞，将出现气道压力重复超限并伴有吸气中断，每分通气量下降，引起下限报警。黏液聚集于气道，支气管痉挛或支气管炎所致。

(2) 排除方法：将高压报警限重新调整至高于吸气峰压水平，临床评估患者并纠正机械上的各种问题。

7. 低压报警 气道压力下限报警。

(1) 产生原因：呼吸道与患者连接处漏气，如套囊漏气等父气源供应压力下降。PEEP时未相应调节低压报警感受器。

(2) 排除方法：纠正漏气，重建供应气源压力，手控通气直到气源供应压力恢复。调低压报警指示器位置低于吸气压。

8. 窒息报警 患者情况改变如呼吸慢或无力，使在设置的窒息延迟时间内未检测到自主呼吸信号。

(1) 产生原因：窒息延迟时间或触发水平设置不当，患者与呼吸管道连接处漏气。

(2) 排除方法：重新评估患者的呼吸频率和吸气力量，并做相应调整和处理。重新设置窒息延迟时间和触发水平，维修漏气处。

9. 呼吸机 停止工作时触发低压或高压报警，在任何方式预调时呼吸机都不工作。

(1) 产生原因：触发水平设置不当，吸气时压力表指针未超过触发水平。呼吸道漏气，电子部分故障。未接交流电源即开机，同时内部充电电池用力不足。未开电源开关，保险丝被烧断，电子部分故障，供给气源中断。

(2) 排除方法：将电源线插头插入合适插座接通交流电。将开关转至on位。换上1A保险丝。重建供气系统，调整输入气体压力到0~100Pa。

10. 机械/自主通气故障 自主呼吸时呼吸气囊萎缩，通气方式指示器的各显示灯在呼吸机正常工作时也不闪亮，在选取的吸气时间内未提供所需要机械潮气量，当PEEP/CPAP控制器开到最大时PEEP/CPAP压力不符合最大压力规格，呼吸机过早切换转入吸气期，触发水平显示器不显示患者呼吸做功。

(1) 产生原因：设置的自主呼吸气量低于患者需要量。呼吸管道漏气，LED显示器烧坏。减压阀压力设置过低，达到该限时有部分气量排至外周，选用的流量过低。呼吸管道漏气。减压阀的压力限度低于CPAP压力。PEEP/CPAP控制阀漏气。触发水平设置于基线压，患者吸气太弱。

(2) 排除方法：重新设置自主呼吸气量，使在呼吸切换时保持呼吸气囊充盈。纠正漏气。重新设置减压阀压力限度，压力值比高压报警限高。选择正确的流量参数。重新设置减压阀压力限度，更换活瓣。重新设置触发水平低于基线压。重调触发水平。

11. 手控呼吸故障 压力不够，胸廓膨胀不良。

(1) 产生原因：呼吸气囊充盈缓慢，呼吸气囊充盈过快。手控呼吸触发视听高压报警，减压阀压力限度设置过低。呼吸管道漏气。流量设置过低。流量设置过高。吸气报警超过呼吸机高压报警压力限度。

(2) 排除方法：重调减压阀压力限度到适应位置。纠正漏气并检查压力是否恢复。按需增加流量，按需减少流量。无需处理(手控呼吸超过了电子报警范围)。

12.压力传感器故障 机器工作时，听到安全阀打开时有啪嗒声。

(1) 产生原因：传感器金属片可能断裂。

(2) 排除方法：检查通气波形无异常，更换了压力传感器后，故障仍存在。再对压力传感器检查时，听见安全阀打开的声音，检查安全阀，无异常。更换呼气通道，故障依然存在，更换气体模块，故障消失，分析认为，喷嘴金属片断裂，当在压力传感器高压端进行检查时，喷嘴出气时，由于喷嘴断裂，出气流速过大，造成气道压力瞬间超压，安全阀打开，压力传感器也无法正常自检，所以为压力传感器故障。

第五章　生物电测量仪器

第一节　肌 电 图 机

肌电图(electromyography)，应用电子学仪器记录肌肉静止或收缩时的电活动，及应用电刺激检查神经、肌肉兴奋及传导功能的方法。利用肌电图可以判断神经肌肉系统机能及形态变化，并有助于神经肌肉系统的研究或提供临床诊断的科学。

一、肌电图基本知识

(一) 肌电图基本概念

1. 运动单位概念　运动单位是肌肉收缩的基本单位，它由一个运动神经元和由它所支配的肌纤维构成。一个运动单位所包括的肌纤维数目有多有少，如肱二头肌一个运动单位包含800条肌纤维，即神经支配比例为1：800；臀大肌1：100，腓肠肌1：1934，面肌1：(5~7)，眼肌、舌肌1：(3~7)，颈阔肌1：25等。一个运动单位支配的肌纤维数目越少，该肌的灵活性越高。肌电图所记录的运动单位电位，即是一个运动单位中肌纤维电活动的总和，而非单一肌纤维的电位。

2. 肌电位的形成机理　运动神经没有兴奋时，肌肉是静息的，此时肌肉内外的离子趋于平衡状态，无电位产生。当运动神经把兴奋传递到运动终极时，这种兴奋的总支便使肌膜对离子的通透性增加，膜外的离子先受到激发，迅速转入膜内，膜内离子剧增而引起放电，产生了动作电位。但在膜外离子大量转入膜内的同时，膜内原来的离子也要转到膜外，以便使膜内外离子达到新的平衡，这个过程就形成一个单相的肌电位。一般情况下，过程还要继续下去，膜内外离子的交换还在进行，膜外离子义摄入膜内，膜内的离子又转到膜外，重新回到原来静息时的平衡状态，如此便产生一个双相肌电位。也有少数人，这种离子转换过程要反复多次，形成了多相电位，这种过程是在终极兴奋时开始的，尔后在各种物质调节下进行的复杂变化过程。

因此，肌肉的动作电位是在运动神经末梢传递神经冲动到达突触时产生的终极电位(这种冲动可能是神经中枢传来的信息，也可能人为给予的刺激)，引起肌纤维去极化、电位扩散及一系列的生物物理和化学变化过程。运动单位为肌肉活动的最小单位，实际看到的肌肉收缩，是众多运动单位共同参加活动的结果。

(二) 常规肌电图检查方法

肌电图是反映肌肉-神经系统的生物电活动的波形图。从肌细胞外用电极导出肌肉运动单位的动作电位，并送入肌电图加以记录，便可获得肌电图。其振幅为20~50μV，频率为20~5000Hz。

临床肌电图检查的三态，是指骨骼肌松弛状态，骨髓肌轻度及用力收缩状态与被动牵张状态的肌电图。

1. 插入电位　是指电极插入、移动和叩击时，电极针尖对肌纤维的机械刺激所诱发之动作电位。正常肌肉此瞬间放电持续约100ms，不超过1s，转为静息电位。

2. 静息电位　当电极插入完全松弛状态下的肌肉内时，电极下的肌纤维无动作电位出现，荧光屏上表现为一条直线。

3. 运动单位电位　正常运动单位电位有以下特征：

(1) 波形：分段正常肌肉的动作电位，用单极同心针电极引导，由离开基线偏转的位相来决定，根据偏转次数的多少分为单相、双相、三相、四相或多相。一般单相、双相或三相多见，双相、三相者约占80%；达四相者在10%以内，五相者极少；五相以上者定为病理或异常多相电位，波形相位图，如图5-1所示。

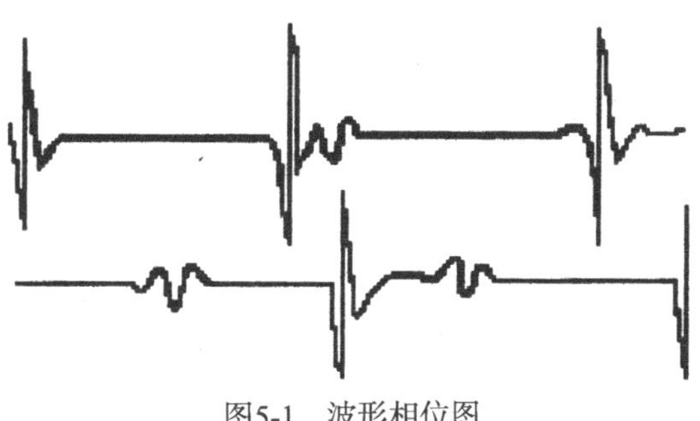

图5-1　波形相位图

(2) 时程(时限)：指运动单位电位从离开基线的偏转起，到返回基线所经历的时间。运动单位电位时程变动范围较大，一般在3~15ms。运动单位时限的测量，如图5-2所示。

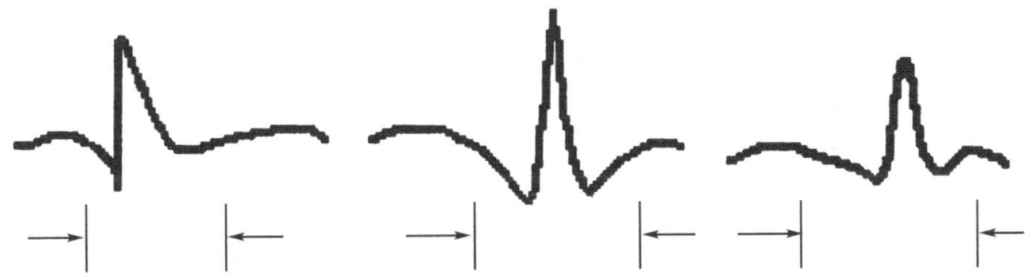

图5-2　运动单位时限的测量

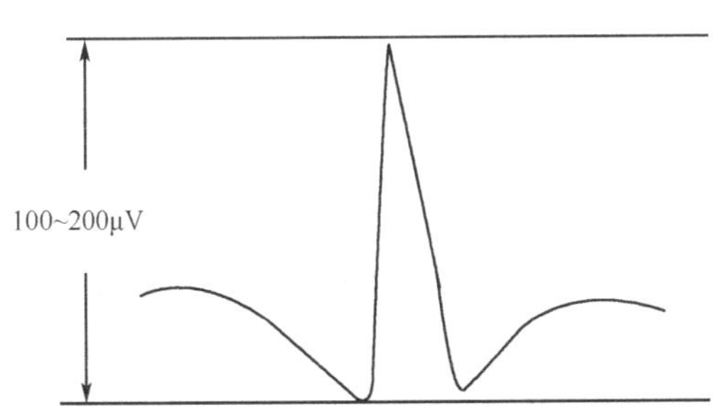

图5-3　运动单位电压的测量

(3) 电压：正常肌肉运动单位电压是亚运动肌纤维兴奋时动作电位的综合电位，是正、负波最高偏转点的差。一般为100~2000μV，最高电压不超过5mV。运动单位电压的测量，如图5-3所示。

正常肌肉的运动电位波形，电压及时程变异较大，原因是不同肌肉或同一肌肉的不同点运动单位的神经支配比例不同，年龄差异，记录电极的位置都是影响变异的因素。因此若要确定上述参数的平均值，应在一块肌肉几个点做多次检查，因此细心检查是非常必要的。以前的仪器由医生人工寻找MUP，是费力费时的工作。目前，很多新型的肌电图机具有自动寻找MUP的功能。

4. 被动牵动时的肌电变化　肌肉放松时使关节被动运动，观察运动单位电位出现的数量，了解肌张力亢进状况。

5. 不同程度随意收缩时肌电相　骨骼肌在轻度、中度或最大用力收缩时，参加活动的运动单位增多。正常肌肉不同程序收缩时的肌电波形，如图5-4所示。包括单纯相、混合相和干扰相。

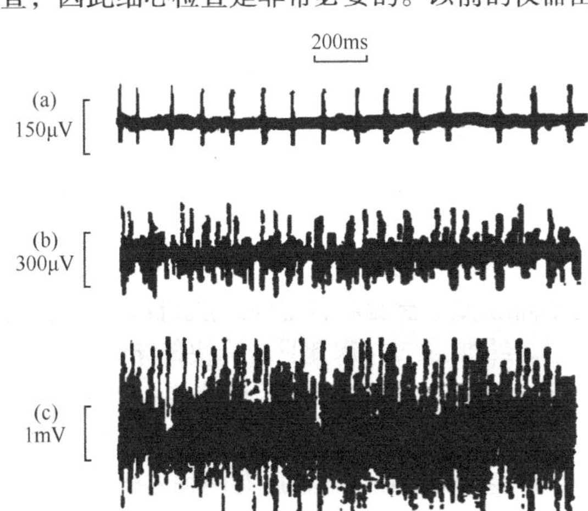

图5-4　正常肌肉不同程度收缩时的肌电波形
(a)单纯相；(b)混合相；(c)干扰相

以上为通常临床肌电检查常规。有时为了定位诊断，需要检查肌肉数量较多，或对肌肉不同部位多次插针检查，对以上检查除目测和通过喇叭听肌音外，可在必要时照相、录音或直接描记。现代肌电图机通常具有先进的计算机系统，用计算机对结果进行处理，并通过打印机或绘图机给出波形及计算结果，也可以把波形存入磁盘中，以便以后分析时再调出来。

(三) 诱发肌电图

肌肉的活动是受周围神经直接支配的，因此可以用各种方法刺激周围神经，引起神经兴奋，神经再把这种兴奋传递给终板，使肌肉收缩，产生动作电位，可以测定神经的传导速度和各种反射以及神经兴奋性和肌肉的兴奋反应，临床上常用：运动神经传导速度(MCV)；感觉神经传导速度(SCV)；F波(FWV)；H反射(H-R)；连续电刺激也称重复电刺激(RS)。这些测定从广义上说，都可称为诱发肌电图，也称为神经电图(ENG)。诱发肌电图在了解周围神经肌肉装置的机能状态，了解脊髓、脑干、大脑中枢的机能状态以及诊断周围神经疾病和中枢疾病上具有重要意义。

1. 运动神经传导速度(MCV)

(1) 运动神经传导速度的检查：神经传导速度是研究神经在传递冲动过程中的生物电活动。利用一定强度和形态(矩形)的脉冲电刺激神经干，在该神经支配的肌肉上，用同心针电极或皮肤电极记录所诱发的动作电位(M波)，然后根据刺激点与记录电极之间的距离、发生肌收缩反应与脉冲刺激后，间隔的潜伏时间来推算在该段距离内运动神经的传导速度。这是一个比较客观的定量检查神经功能的方法。神经冲动按一定方向传导，感觉神经将兴奋传向中枢，即向心传导，而运动神经则将兴奋传向远端肌肉，即离心传导。

(2) 运动神经传导速度的测定：某运动神经把在近端受刺激的冲动传向远端，使受控肌肉产生诱发电位所需的时间叫做潜伏期，以ms表示。分别在某一运动神经的两个部分施加刺激，在同一肌肉引出诱发电位，可得两个潜伏期数值，这两值之差叫做两刺激点之间的神经传导时间，以ms表示。

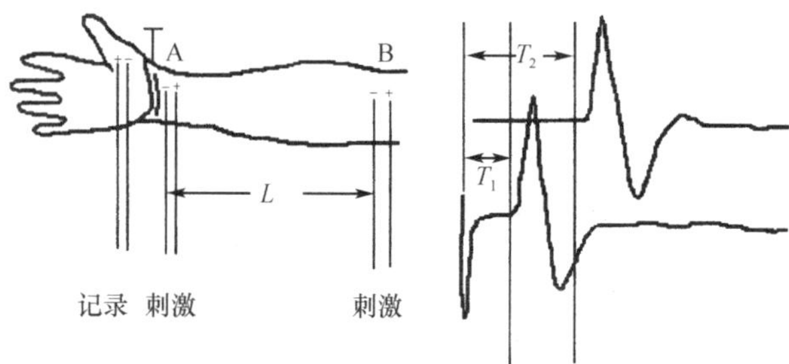

图5-5　正中神经肘腕节的传导速度测定图

正中神经肘腕节的传导测定图，如图5-5所示。其中T_1代表刺激A点时的潜伏期，T_2代表刺激B点时的潜伏期，BA段正中神经的传导时间为T_2-T_1。测量A、B两刺激点之间体表距离L，以mm表示，该运动神经传导速度MCV等于两刺激点间的体表距离除以两点间的传导时间。

$$MCV = \frac{L}{T_1 - T_2} \text{ (m/s)}$$

2. 感觉神经传导速度　由于周围神经干是混合神经，包括有直径不同、传导速度不同和机能不同(运动、感觉和自主神经)的纤维，一般测定运动神经CV时，又是测定神经干中传导最快的运动纤维的CV，因此只有当快传导纤维损伤时才有CV的改变。如果受损部位局限在远端末梢部，测定CV可以正常，因而掩盖病变的存在。临床发现，周围神经病变的早期，病人主诉只有感觉的障碍，而无运动的障碍和肌萎缩，这时测定感觉神经CV便具有重要诊断意义。

测定感觉神经传导速度有两种方法：顺行法和逆行法或称为正流法和反流法。以正中神经为例说明。

(1) 顺流法：将指环状电极套在食指上作为刺激电极，并在神经干一点或两点上记录神经的诱发电位。用此法测得的感觉神经的电位比较小，一般不易测得，常需用叠加法才能得到。

正中神经感觉传导速度顺流法测定图，如图5-6所示。

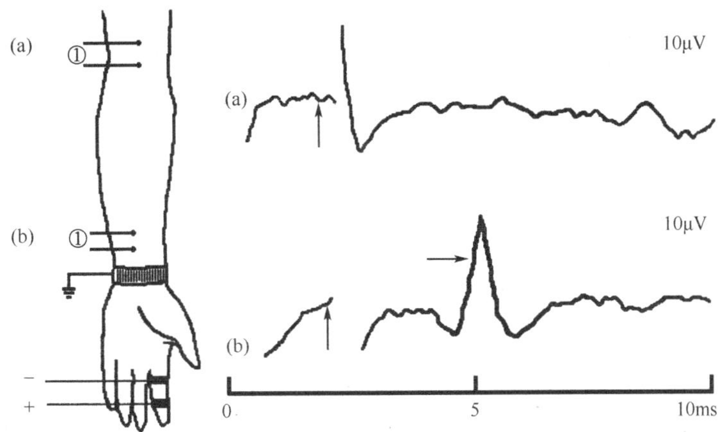

图5-6　正中神经感觉传导速度顺流法测定图

(2) 逆流法：电极安放同顺流法，但以神经干上的两对电极作为刺激电极，而以食指或小指上的环状电极作为记录电极。用此法测得的感觉神经的电位较高，一般容易得到。在这里需要说明的是，测定运动神经传导速度时，是记录肌肉的活动电位；测定感觉神经传导速度时，是记录神经的活动电位。两者相比，神经活动电位比肌肉活动电位小得多，直接引入放大器进行测定比较困难，一般采用叠加方法来测定。

3. H反射　电刺激外周神经干时，在肌电波出现诱发M波之后可出现H波，该波为反射波，为刺激感觉神经后通过脊髓引起的单突触反射的肌电波。M波之后的H波为检查脊髓前角细胞兴奋的重要指标，H反射测定示意图，如图5-7所示。

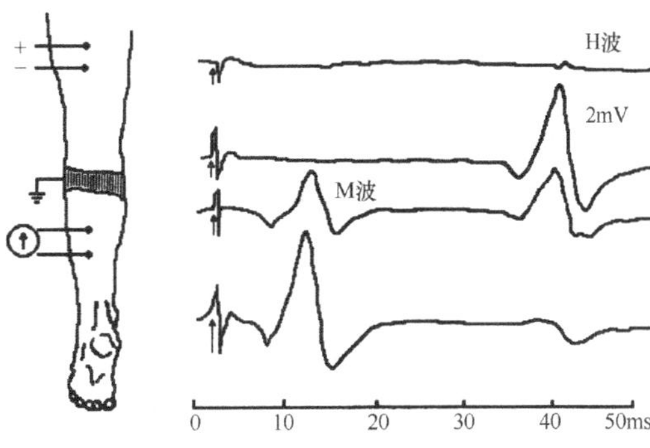

图5-7　H反射测定示意图

电刺激胫后神经引起其支配的腓肠肌、比目鱼肌的诱发电位称为M波，它是直接刺激运动神经纤维的反应。在此反应后，经过一定的潜伏期又出现第二个诱发电位，是刺激感觉神经，冲动进入脊髓后产生的反射性肌肉收缩，该反射网由Hoffmann(1918)氏首先报道，故称H反射。它是一个低阈值反射，即当用弱电流刺激胫后神经时，首先出现H 波，而无M波，随着刺激的逐渐增强，H波振幅逐渐增大，达一定水平，再增加刺激强度时，H波便逐渐减小，而M波则逐渐增大，达到最强刺激时M波幅为最大，而H波消失。

主要指标有：

H反射潜伏期，从刺激开始到H反射出现的时间，单位ms。

H波最大振幅与M波最大振幅之比值，正常应大于1。

4. F反射　腕部刺激正中神经诱发的F波，如图5-8所示，这是一种多突触脊髓反射。用弱电流刺激周围神经干时，常见在肘部或腕部用脉冲电刺激尺神经或正中神经引导出所支配肌的诱发动作电位M波，经20~30ms 的潜伏期，又可出现第二个较M波小的诱发电位，称F波。切断脊髓后根仍有F 波，所以它是由电刺激运动神经纤维产生的逆行冲动到达脊髓所引起的一种反射。在神经干的远端点刺激时，诱发的M波的潜伏期比近端点刺激诱发的M波短，F波的潜伏期延长。F波的波幅不随刺激强度改变而改变，但过强刺激时，F波消失。

5. 重复电刺激 当有神经肌肉疾患时，用不同频率的电脉冲重复刺激周围神经并记录肌肉的动作电位，是最常用的方法。重复电刺激健康人的周围神经干时，随刺激频率的不同肌电反应有一定的规律性。低频刺激，诱发肌动作电位的振幅不衰减。用每秒20次以下频率刺激神经干，短时间不发生疲劳现象。而重证肌无力证患者，用每秒10次以下的频率连续刺激，则诱发肌肉的动作电位会进行性衰减。重复电刺激波形，如图5-9所示，这是正常大鱼肌重复电刺激波形图。

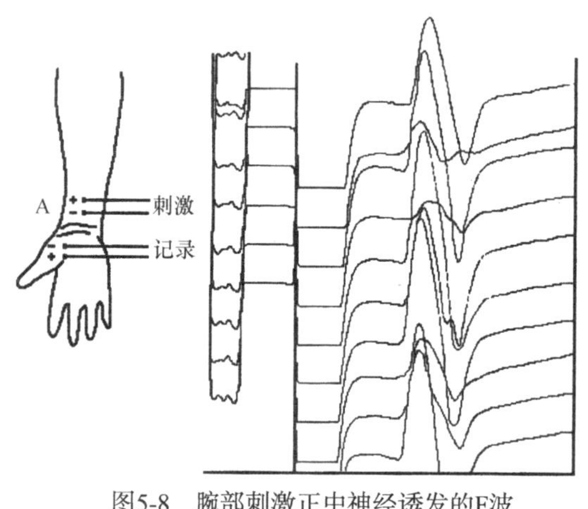

图5-8 腕部刺激正中神经诱发的F波

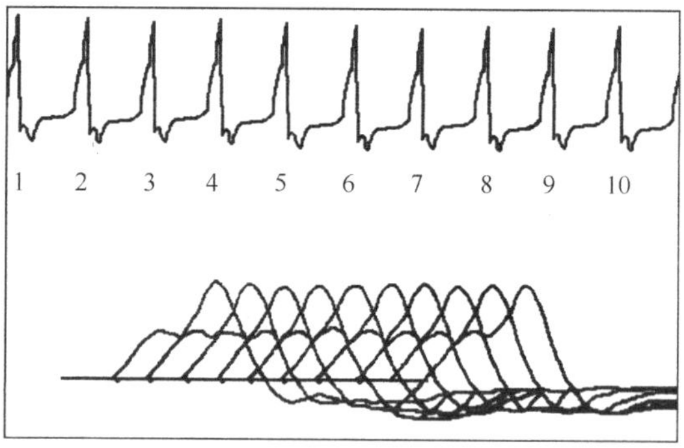

图5-9 重复电刺激波形图

(四) 肌电图的临床应用

肌电图检测在神经源性和肌源性疾病的鉴别诊断方面，以及对神经病变的定位，损害程度和预后判断方面有重要价值。

1. 内科及神经内科 肌电检查主要应用于区别神经源性肌萎缩及肌源性肌萎缩，有助于各类神经肌肉疾患的鉴别诊断，以及进行性肌营养不良症提供鉴别诊断。

2. 骨科、神经外科 确定神经损伤和神经压迫征的存在，判定损伤的程度和部位，判定神经再生以估计预后。

3. 耳鼻喉科 诊断耳源性原因引起的周围面神经麻痹，判定损伤程度及恢复情况。

4. 眼科 区别神经源性受损或肌源性受损引起的麻痹性斜视，分析眼肌功能。

5. 口腔科 研究咀嚼肌的功能。

6. 泌尿科 可测膀胱括约肌功能。

7. 妇产科 有助于子宫肌功能的研究。

二、Keypoint肌电诱发电位仪

Keypoint系列肌电诱发电位仪是由丹麦MEDTRONIC FUNCTIONAL DIAGNOSTICS公司设计生产的最新型的肌电诱发电位检测仪器，能够进行电生理测试，如肌电图(EMG)、神经传导研究以及诱发电位(EP)记录等。在医院临床工作中主要用于中央神经系统和外周神经系统疾病的诊断、预后评价以及监护的电生理辅助手段，还可用于康复医学(理疗学)、职业医学以及运动医学等其他领域的神经肌肉功能方面的研究。

Keypoint系列肌电图机包括以下型号：

(1) 31A03能够测量2、4、8通道肌电信号。

(2) 33A02能够测量2通道信号，包括恒定电流刺激器、VEP刺激器和AEP刺激器。

(3) 33A06能够测量2通道信号，包括VEP刺激器和AEP刺激器。

(4) 33A04能够测量4通道信号，包括VEP刺激器、AEP刺激器，支持EP HeadBox。

(5) Keypoint系列肌电诱发电位仪是适用于所有临床环境记录EMG和诱发电位的2、4或8通道肌电图机。

(一) Keypoint 肌电诱发电位仪的特点

1. 设计 灵活的模块化设计能够满足从基本的临床常规检查到高级测试的各层次的需要。

Keypoing 31A03 配备高性能的PC，Keypoint 33Axx 既能够安装在固定的台式PC上，也能够安装在移动的笔记本电脑上。

采用Medtronic Functional Diagnostics公司著名的高品质放大器，良好的用户界面使用户能够通过非常少的几次按键完成常规的EMG/EP检查。集成的系统包含三种不同的彩色报告模式，分别提交给医生、病人及维修人员。

2. 模块式系统 用户可以通过从硬件和软件配件表中选择适当的模块任意定制自己的系统，随时增加配件的可能性满足了用户当前升级的需要及未来的需要。

3. 先进的应用程序 Keypoint提供非常先进的应用程序，能够进行常规和高级肌电及诱发电位EP检查。能够进行定量肌电、神经传导、衰减试验、各种神经反射、单纤维和巨肌电图、运动单位估计、体感、脑干、视觉、运动诱发电位、术中监护、多种电生理信号综合分析等。

4. 高分辨率彩色显示器 软件支持显示器的4种分辨率，从VGA模式到最多1280×1024像素，具体设置取决于显示器。

5. 用户友好的鼠标操作 每项功能在鼠标指示器上作了惟一的自动预设，用户只需单击鼠标按钮即可选择相应功能，键盘和脚踏开关也提供了最大程度的操作自由。

6. 键盘 Keypoint提供两种键盘：专用键盘和PC键盘。①专用键盘与鼠标一起使用，所有的检查通过专用键盘进行，专用键盘由按键、操纵杆和亮度控制组成。②PC键盘用于输入病人信息，还可用于通过快捷方式、功能键和箭头键进行Windows95/98/Me的操作。

7. 肌肉和神经人体模型 Keypoint提供了全面的人体解剖数据：神经、肌肉和根，用做解剖学指导，用于生成报告或教学。

8. 供中图人正常值数据库 得到的所有结果立即与数据库中的参考值进行比较，可以将用户自己插入数据库的值或仪器提供的参考值序列作为Keypoint的一个模块。

9. 在线帮助 Keypoint提供了内置的在线帮助系统，用于在检测过程中为用户提供帮助，使用任何一个绘图程序即可连接用户自己的帮助画面。

10. 脚踏开关 利用脚踏开关进行检查可以解放操作者的双手，提高工作效率。

11. 多种报告模式 用户能够非常容易地设置报告的形式，并对其内容进行最优化描述。报告由几部分组成，包括病人信息、曲线、表和解释，各部分能够分别在最终的报告中加入、删除和重新配置。Keypoint提供了三种不同的报告模板，使用户能够为提交的部门、用户自己及其他用户打印经过特别设计的报告。

12. 语言支持 Keypoint支持英语、法语及德语，另外还提供一个选配件用以插入另外几种语言，使用户能够以本地语言进行检测和打印报告。

13. 调制解调器 如果支装一个选配的Modem，用户可以通过电话线与另外一台Keypoint肌电图机交换数据。

14. 网络 可以将Keypoint 设置为用户实验室坦克医院网络的一部分。

15. 彩色打印机 彩色打印机提供屏幕上显示内容包括曲线、图形和文本数字的硬拷贝，能够自动打印所有报告，支持多种打印机。

(二) Keypoint肌电诱发电位仪主要的技术指标

1. 活动电极盒

(1) 前置放大器：采用电隔离放大器，具有静电放电保护功能。平衡输入端，减小电极电缆电容影响。

(2) 扬声器：具有开关功能。

(3) 校准信号：提供幅度为5Vp-p、50Vp-p、5mVp-p频率为200Hz的方波，具体选择通过软件控制。

(4) 电极阻抗检测：500~200kΩ。

(5) 校准测试：开机自动进行校准测试。

2. EMG放大器(2、4、8通道)

(1) 低频限制：通过软件控制0.1Hz、0.2Hz、0.5Hz、1Hz、2Hz、5Hz、10Hz、20Hz、50Hz、100Hz、200Hz、500Hz、1kHz、2kHz及3kHz。

(2) 高频限制：0.02kHz、0.05kHz、0.1kHz 、0.2kHz、0.3kHz、0.5kHz、1kHz 、2kHz、3kHz、5kHz、10kHz。

(3) 温度计输入范围：15~45°C。

3. EP Headbox

(1) 防触电输入插孔：包括21个输入脚插孔和软件配置2个病人接地脚的插孔。

(2) 阻抗检测按钮：各输入脚和接地端阻抗指示按钮。

(3) CMRR>90dB。

(4) 低频限制：通过软件控制的低频频率与EMG放大器相同，增加了“0Hz”挡。

4. 体感刺激

(1) 最大输出：最大输出电流为100mA，软件控制；最大输出时功率为0.5W，电源电压为350V，输出阻抗大于5MΩ。

(2) 最大强度分辨率：0.1/0.02mA。

(3) 刺激持续时间：40μs~1ms。

(4) 安全特征：电源限制，开机检测DC部分。

(5) 刺激极性：正、负、双向刺激。

(6) 病人安全：符合IEC601–1要求，BF型。

5. 视觉刺激

(1) 视野格式：全、左半、右半、右上、右下、左上、左下。

(2) 刺激类型：ONSET、反转、Goggle。

(3) 模式类型：棋盘格、水平光栅、垂直光栅。

(4) 定点：4种，可移动。

(5) 背景：黑、灰。

(6) 视频标准：VGA。

(7) 输出插座：后面板上15针D形VGA插座供Goggle刺激。

6. 听觉刺激

(1) 信号产生：20位D/A转换器，384kHz采样频率。

(2) 刺激波形：咔嗒声、爆破声、脉冲、半正弦、全正去。

(3) 水平：单音脉冲0~120dB peSPL。咔嗒声0~132dB peSPL，超过120dB水平需要用户确认。

(4) 频率：0.125~20kHz。

(5) 刺激时间：≥20μs，≤1sec。

(6) 掩盖：白、低通、高通、带阻滤波器。

(7) 掩盖水平：15~99dB peSPL。

(8) 最大强度：软件控制132dB peSPL(步长为1.0dB)。

(9) 耳机：存储校准信号。

（三）Keypoint肌电诱发电位仪的结构

Keypoint肌电诱发电位仪的外形图，如图5-10所示。

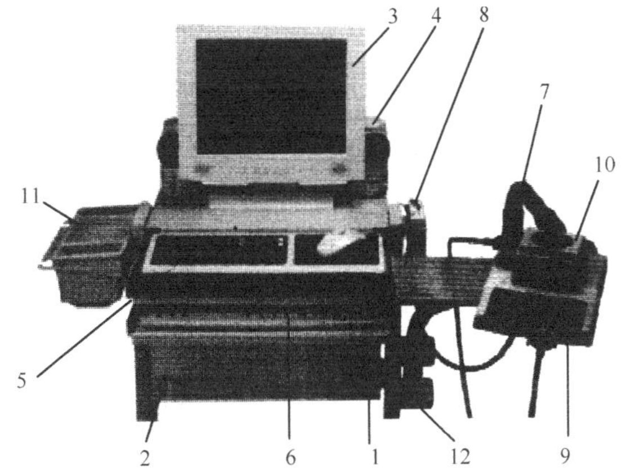

图5-10　Keypoint肌电诱发电位仪的外形图

1.计算机；2.电源开关；3.显示器；4.扬声器；5.专用键盘；6.PC键盘；7.电极臂；8.电流刺激器；9.电极盒；10.EP Headbox(选配)；11.容器；12.小车

1. 系统方框图　Keypoint肌电诱发电位仪的主要部件及连线图，如图5-11所示，Keypoint肌电诱发电位仪的系统方框图，如图5-12所示。从图中可以看出，系统主要由放大器盒、PCI前端板、专用键盘组件及计算机系统组件组成。

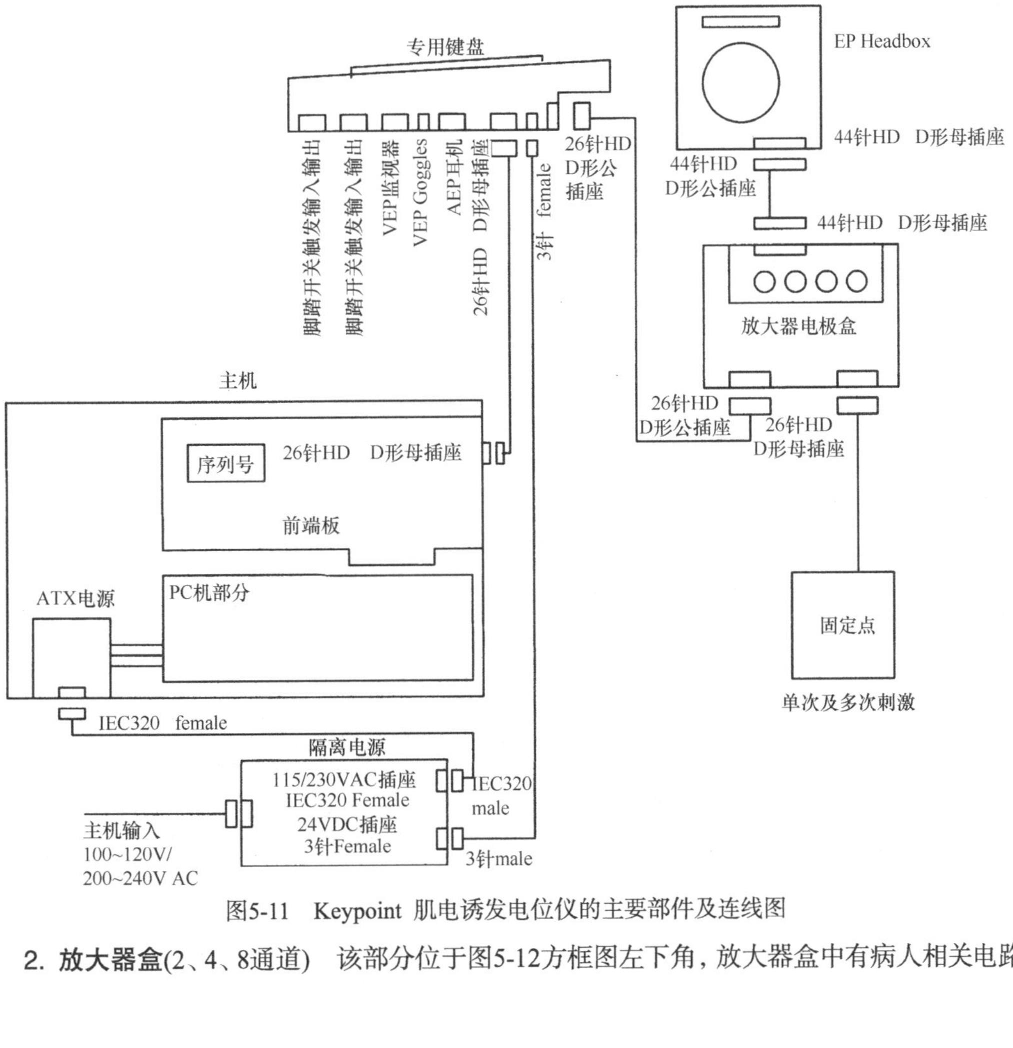

专用键盘
脚踏开关触发输入输出
脚踏开关触发输入输出
VEP监视器
VEP Goggles
AEP耳机
26针HD　D形母插座
3针　female
26针HD
D形公
插座
EP Headbox
44针HD　D形母插座
44针HD
D形公插座
44针HD　D形母插座
放大器电极盒
26针HD
D形公插座
26针HD
D形母插座
固定点
单次及多次刺激
主机
序列号
26针HD　D形母插座
前端板
ATX电源
PC机部分
IEC320　female
隔离电源
115/230VAC插座
IEC320 Female
24VDC插座
3针Female
IEC320
male
3针male
主机输入
100~120V/
200~240V AC

图5-11　Keypoint 肌电诱发电位仪的主要部件及连线图

2. 放大器盒(2、4、8通道)　该部分位于图5-12方框图左下角，放大器盒中有病人相关电路。

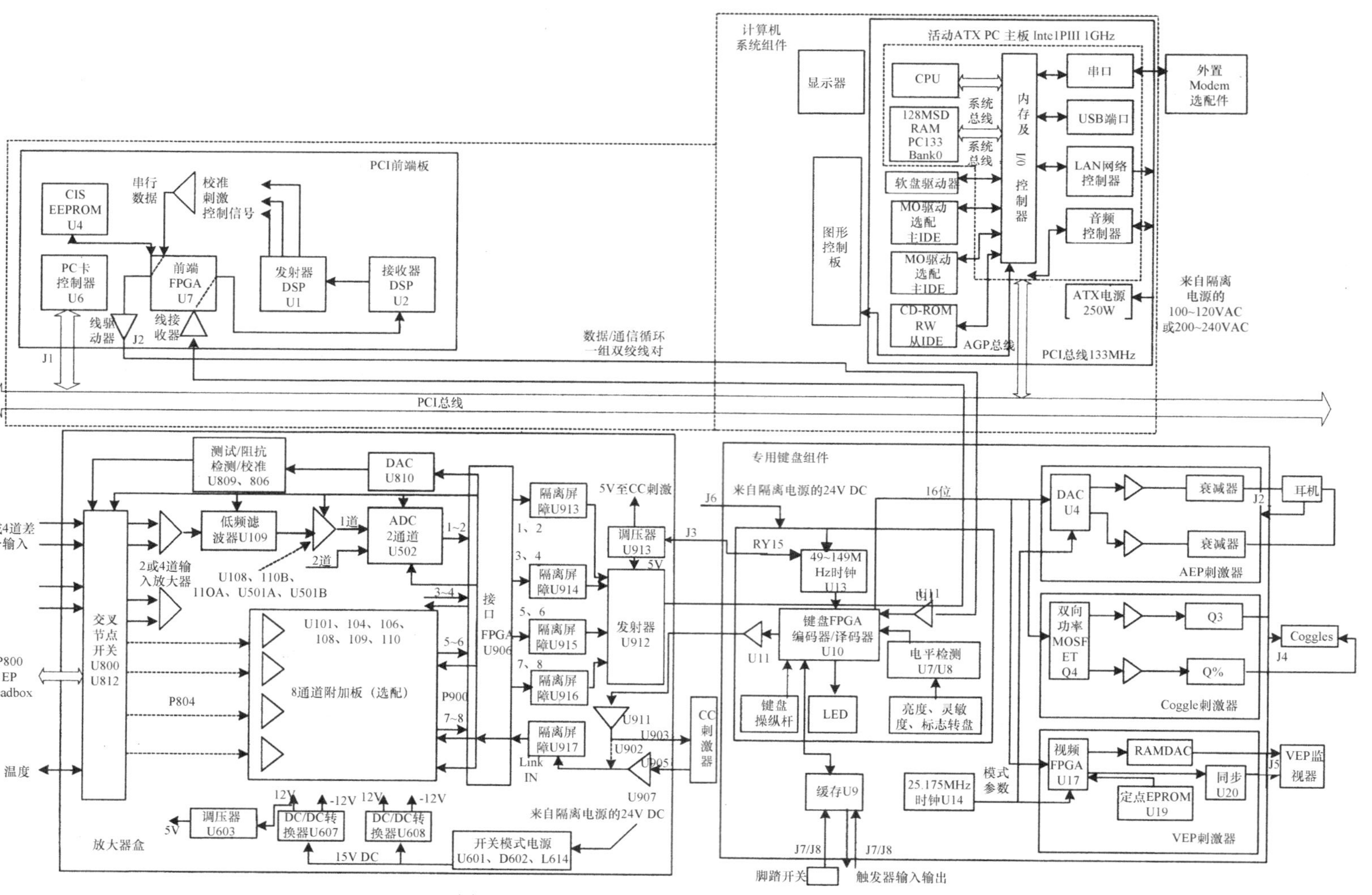

图5-12 Keypoint 肌电诱发电位仪系统方框图

病人直接连接到放大器盒输入端或通过EP HeadBox连接到放大器盒输入端，输入端有一个交叉节点开关，由微机和Keypoint软件控制，直接将输入信号送到特定的放大器通道。系统方框图只画出了通道1，其他通道与通道1完全相同。在八通道仪器上安装了一个8通道附加板，这块板包括4个与已经安装的通道完全相同的额外的放大器通道。

目前，已推出了三种放大器数目的机型：2通道、4通道和8通道。由于结构限制不能将2通道、4通道简单升级到更高的通道数，除非改变整个放大器盒。

这里只介绍通道1，输入信号需要通过交叉节点开关，经过输入放大器初步放大以后，信号送到低频滤波器进行滤波，滤波器由用户通过Keypoint软件应用程序预先设置。随后信号通过一系列放大器进一步放大，总的放大倍数由用户应用程序设置。

交叉节点开关、放大器以及滤波器的控制信号在接口FPG处从数据/通信循环中提取。

其余通道与通道1完全相同，通道1和通道2输出的信号送到模数转换器ADC，ADC将两个通道的信号转换成为数字信号。转换得到的数字信号通过FPGA接口送到一个隔离屏障，从这里信号被送到发射器，通过电极臂电缆从放大器盒输出。

数据/通信循环来自于专用键盘组件的键盘FPGA编码器。如果安装有恒流电刺激器(CC刺激器)，则控制数据总是首先送到CC刺激器，否则循环被旁路至隔离屏障，然后从隔离屏障送到接口FPGA，在这里提取控制数据。

在接口FPGA处，由ADC转换为数字信号的病人信号数据被插入数据/通信循环，通过隔离屏障以后由发射器通过铜制双绞线对发射出去，一个双绞线对携带两个通道的信号数据，因此8通道仪器最多使用4根双绞线。

来自于手推车底部的24VDC隔离电源通过专用键盘组件和接口电缆J3为放大器盒中的病人部分相关电路提供电源。电源电路在图的下部。

数据/通信循环主要为系统各个模块和部分携带控制信号，提取各个部分或模块的状态和命令信号，携带来自病人的信号数据。从一个部分到达另一个部分通信时一般采用铜制双绞线，只有当输出至CC刺激器时采用光纤。

循环从PCI前端板开始，在一个双绞线对上运行。循环另一端连接到专用键盘组件的键盘FPGA编码器——译码器上，循环在该模块中的功能上面已经介绍过了。

值得一提的是循环总是首先通过U911到达CC刺激器，如果没有安装CC刺激器，该循环会通过U902(图中的点划线)旁路到隔离屏障U917。

数据/通信循环在专用键盘组件中有以下主要作用。

当离开放大器盒中的病人部分相关电路以后，循环最多可分为4个双绞线对，这4个双绞线对沿着电极臂分布，如果没有电极臂，则集中在一根更长的电缆中。每对双绞线携带2个通道的信号数据及控制、状态信号，循环通过专用键盘组件，最后到达PCI前端板。

在PCI前端板上，通过PCI总线与计算机组件进行通信。因此数据/通信循环在PCI前端板处结束。

3. PCI前端板　是计算机组件与系统其余部分之间的接口。

PC卡控制器在PCI总线和PC卡的功能之间形成一个桥梁，PC卡功能在前端FPGA、发射器DSP以及接收器DSP处完成。

PCI前端板插入计算机组件的一个PCI插槽中。

发射器DSP 产生数据用以校准、刺激及其他控制信号，这些信号在前端FPGA处插入数据/通信循环。

数据通过线接收器接受，然后通过前端FPGA进行多路复用，接着送到接收器DSP，接收的数据代表从病人身上获得的信号、专用键盘及脚踏开关的状态、外部输入的触发以及其他控制数据。

这些数据通过PCI前端板的PC卡控制器及PCI总线送到微机。

4. 专用键盘组件 专用键盘组件不仅具有键盘功能，而且包含了AEP刺激器、VEP刺激器及Goggle刺激器的全部硬件。另外还有脚踏开关和外部触发输入输出的插口和缓存。

数据/通信循环中的数据从PCI前端板接收，与专用键盘相关的信息通过键盘FPGA编码器/译码器从循环中提取或插入循环。键盘按键、操纵杆、亮度、灵敏度/标志转盘以及LED都被连接到键盘FPGA编码器/译码器，在这里对这些模块的数据进行插入或提取。

AEP刺激器、VEP刺激器、Goggle 刺激器从键盘FPGA编码器/译码器接受控制信号，这些控制信号从数据/通信循环中被提取出来用以控制刺激器的功能。

耳机还能够将存储在耳机插头中的校准数据送问到数据/通信循环。

5. 计算机系统组件 计算机系统组件的微机平台围绕一个活动的ATX PC主板构建，该主板集成有音频控制器、LAN网络控制器、USB端口等。系统框图中的一个芯片集-内存控制器和I/O控制器将微机平台与外围微机单元连接起来，Keypoint没有使用主板上的图形控制器，而是使用安装在主板AGP总线上的一个分离的圆形控制板。

主板有AGP和PCI插槽，PCI前端板就安装在PCI总线插槽中。

计算机系统的CPU至少为Intel Pentium Ⅲ1GHz微处理器，配备标准的PC133MHz总线，Bank0上安装了128MB的SDRAM内存。

标准的外围设备有3.5软盘驱动器、至少30GB硬盘连接至主IDE端口作为主硬盘、CD-ROM读/写驱动器连接至从IDE端口，MO驱动器和Modem是选配件，未列入标准配置。

计算机系统组件由标准的250WPCA四兼容电源供电，ATX电源的输入来自安装在小车底部的隔离电源。

(1) 现场可编辑门阵列(field programmable gate array，FPGA)，FPGA是一种可编辑的设备，所谓可编程设备是一类通用的芯片，能够根据各种不同的应用程序要求进行配置。第一种得到广泛应用的可编程设备是可编程只读存储器PROM。现场可编辑PROM有两种类型：紫外线可擦可编辑的只读存储器EPROM和电可擦可编程只读存储器EEPROM，FPGA是可编程设备领域最新的技术进展。

可编程设备的另一种技术是可编程逻辑器件PLD。

可编程阵列逻辑PAL是一种广泛应用的PLD，由一个可编辑的与平面加上一个固定的或平面组成。

掩膜可编和门阵列MPGA主要用于处理数量较大的大规模逻辑电路。

AGP是图形加速端口的缩写，图形接口技术是一种新的平台总线规范，拥有高性能的图形处理能力。

(2) PCI总线，在PCI总线体系结构成为I/O系统的主流配置之前，EISA和ISA是最常用的总线类型。对于EISA和ISA总线上的设备，如果要和CPU或主机通信，首先要经过一个扩展桥、存储器总线、总线缓冲器以及CPU局部总线，这将会大大延长处理I/O和数据请求的时间。

虽然当总线忙时通过缓存器存储信号可以解决EISA和ISA延时的问题，但是有一些问题依然存在，包括如果多个外围设备需要同时使用CPU 局部总线时的处理方法。

由于EISA和ISA的局限性，Intel公司联合其他公司共同推出了PCI总线规范，该规范基于局部总线的概念。这意味着当外围设备和CPU通信时，每个设备都能够跳过上面提到的诸多障碍直接访问CPU 局部总线。PCI体系结构包含一个桥作为PCI局部总线、CPU局部总线及系统内存总线的连接点，PCI设备独立于CPU，这意味着CPU能够进行更换或升级而不影响外围设备及总线。

(四) Keypoint 肌电诱发电位仪电路工作原理

Keypoint肌电诱发电位仪的整机电路及部分电路请参阅随机所附的维修手册。

1. 计算机单元与微机平台

(1) 微机系统：计算机系统的微机平台围绕一个活动的ATX PC主板构建，该主板由Intel公司生产，配备音频控制器和局域网。Keypoint没有使用主板上的图形控制器，因为主板上的图形控制器不支持DOS模式下所有的分辨率。ATX PC主板有PCI和AGP插梢。

计算机单元硬件支持ATX PC主板，ATX PC主板外形尺寸为9.6in×12in。前端板插在PCI插槽中，分离的图形控制板插在AGP槽中。

计算机系统的CPU至少为Intel Pentium Ⅲ1GHz处理器，配备标准的PC133 MHz总线和FC-PGA插座。微处理器配备活动的风扇散热槽，内存为168针的128Mb SDRAM，配备标准的PC133总线，安装在内存的Bank0。

BIOS在出厂时已经设置为默认状态，如果改变了微机平台，需要对BIOS进行升级。第一种Keypoint肌电诱发电位仪采用D815EPEA主板，这种设计最高支持Pentium Ⅲ1GHz CPU，在后面的仪器中采用D815EPEA2主板，能够支持超过1GHz的CPU，两种Keypoint仪器采用的都是Pentium 1GHz CPU。

(2) 电源系统：PC平台由标准的250W PCATX兼容电源供电，如果配备的CPU为Pentium IV，ATX电源必须是ATX 12V。

电源的主开关位于计算机单元的后面。

除了+5V备用电源(该电源常开)以外，微机主板自动控制ATX电源的通断。用户按下计算机单元前面的ATX电源开关即可开机。

用户可以对BIOS进行设置以便于LAN能够激活微机主板。

绿色的ATX电源指示灯用来指示电源的实际状态，在电源正常导适时指示灯点亮，当计算机处于待机状态时，指示灯熄灭。

(3) 磁盘驱动器：Keypoint肌电诱发电位仪计算机系统的磁盘驱动器包括一个3.5in、1.44 MB软盘驱动器，一个30GB的硬盘驱动器连接到主IDE端口，一个CD-ROM读写驱动器连接到第二IDE端口。

所有驱动器安装在一个磁盘部件上，该部件用四个螺丝固定在机壳的底部，当计算机安装在小车上时能够方便地维修磁盘驱动器。

卸下底部的四个螺丝，将磁盘部件向后滑动10~15mm，整个部件就可以拆下来，磁盘部件与机壳绞接在一起以防止压住电缆。

(4) 风扇：由计算机系统内部温度控制的风扇连接到PC主板上的风扇连接器上，有利于机器的散热。

2. PCI前端板电路工作原理　PCI前端板是微机与病人相关电路之间的接口，主要由三个部分组成：PCI型PC卡控制器(U6)、前端FPGA(U7)、数字信号处理器(Ul/U2)。

PCI型PC卡控制器在PCI总线和PC卡之间形成一个桥梁，与标准的PC卡插槽惟一的不同是没有适配器。

前端FPGA和两个数字信号处理器DSP用来实现PC卡的功能。

发射器DSP(Ul)产生校准和刺激波形以及其他控制信号。

这个信号作为串行数据送到AES/EBU编码器(U7)，然后送到一个线驱动器(U8)，U8以3.072Mb/s的比特率驱动病人相关电路不同的线。

通过线接收器接收病人相关电路的数据，然后送到1、2或4 AES/EBU译码器，译码器类型由放大器数目决定。译码后的数据经过U7复用到一根线上，接着以12.288 Mb/s的比特率送到接收器DSP(U2)。接收的数据代表了放大器的波形、专用键盘和脚踏开关的状态、外部输入的触发以及其他控制信号。

在接受器DSP和发射器DSP之间还有一个直接的连接，负责将48 kHz的信号进行缩减采样以适应微机声音系统。

前端FPGA(U7)主要任务是实现PCI型PC卡控制器与DSP之间的接口和用于串行通信的AES/EBU协议。

最后前端FPGA用于控制卡信息结构EEPROM和PC卡标准要求的卡寄存器PCI前端卡有四个绿色指示灯，当不同线上的信号接收正确时，对应的发光二极管就会点亮。

PCI前端板能够即插即用，当电源打开时，微机查询和分配各块板需要的资源，调用需要的驱动器。

3. 专用键盘单元电路工作原理

(1) 概述：专用键盘除了键盘部分本身，还包括AEP刺激器、VEP刺激器、外部触发缓存及脚踏开关。

数据通过一个双绞线对J1从前端板接收。专用键盘相关的信息被提取或插入，然后通过另一个双绞线对电缆J3重新发射到病人部分和选配的恒流电刺激器以及Headbox部分。通过这根电缆从病人部分返回的数据再送到前端板。

专用键盘使用24V电源，电源信号通过与数据通信同一根电缆传递到病人部分和恒流电刺激器，专用键盘上有一根来自于微机的电源检测线，如果微机电源断开，专用键盘就会断开放大器和刺激器的24V电源(RY5)。

(2) 键盘部分：键盘部分有若干个按键、两个迷你操纵杆、一个亮度控制和数个发光二极管。按键按下的信号送入键盘FPGA(U10)进行编码，然后插入通信流。每个迷你操纵杆按照4个独立的按键进行处理，亮度控制是基于一个光盘进行的，光盘上有两个反射镜用于读出黑色和反射区之间的转换。模拟信号进行锐化处理后送入两个电平检测器(U7/D8)。产生一个转换使键盘FPGA计数器加1 或减1，得到的结果插入通信流。

键盘有5个从顶部易读的LED，左边的黄色LED(D10)有两个亮度：暗黄代表待机状态，明黄代表通信链工作异常。绿色LED指示电源打开，中间的两个黄色LED(D6/D7)指示指针或轮盘模式，右下角的黄色LED(D8)在每个刺激脉冲中闪烁，当键盘FPGA接收数据或译码有效数据时专用键盘后面的绿色指示灯(D1)点亮。

键盘FPGA(U10)实现AES/EBU编码/译码用于通信，专用键盘板提取或插入数据必需的逻辑集成在该电路中，由49.129MHz的振荡器(U13)提供时钟信号。

差分的接收器和发射器所用的双绞线对设置在外部(U11)。

(3) AEP刺激器：AEP刺激器电路由左右两个通道组成，一个16位的串行音频立体声DAC给两个通道提供输入信号。DAC的时钟信号为25.175MHz，接收键盘FPGA的送来的信号，输出电压为3Vp-p。

来自DAC的信号送到功率放大器(U1/U3和U5/U6)，功率放大器的增益为23dB。功率放大器的输出信号送入一个衰减继电器，衰减率为–6dB、–40dB和90dB，传感器阻抗为10Ω。

当使用耳机时，校准值位于耳机内，利用IIC协议读出，AEP刺激器的输出端是一个9孔D型母插座。

(4) VEP刺激器：VEP刺激器包括Goggle刺激器和模式刺激器。

Goggle刺激器有两个恒流源和一对带有LED的眼罩，当对应的恒流源激活时左右两个Goggle产生闪烁的红光。模式刺激器包括一个彩色调色板RAMDAC、一个VEPFPGA和一个定点的

EPROM。刺激显示为棋盘格模式，或者使用VGA模式在外部监视器上显示水平或垂直的光栅。

当Goggle刺激器工作时，FPGA在GOGGLE・LEFT、GOGGLE・RIGHT 或两边产生脉宽为1ms的活动低电平脉冲，这个脉冲使Q4工作，将OPAMP(U15)的输入电压从24V转换到21.5V，压降由R123/R125和R129/R128进行设置。OPAMP的输出将强制MOSFETS(Q3/Q5)驱动电流流过电阻R122/R127以产生相同的压降，电流约为100mA，输出端为J4。

VIDEO FPGA(U17)为控制模式刺激器。当刺激器工作时，PATTERN•ENABLE为高电平，监视器上的模式在PaπERN0•1控制间模式和背景之间或模式与反模式之间转换。在刺激器开始工作之前，影响模式尺寸、类型、位置的参数使用VCLK、RCLK和XDATA由键盘FPGA传输到VIDEO FPGA。RAMDAC(U18)的数据通过RWRITE载入，VIDEO FPGA从FIXP。因T EPROM(U19)中提取不同定点的像素数据。模式刺激器的工作时钟为25.175MHz 振荡器(U14)，在J5上产生VGA兼容的输出。

(5) 外部触发和脚踏开关：外部触发和脚踏开关的输入输出通过钳位二极管和电阻进行保护，通过缓冲器(U9)从其他电路中分离出来，共有两个9孔D形母插座随时可供使用。

4. 放大器盒

(1) 2、4、8通道放大器板：2通道放大器板、4通道放大器板和8通道放大器板的PCB板布局完全相同。安装的部件决定了通道数目。

各种通道放大器板的电路图也完全相同，8通道放大器板的顶部有一个8通道放大器附加板。放大器板通过一个可拆卸的电缆连接到专用键盘板，电缆长度不同，外部进行了屏蔽处理，内部为双绞线对。

一个双绞线对将数据从专用键盘板传输到放大器板和与放大器相连的选配件，另一个双绞线对将数据从放大器板经过专用键盘板传输到PCI前端板，每一个双绞线对负责传输两个放大器通道的数据。

该电缆还通过专用键盘板将来自电源部分的24VDC电源加到放大器板和选配件。

值得注意的是键盘模块包含了键盘功能电路和其他连到PCI前端板及各种刺激器的接口电路。

(2) 输入放大器电路工作原理：这里主要介绍输入放大器A的电路。

该放大器由两个极低噪声的FET输入的运放组成，U101和U104 连接成一个差动放大器，增益为12.69。输入放大器的输出送到下一级放大器的差动输入端。除了放大的信号，从U103A和U103B的输出端还接有一个差动的电压跟随器以实现自举，能够实现差动和共模自举。

通过打开U102A和U102B，放大器阶段的输入能够接入一个交流耦合的EMG输入端，信号可以被接到一个标准的5孔D型插座或者一对防触电接插件。差动的自举信号被输出到5孔D型插槽实现屏蔽驱动以减小屏蔽线输入电容的影响，开关和连接器只位于放大器板。

放大器的每个输入端都可以通过一个10MΩ的电阻输入测量电流，用来测量电极阻抗。断开U102A和U102B，导通U102D 和U102C，放大器的输入端通过交叉节点开关接收差动输入信号或测试信号，8通道附加版的输入端直接接到交叉节点开关。

(3) 交叉节点开关：U102D和U102C导通，使放大器的输入端与交叉节点开关的两行连接。交叉节点由16×16个开关组成。

交叉节点的连接采用直流耦合。

使用交叉节点开关，可以选择来自测试信号发生器、温度计、EP Headbox或接地端的信号。

交叉节点开关能够选择16或32个不同信号源的信号，最多将其输入到8个放大器。由于到交叉节点的连接采用的是直流耦合，从EP Headbox输入的信号也是直流耦合，或者具有非常低的低频截止频率。

直流选项还可以用于其他传感器。

交叉节点开关的空间最多能够容纳8个差动放大器、2个或4个放大器板加上8通道附加板。8通道附加板上的4个差动输入端永久的耦合到交叉节点开关，排除任何额外的5孔D型输入EMG插头。

输入放大器阶段和交叉节点开关，如图5-13所示。

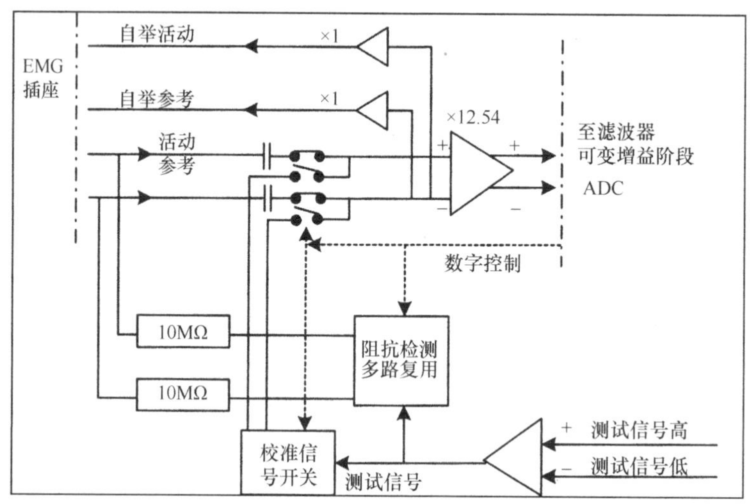

图5-13 输入放大器阶段和交叉节点开关

(4) 放大器A至输入放大器H工作原理：这里主要介绍放大器A的电路原理。差动输入接收来自放大器输入阶段的信号并将其转换成单端信号，输入信号既可以进行交流耦合，也可以进行直流耦合。采用交流耦合时，可以选择四种截止频率：0.13Hz、1.3Hz、6.5Hz和65Hz，差动输入阶段的增益可以设置为1或16。差动输入阶段后级接着是两个单端放大器U110B和U110A，增益为1.875~60倍。

(5) A/D变换器：A/D变换器电路U502由分相器U501A和U501B组成，接着是一个A/D变换器。在分相器电路中，信号转换为差动信号，最后送入A/D变换器的差动输入端。A/D变换器是双向的，因此每两个放大器通道只有一个A/D变换器。

(6) 测试信号发生器：测试信号发生器产生的信号用于对放大器进行测试和调整，还可用于测量电极阻抗和温度传感器电阻。放大器、A/D变换器、测试信号发生器及接口电路，如图5-14所示。

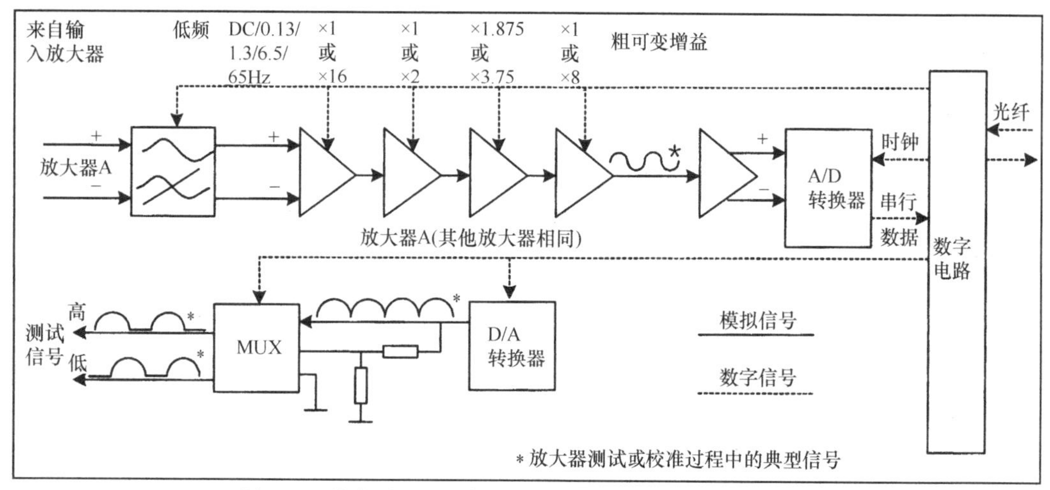

图5-14 放大器、A/D变换、测试信号发生器及接口电路

(7) 专用键盘板的接口和选配件恒流刺激器接口：该电路是PCI前端板通过专用键盘板与模拟部分进行连接的接口链接，它从链接中提取数据控制放大器的增益，设置滤波器，为测试信号发生器DAC提取数据，还可以控制ADC的工作，将转换后的数据插入链接。

链接接口通过差动接收器U911从PCI前端板和专用键盘板接收数据，正常情况下，数据首先通过光发射器U903送入选配件恒流电刺激器，然后在通过U917送入安全隔离屏障之前再一次通过光接收器U905接收，送入放大器接口FPGAU906。如果没有刺激器，Q901会检测到无刺激器，然后开关U902将数据直接送到U9170

放大器接口FPGAU906的数据通过U913、U914、U915、U916被送回安全隔离屏障，U913、U914、U915、U916各负责两个通道，信号通过1~4个双绞线对由U912差动传输，通过专用键盘板送到PCI前端板。

(8) 放大器电源：电源由一个或两个隔离DC-DC交换器组成，输入为15V，输出为±12V，隔离测试电压为6kV。

在2通道或4通道放大器电路中省略了U608及其一些周围器件。

15V电压来自于一个开关模式的稳压器，该稳压器由LM2675、配有肖特基二极管D602的U601和一个电感L614以及其他一些器件组成。

输入V601的24VDC来自于手推车底部的隔离电源31D30。

隔离的±12V为放大器、开关和多路复用器提供电源。

一些隔离的+12V通过稳压器U603转换为隔离的5V为隔离的逻辑电路供电，选配件EP Headbox也由隔离的5V供电，非隔离的24V通过稳压器U602转换为5V，为与专用键盘板选配的恒流刺激器通信的电路供电。

5. EP Headbox电路工件原理　EP Headbox有23个插孔，其中21个为活动电极插孔，2个为接地电极插孔。这些插孔运用于具有1.5mm防触电插头的电极。电极的名称印在每个插孔的下面，在名字V面是一个LED，用来指示电极阻抗是否正常。在EP Headbox电缆的末端有一个按钮，用来启动或停止电极阻抗测量。

EP Headbox通过一个可拆卸的电缆连接到放大器盒，该电缆末端有44插孔的高密度D型插头。所有电极都是以这种方式连接到放大器板上的交叉节点开关。

LED连接到一个受放大器板控制的移位寄存器上。

(五) Keypoint肌电诱发电位仪数据/通信循环

1. 概述　数据/通信循环的整体功能在系统框图描述时已经详细介绍过了，这里详细介绍循环的数据结构。

循环主要为系统各个模块和部分携带控制信号，提取各个部分或模块的状态和命令信号，携带来自病人的信号数据。从一个部分到达另一个部分，通信时一般采用铜制观绞线，只有当输出至CC刺激器时采用光纤。

循环从PCI前端板开始，在一个双绞线对上运行。循环另一端连接到专用键盘组件的键盘FPGA编码器——译码器上。

与专用键盘板相关的信息由键盘FPGA编码器/译码器提取或插入循环。

键盘按钮、操纵杆、亮度、灵敏度/记号盘以及LED都被连接到键盘FPGA编码器/译码器，在这里对这些模块的信号进行提取和插入。

AEP刺激器、VEP刺激器、Goggle刺激器从键盘FPGA编码器/译码器接收控制信号，控制信号从数据/通信循环提取出来，然后控制这些刺激器的功能。

耳机能够将存储在耳机插座中的校准数据送同数据/通信循环。

从这里循环被连接到放大器盒中病人部分相关的电路，在放大器盒中病人部分相关的电路中，如果安装有恒流电刺激器单元，控制信号总是先被送到此处，如果没有安装恒流电刺激器单元，循环将旁路掉隔离屏障从此处送往接口FPGA的信号，在那里控制信号被提取出来。交叉节点开关、放大器、滤波器的控制信号在接口FPGA处从数据/通信循环中提取出来。

当离开放大器盒中的病人部分相关电路以后，循环最多分为4组双绞线对，这4组双绞线对位于电极臂上的一根电缆中，如果没有安装电极臂，则位于一根更长的电缆中，每根双绞线携带2个通道的信号数据及控制、状态数据，循环通过专用键盘组件，然后到达PCI前端板。

在PCI前端板上，与计算机组件通信通过PCI总线进行。因此数据/通信循环在PCI前端板上结束。

这个信号通路满足了系统以下的需求。

◆按照各种规章的要求实现系统元件的电隔离。

◆用于采样和个别部件(如sigma-delta A/D 转换器)的时间分配。

◆快速曲线的输出(48kHz采样率)和每次串行连接的控制。

◆来自放大器的快速曲线的输入：每个串行连接有2条曲线，采样率均为48 kHz。

◆通过用户通道输出慢速控制信号，这些控制信号用于设置刺激器的LED 和放大器的灵敏度等。

◆通过用户通道输入慢速状态信号。这用于返回按键状态、刺激器过载检测以及放大器通信状态。

◆用户通道慢速状态信息的输出。这用于返回按键状态、刺激器过载检测以及放大器通信状态。

◆通信遵守AES/EBU标准，主要用于音频设备如CD、数字音频磁带DAT等，它支持2个通道24位信息，频率为48 kHz。除此之外，还提供一个用户通道和一个状态通道，每个通道为24×16位，频率为250Hz。目前Keypoint没有使用状态通道。

◆控制部分、刺激器和放大器在能够使用的地方用它们自己的输出数据取代了原来的数据。

下面通过两个例子加以说明。

PCI前端板送来的曲线数据被刺激器读取，产生刺激脉冲波形，还被送到放大器电路，如果放大器电路被设置进行校准、温度测试或电极阻抗检测，曲线数据就会被送到校准DAC。

在放大器中，曲线数据被来自ADC的输入信号取代。

用户通道中来自刺激器的携带版本信息的字从PCI前端板输出时为“0”，当这个信号通过刺激器以后，这个字被刺激器版本信号取代，这由程序使用来检查是否安装有刺激器。

2. 物理水平通信格式 通信的物理水平由AES/EBU 协议确定，由On/Off组成。信号是双相标志，各个位之间的转换和每个“1” 位中间的转换组成。双相标志编码，如图5-15所示。

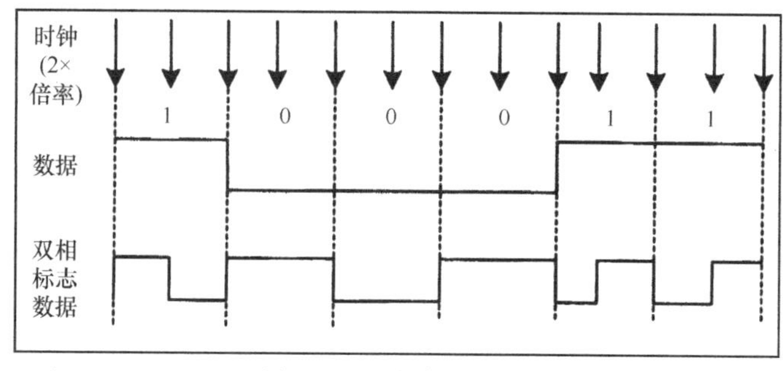

图5-15　双相标志编码

3. 串行通信 Keypoint肌电诱发电位仪串行通信原理方框图，如图5-16所示。在数据位的水平传输数据和定时信号时采用一个通用的规则，为了在更高的水平分离信息的项目，通信使用了三种不同形式传输数据，这三种形式都违反了“在各位之间传输数据的规则”。采用段首标记来标志和区分左右采样值的开始以及4ms的控制数据时钟。

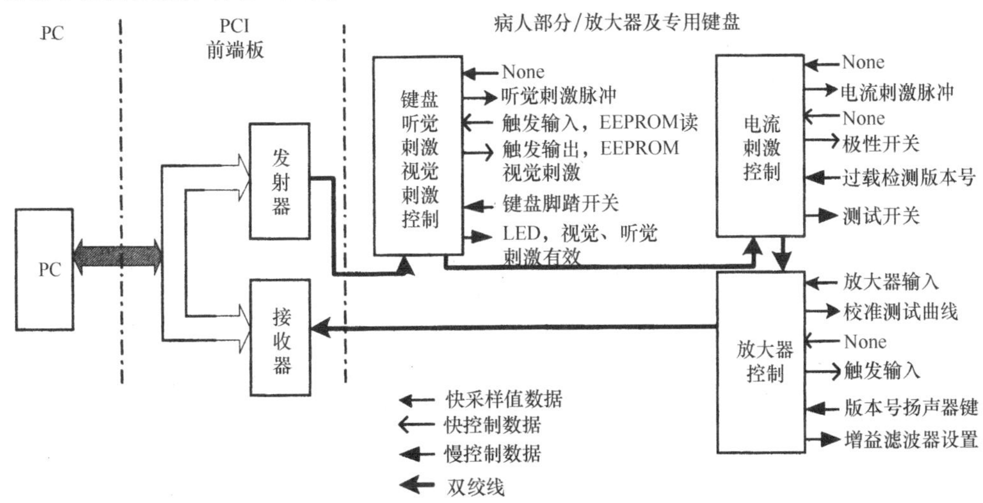

图5-16　Keypoint 肌电诱发电位仪串行通信原理方框图

4. 逻辑水平的通信格式　逻辑水平允许以48kHz的采样频率传输2×24位的数据，除此之外，状态通道和用户通道的数据每4ms传输24×16位。状态通道的有些字预先指定了功能(如传输形式、传输状态等)，而用户通道的数据可以有用户应用程序自由使用。

5. Keypoint使用的通信格式　在Keypoint中，比较快的数据位如16位用做采样数据，8位数据用做控制数据，下面将介绍三种通信的全部功能。

快采样值数据的指定功能在不同测量情况下会有所变化。例如，在放大器自检情况下，测试信号通过刺激器到达放大器的校准DAC；在正常的电流刺激时，输出的快采样值用于刺激器产生刺激脉冲的曲线波形：在听觉刺激时，左右耳的曲线传输到听觉刺激器的DAC。

6. 串行通信的硬件编码和译码　串行通信的编码和译码根据以上规范通过FPGA的方式进行。

接收器执行译码、缓冲、拆包等工作，除此之外，它还完成位时钟的锁相，这将产生可靠性极高的稳定的时钟信号，用于ADC的正常工作。

在远程单元中，来往接收器/发射器的串行控制数据的复用通过FPGA来完成。

(六) Keypoint肌电诱发电位仪PCI前端板的软件功能

1. 概述　PCI前端板在计算机和控制部分、刺激器、放大器(模拟接口)的串行通信系统之间形成了一个接口，主要由两个数字信号处理器DSP组成，每个DSP都配有与微机共享的RAM。

一个DSP执行为模拟接口输出数据的任务，这部分负责控制刺激输出的所有定时任务，称为发射器DSP。

另一个DSP为模拟接口输入数据，主要任务是处理来自放大器的信号，称为接收器DSP。

2. 发射器DSP　发射器DSP发出模拟接口所有的设置信息(在Keypoint采用的通信格式中称为慢控制数据和快控制数据)，但是最耗时和最复杂的部分是计算刺激的定时和曲线波形(称为快采样值数据)。这些数据被送往电流刺激器、听觉刺激器或放大器。在放大器中，这些数据用来进行自动校准、自检、阻抗检测以及作为校准信号显示在屏幕上。送往放大器的信号大多数情况卡是正弦波，但是在测试滤波器最低输入频率和校准信号时，送到放大器的信号是方波。

刺激器发出一个交互活动位信号到慢控制数据链接上，这个信号经过刺激器、放大器、放大器DSP和微机后回到刺激器DSP。刺激器在重复刺激模式时，如果两秒钟内没有收到极性改变的信号，刺激器将退出重复模式，这可以防止由于硬件或软件故障导致的无法控制的刺激。

刺激器DSP还完成扬声器信号从48kHz(从放大器接收)至22.05 kHz(微机声音系统使用)的缩减采样工作。

3. 接收器DSP有以下功能

(1) 从放大器接收快曲线数据。

(2) 增益微调：为了处理放大器部分非常小的生产误差，微调数据保存在磁盘上的一个文件“GAINADJ.DAT”中，或者调用病人板上的EEPROM中存储的数据。调节使用的是放大器选择的灵敏度的调整值，调节值在0.9~1.0变化，校准通过执行KPTEST程序进行。

(3) 信号的一阶模拟滤波(高、低通)。

(4) 从48kHz到PC软件要求的频率的缩减采样，缩减采样通过数字滤波的形式实现以防止混叠现象。所谓混叠现象是指信号频谱超过采样频率一半以上时产生的失真。

(5) 增益控制：放大器设有增益粗调，1曾益粗调分10步长，二进制分配，如1、2、4、8、…。为了得到PC软件需要的范围，DSP要给信号乘以适当的因数。

(6) 触发刺激(DSP以快控制数据的形式发出定时信息)。

(7) 曲线数据到微机的输入输出FIFO缓冲。

(8) 扬声器信号的通断控制，对从不同放大器输入的信号求和，然后以串行格式送往刺激器DSP。

(9) 接收、检查、缓冲由串行通信送到微机的慢控制数据。

(10)DSP主要检查从接收电路送来的奇偶位和状态位，从而检查收到的串行数据的质量。

4. 程序调用 送到DSP的信号通过两个阶段从微机调用。首先，当DSP复位时将一个很小的根载入程序写入DSP程序内存的低位字节。然后复位信号无效，使用根载入程序载入整个程序。DSP的程序内存为24位，而数据内存为16位。

使用了三种不同的DSP程序：自检程序、刺激器DSP程序和放大器DSP程序。自检程序对于DSP是公用的，实际上它是上面根载入程序的特殊版本。

5. 自检 当Keypoint肌电诱发电位仪测试组装时，安装的每个单元的版本号将写入一个文件，仪器每次启动时都要读这些数据，如果开机检测的单元版本号与文件中的版本号不符，将显示错误信息。启动Keypoint软件和Keypoint测试软件时，将执行一个开机事件序列，测试Keypoint若干个硬件单元。

6. 前端板 在开机过程中，前端板将测试几个功能，包括RAM测试、总线接口测试、从一个DSP到另一个DSP串行通信的测试。

7. 放大器增益 如上所述，放大器在出厂时已经进行了校准，校准值写入一个文件。开机时，放大器所有增益阶段都要用GAINADJ.DAT文件和EEPROM进行测试以确定校准是否保持，使用KPTEST.EXE程序可以进行放大器的重新校准。

8. 电流刺激器 电流刺激器的开机测试分为两个部分，首先测试所有开关(刺激器测试A1~A8)，这个过程在电流非常低的情况下进行，以防止开关发生故障给病人带来伤害(有两个开关将病人连接到刺激器)。

如果这个测试没有通过，刺激器测试B1-E2过程就不执行了。因为它们工作在高电流下，如果A1~A8测试通过，B1-E2还要执行，以测试电流产生的电源能力。

第二节　脑电图机

人体大脑皮层活动会产生电位变化，通过在大脑表面适当位置放置电极，能够检测出人脑活动产生的电位变化，将人脑活动产生的电信号随时间变化的曲线描记下来，即可得到通常所说的脑电图(electroencephalograph，EEG)。目前脑电图不仅用于神经学学科，而且应用于内科学、药理学、电生理学及运动医学等领域。

一、脑电图概述

在人的大脑皮层中存在着频繁的电活动，而人正是通过这些电活动来完成各种生理机能的。人的大脑皮层的这种电活动是自发的，其电位可随时间发生变化，我们用电极将这种电位随时间变化的波形提取出来并加以记录，就可以得到脑电图。

(一) 脑电图的特征

脑电图的一般性质　脑电图虽然不是正弦波，但可以作为一种以正弦波为主波的波形来分析。所以脑电图波形也可以用周期、振幅和相位等参数来描述。周期、振幅、相位是脑电图的基本特征，如图5-17所示。

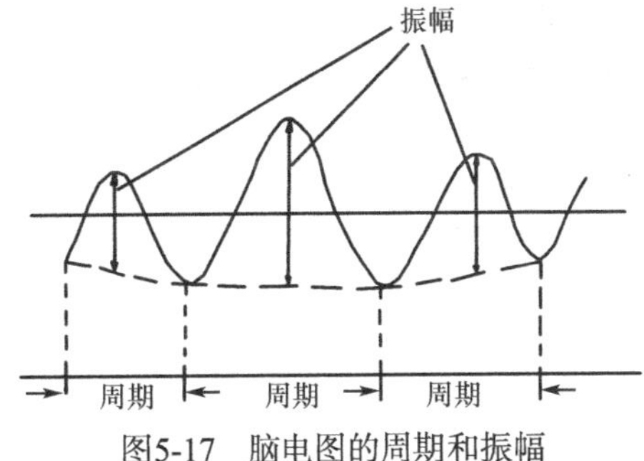

图5-17　脑电图的周期和振幅

(1) 周期：脑电图的周期指由一个波底到下一个波底的时间间隔或由一个波峰到下一个波峰的时间间隔在基线上的投影。通常把单位时间内出现的正弦波波数(频率)的倒数称为平均周期，正常人脑电频率主要在8~12Hz。

(2) 振幅：在脑电图中通常从波峰画一直线使其垂直于基线，由这条直线与前后两个波底连线的交点到波峰的距离称为脑电图的平均振幅。

(3) 相位：脑电图的相位有正相与负相之分，以基线为准，波峰朝上者为负相波，波峰朝下者为正相波。另外，在记录两个部位的脑电波时，其相位差也应予以考虑。当两个波的相位相差180°时称为相位倒转，如果其相位相差为零，则称为同相。其相位差一般不用度数表示，而把其转换成时间轴距离，以ms为单位。

(二) 脑电信号的分类

现代脑电图学中，根据频率与振幅的不同将脑电波分α波、β波、θ波和δ波。脑电图的四种基本波形，如图5-18所示。

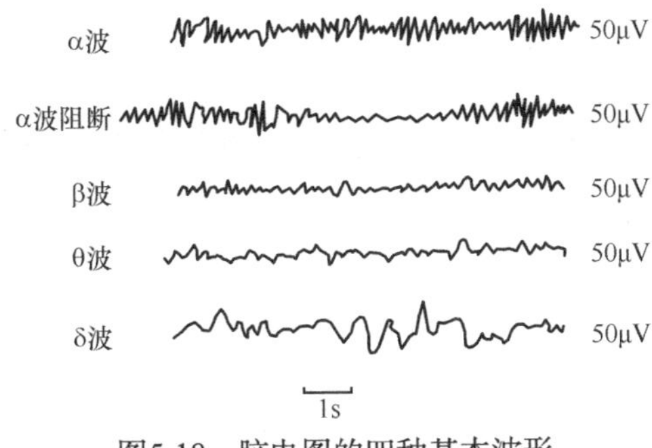

图5-18　脑电图的四种基本波形

1. α波　可在头颅枕部检测到，频率为8~13Hz，振幅为2~100μV，它是节律性脑电波中最明显的波，整个皮层均可产生α波。α波在清醒，安静、闭眼时即可出现，波幅由小到大，再由大到小作规律性变化，呈棱状图形。

2. β波　β波在额部和颞部最为明显，频率为18~30Hz，振幅为5~20μV，是一种快波，β波的出现一般意味着大脑比较兴奋。

3. θ波　θ波频率为4~7Hz，振幅为10~50μV，

它是在困倦时，中枢神经系统处于抑制状态时所记录的波形。

4. δ波 在睡眠、深度麻醉、缺氧或大脑有器质性病变时出现，频率为1~3.5Hz，振幅为20~200μV。

脑电图的波形随生理情况的变化而变化，一般来说，当脑电图由高振幅的慢波变为低振幅的快波时，兴奋过程加强；反过来讲，当低振幅快波转化为高振幅的慢波时，则意味着抑制过程进一步发展。

正常的成年人、儿童、老年人的脑电图均有自己的特点，清醒和睡眠时的脑电图不同，不同疾病患者的脑电图也各不相同，现代脑电图学已经建立起了正常人的脑电图诊断标准和异常脑电图诊断标准。因此，脑电图在临床诊断上有极为重要的价值。

(三) 诱发电位基础知识

给机体以某种刺激，也会导致脑电信号的改变，这种电位称为脑诱发电位。根据脑电与刺激之间的时间关系，可将电位分为特异性诱发电位和非特异性诱发电位。所谓非特异性诱发电位是指给予不同刺激时产生的相同的反应，这是一种普通的和暂时的情况：而特异性诱发电位是指在给予刺激后经过一定的潜伏期，在脑的特定区域出现的电位反应，其特点是诱发电位与刺激信号之间有严格的时间关系。非特异性诱发电位幅度比较高，在脑电图记录中即可发现。特异性诱发电位较小，完全淹没在自发脑电信号中。从其概念可知，非特异诱发电位没有任何特定意义，因此在临床诊断中不具有诊断价值。而特异性诱发电位的形成和出现与特定的刺激有严格的对应关系，因此通过诱发电位可以反映出神经系统的功能与病变。所以在临床上只进行特异性诱发电位的检查，通常我们把特异性诱发电位简称为诱发电位(evoked potential，EP)。诱发电位是指中枢神经系统在感受外在或内在刺激过程中产生的生物电活动，是代表中枢神经系统在特定功能状态下的生物电活动的变化。目前临床上常用的诱发电位有模式翻转视觉诱发电位(pattern reversal visual evoked potential，PR-VEP)、脑干听觉诱发电位(brain stem auditory evoked potential，BAEP)和短潜伏期体感诱发电位(short-latency somatosensory evoked potential，SLSEP)。

1. 视觉诱发电位 视觉诱发电位是指向视网膜给予视觉刺激时，在两侧后头部所记录到的由视觉通路产生的电位变化，其刺激方式是电视机显示的黑白棋盘格翻转刺激，方格大小为30°视角，对比度至少大于50%，全视野大小应小于8°，眼睛固定注视中心，刺激频率为1~2Hz。

2. 听觉诱发电位 视觉诱发电位是指给予声音刺激，从头皮上记录到的由听觉通路产生的电位活动，因其电位源于脑干听觉通路，故又称为脑干听觉诱发电位。其刺激源为脉宽200μs的方波电信号，经过换能器转换成短声，其极性依其耳机振动膜片的方向而定，当耳机膜片靠向患者鼓膜时，该刺激为密波短声，反之为疏波短声。临床神经学研究中，常用疏波短声为刺激声，刺激频率为10~15Hz，强度高于听力阀60dB。BAEP的神经学检查主要采用单耳刺激，这样可避免产生假阴性结果。所谓单耳刺激是指对健耳给予白噪声刺激，以消除骨传导的影响，通常给予对侧掩耳以小于同侧耳刺激声30~40dB的白噪声刺激强度。

3. 体感诱发电位 体感诱发电位是指躯体感觉系统在受外界某一特定刺激(通常是脉冲电流)后的一种生物电活动，它能反映出躯体感觉传导通路神经结构的功能。其刺激方式有恒压器和恒流器两种。恒压刺激器的范围为0~1V，恒流刺激器的输出范围为0~100mA。刺激强度通常选用感觉阀上4倍或运动阀上2倍，方波宽度为100~500μs。

二、脑电图导联

与心电图记录一样，记录脑电信号首先必须解决电极在大脑表面的放置以及电极与脑电放大器输入端的连接问题，即脑电图导联问题。由于脑电图信号较为复杂，需要采用多个电极进行检测。为了消除其他生物电信号的干扰，必须将数量较多的电极集中放置在大脑表面一个较小的区域内，因此脑电图的导联比心电图要复杂得多。由于脑电信号的复杂性以及人类对大脑活动认识的不足，目前还没有一个公认的脑电图导联标准。各个厂家都是按照自己的方案设置一些固定的脑电图导联，同时为了给医生提供较高的灵活性，各厂家的脑电图机一般都提供自选导联模式，由医生根据病人的实际情况设置导联的连接。

虽然脑电图导联还没有统一的标准，但是脑电电极的放置却有相对比较统一的方案，这就是所谓的10-20系统电极法。

(一) 10-20系统电极法

目前，国际上已广泛采用10-20系统电极法，10-20系统电极，如图5-19所示。其前后方向的测量是以鼻根到枕骨粗隆连成的正中线为准，在此线左右等距的相应部位定出左右前额点(FP_1，FP_2)、额点(F_3，F_4)、中央点(C_3，C_4)、顶点(P_3，P_4)和枕点(O_1，O_2)，前额点的位置在鼻根上相当于鼻根至枕骨粗隆的10%处，额点在前额点之后相当于鼻根至前额点距离的二倍即鼻根正中线距离20%处，向后中央、顶、枕诸点的间隔均为20%，10-20系统电极的命名即源于此。

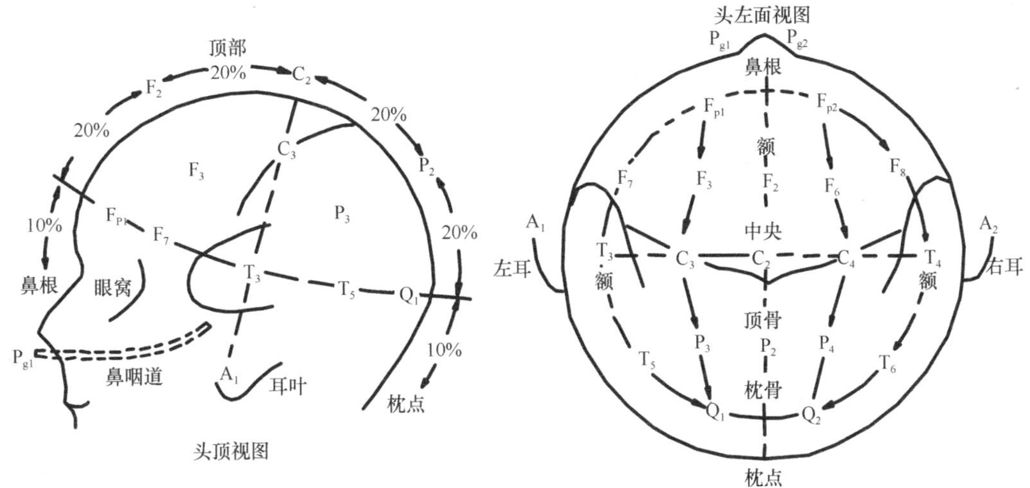

图5-19 10-20系统电极

为了区分电极和两大脑半球的关系，通常右侧用偶数，左侧用奇数。从鼻根至枕骨粗隆连一正中矢状线，再从两瞳孔向上、向后与正中矢状线等距的平行线顺延至枕骨粗隆称左右瞳枕线。脑电电极安放部位，如图5-20所示。

(1) 从枕骨粗隆向上约2cm，左右旁开3cm与左右瞳枕线相交处为左右枕极(9、10)。

(2) 沿瞳枕线入发际约1cm处为左右额前极(1、2)。

(3) 左右外耳道连线与左右瞳枕线相交处为左右中央极(5、6)。

(4) 左右额前极与中央极之中点处为左右额极(3、4)。

(5) 左右中央极与枕极之中点处为左右顶极(7、8)。

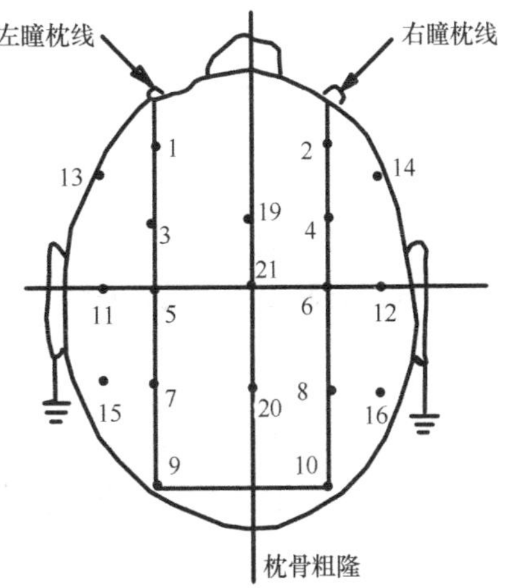

图5-20 脑电电极安放部位

(6) 左右中央极与外耳道之中点处为左右颞中极(11、12)。

(7) 左右瞳孔与外耳道中点处为左右颞前极(13、14)。

(8) 左右乳突上发际内约1cm处为左右颞后极(15、16)。

(二) 脑电图机的导联

前面提过，脑电图就是要描记头皮上两电极间电位差的波形，因此每一导联必须有两个电极，其中的一个电极连接在脑电图机放大器的一个输入端，另一个电极连接放大器的另一个输入端。如果人体上存在零电位点，放在这个点上的电极和放在头皮上的另一个电极之间的电位差，就是后一个电极处电位变化的绝对值。我们把放于零电位点的电极称为参考电极或无关电极；把放于非零电位的电极称为作用电极或活动电极。因此，脑电图的导联方法分为两类：单极导联法(一个极为参考电极，另一个为作用电极)和双极导联法(两个极均为作用电极)。

人体上的零电位点应当怎样选取呢？理论上规定位于电解质液中的机体，以距离该机体很远处的点为零电位点。这种点是难以利用的，我们只能在人体上找一个距离脑尽可能远的点定为零电位点，合乎"远距离"标准的，首先是四肢，但是不能选用，因为那将在脑电图中混进心电图(心电图幅度一般比脑电图幅度大两个数量级)，因而只能在头部选择离头应尽可能远的点为零电位点，现在临床中一般选取耳垂。

1. 单极导联法 单极导联法是将作用电极(活动电极)置于头皮上，参考电极(无关电极)置于耳垂。通过导联选择器的开关分别与前置放大器的两个输入端G_1和G_2相连。

作用电极与参考电极之间的连接，如图5-21所示，共有以下三种连接形式。

(1) 一侧作用电极与同侧参考电极相连接，如图5-21(a)。

(2) 两侧的参考电极连在一起再与各作用电极相连接，如图5-21(b)。

(3) 左侧的参考电极与右侧作用电极相连接，右侧参考电极与左侧作用电极相连接，如图5-21(c)。

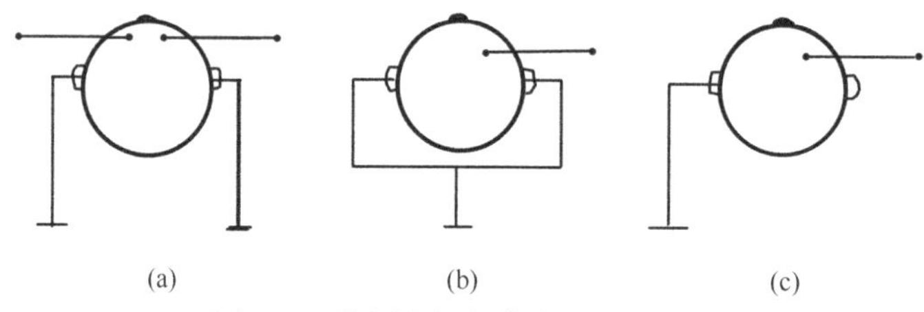

(a) (b) (c)

图5-21 作用电极与参考电极的连接

2. 平均导联 平均导联实际上属于单极导联的一种，由于单极导联中的参考电极不能保持零电位，易混进其他生物电的干扰。为了克服这个缺点，即将头皮上多个作用电极各通过1.5MΩ的电阻后连接在一起的点作为参考电极，称之为平均参考电极。将作用电极与平均参考电极之间的连接方式称为平均导联。

3. 双极导联法 双极导联法只使用头皮上的两个作用电极而不使用参考电极，所记录的波形是两个电极部位脑电变化的电位差值。双极导联法的优点就在于干扰可以大大减小，并可以排除无关电极引起的误差。但其波幅较低，也不够恒定，两作用电极间的距离又不宜太近，以免电位差值互相抵消，一般应在3~6cm以上。

多道脑电图记录中的电极连接模式，如图5-22所示，三种电极连接方式分别见图中(a)、(b)、(c)。

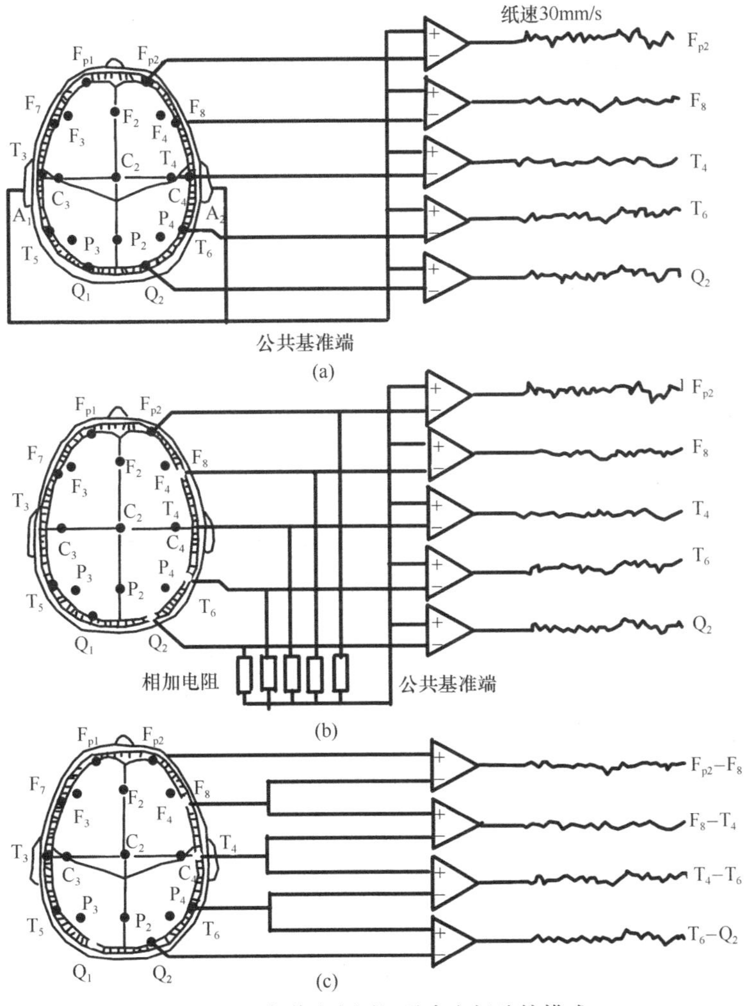

图5-22　多道脑电图记录中电极连接模式

三、脑电图机的结构与性能指标

脑电图机就是用来测量和记录脑电图信号的生物电放大器，作为人体生物电信号检测和记录仪器，脑电信号的幅度为且10~100μV，它要求的放大增益要高得多(约100dB左右)。另外由于信号太微弱，同样大小的共模电压对脑电检测将会造成更为严重的影响，因此要求脑电放大器的共模抑制比约为10 000∶1。同时噪声应在3μV以下。对电源的纹波系数亦有更高的要求，当电网电压波动±10%时，输出电压变化要小于0.01%，特别是供给前置放大级的电源纹波电压应小于0.5mV。

为了防止可能出现的基线漂移，对电极也有更严格的要求，应采用银-氯化银制的极化电极，以提高极化电压的稳定性。由于脑电电极它具有较高的信号源阻抗，这就要求放大器有更高的输入阻抗(大于10MΩ)。除此之外，结合脑电图临床检查的特点，对整机还提出了一些特殊的要求。由于脑电信号一般由若干个头部电极从统一的部位引出，引出的电极线就有若干根，因此经常采用中间接线盒，又称输入盒。电极引出线直接与输入盒相连，通过输入盒引出线再将脑电信号送到脑电图机中去。

由于导联数较多，而且为了观察脑电场分布的对称情况和瞬时变化，一般要求进行同步记录，因此必须有多通道的放大器和记录器同时工作，常见的一般有8导、16导、32导等。有的机器还附加一道心电和一道记号导联。因此脑电图机的记录纸要宽得多，这对走纸电机提出了更高的要求，一般电机输出功率应在1.5W以上，许多放大器和记录器中有一导联发生故障就会使整个记录受到影响。另外，为了便于分析各导联脑电信号波形之间的相互联系，机器内设置了时钟信号和定标信号。

脑电图机还应设有电极－皮肤接触电阻测量装置，以估测接触电阻，提示采取改进措施来保证良好的接触。一般接触电阻应小于20kΩ，如果超过此值，则必须清洁皮肤，处理电极和采用更好的电极膏。为保证人身安全和测量的准确，测量电源应采用交流恒流源。

由于脑电信号幅值变化比较大，故要求增益控制能有多挡粗、细调节，定标电压亦设置有多种幅值。由于脑电信号的频率差别变化显著，为了适应各种不同频率波形记录的需要，放大器应有各种不同频率的低阻和高阻滤波器，随时都可以转换。同样，时间常数、走纸速度均应有多挡的选择。比较先进的脑电图机，运用微处理器控制操作的状态，随着信号的记录，在各导波形的旁边能自动打印出放大器和记录器各自的工作参数，有的可以直接打印出数值，有的可以打印出它们的编码标记，这种标记对熟练的操作人员，只要稍种加思索就可以通过大脑直接解码。

（一）脑电图机的结构

脑电图机与心电图机的工作原理基本相同，都是将微弱的生物电信号通过电极拾取、放大器进行放大然后通过记录器绘出图形的过程。所以，脑电图机的结构也是由以下几部分组成：输入部分、脑电放大器、调节网络、记录控制部分、传动走纸部分以及各种电源构成。

脑电图机的原理方框图，如图5-23所示。

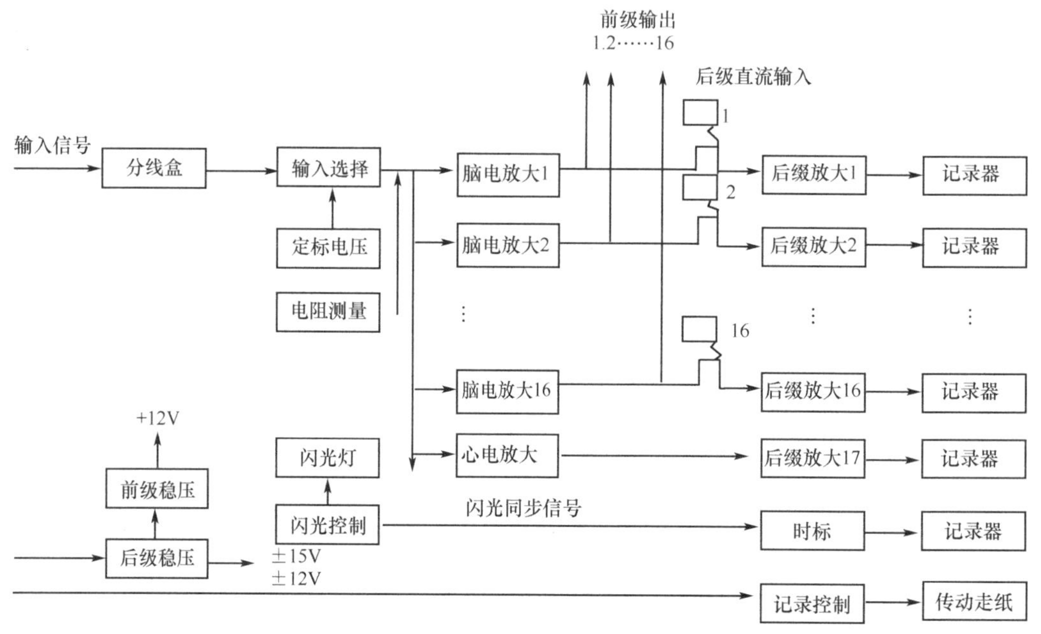

图5-23　脑电图机的原理方框图

1. 输入部分　输入部分包括：电极盒，导联编辑器，电极电阻检测装置和标准电压信号发生装置。

(1) 电极盒：电极盒也称作分线盒，它是一个金属屏蔽盒，壳体接地，盒上有许多插孔。安放在人脑部的头皮电极通过连接导线末端的插头插入电极盒相应的插孔中，插孔的号码与导联选择器(电极选择器)的号码相一致。电极盒的信号连接电缆与脑电图机的放大器相连，将头皮电极检测到的脑电信号进行传送。有的电极盒还带有电极电阻测量装置，便于操作者及时了解头皮电极的接触状况。

(2) 导联选择器：脑电信号由电极拾取通过电极盒送到主机以后，还需经导联选择器才能分别送入相应的各放大器进行放大。导联选择器是从与电极盒插孔有联系的多个头皮电极中任意选出一对连接到放大器的两个输入端。导联选择有两种导联开关：固定导联开关和自由导联开关。

固定导联是由厂家设定，一般有4~7种，每种导联的电极连接方式已在机器内部设定好，可以直接进行测量。

自由导联由用户自己设定，可任意选择脑电极的连接方式，组成所需要的导联输入到各放大器。

脑电图机上有时还设有耳垂电极选择器。把耳垂电极插在电极盒固定的号码插孔上，通过耳垂电极选择器，可使左右耳垂电极连接在一起，或连在一起并接地。此外，也可选择左耳接地或右耳接地方式。

(3) 电极电阻检测装置：电极与皮肤接触电阻的大小，直接关系到脑电图的记录质量，所以脑电图机都设有皮肤电阻检测装置。在脑电信号记录之前，首先对每个电极与头皮的接触电阻进行检测，看是否满足要求。电极与皮肤接触电阻一般在10~50kΩ。如果某一道的电极皮肤接触电阻超过了50kΩ，就会有相应的显示指示，提示对电极进行处理。这种装置有时设在脑电图机的电极盒上，有时设在主机的放大通道上。可用直流电作为检测电极电阻的电源(干电池或交流电经过整流后提供的直流电)，也可用交流电作为电源。

(4) 标准电压信号发生装置：脑电图机在描记脑电图之前需要进行定标，使各道描记笔的灵敏度相同。这样才能对以后所描记下来的各个部位脑电图的幅度进行测定和相互比较。因此每个脑电图机都设置标准电压信号发生装置，与心电图机的1mV定标电压相比，它有多个幅值和多种波形(方波和正弦波)。

标准电压信号的产生类似于心电图机的1mV定标电压，由输入电压经电阻分压器后，可获得1mV、500μV、200μV、100μV、50μV、20μV的各级电压，通过标准电压开关输送到放大器的输入端。该装置的输入电压可以由稳压电源供给，也可以由干电池供电与电阻分压器产生直流定标电压，但干电池随着时间的延长，电压会降低，所以要注意及时更换。

2. 放大电路部分 放大电路部分包括：前置放大器、增益调节器、时间常数调节器、高频滤波器、后级电压放大器和功率放大电路。

脑电波经输入部分输送到放大电路的输入端，由于脑电波属于低频(一般为0.5~60Hz)、小幅值(5~100μV)的生物电信号，要想用描记笔把它记录下来，这就要求放大电路要有足够高的电压增益。因而脑电图机的放大器应当是具有高电压增益、高共模抑制比、低漂移、低噪声的低频放大器。

(1) 前置放大电路：前置放大电路多采用结型场效应管构成的差分式放大器，提高了电路的输入阻抗和共模抑制比。

(2) 增益调节器：增益调节器是调节放大倍数的装置，也就是用来调节脑电图机灵敏度的装置，它包括三个部分：增益粗调、增益细调和总增益调节。

各道的增益粗调设置在前级放大器之后，由分压电阻网络及开关组成，通过改变后级放大器接受前级放大器输出电压的比例，实现增益的调节。

各道的增益细调设置在后级放大器的负反馈回路中，通过电位器改变后级放大器的电压放大倍数，可以实现连续调节。

总增益调节设置在后级放大器的输入端，它对各道放大器的放大倍数能够同时进行控制。总增益控制主要在下列两种情况下使用：整个脑电波波幅过低无法阅读，需要将各道增益同时增大；描记当中突然出现异常高波幅波，描记笔偏转受阻，需要将各道增益同时衰减。

(3) 时间常数调节器：脑电图机的前级放大器各级之间以及前级放大器与后级放大器之间，采用的都是阻容耦合，它不能放大直流信号，对低频信号有较大的衰减，所以要考虑这种放大器对阶跃信号的过渡特性，以及对低频正弦信号的频率特性。脑电图机的时间常数，就是用来反映放大器的过渡特性和低频响应性能的参数。其值越大，表明放大器的下限频率越低，越有利于记录慢波；时间常数越小，对低频信号衰减作用增强，起到了低频滤波器的作用，有利于记录快波。脑电图机时间常数一般包括0.1s、0.3s、1.0s三挡，通常使用0.3s。

(4) 高频滤波器：时间常数调节器是改变放大器频率响应的低频段特性曲线，关系到低频衰减，属于低频滤波器。而高频滤波器则是改变放大器频率相应的高频段特性曲线，关系到高频衰减。通常分15Hz、30Hz、60Hz(75Hz)和“关”四挡，记录脑电信号时选60Hz(75Hz)；记录心电信号时选“关”。

(5) 后级电压放大器：前级放大电路的输出信号经过时间常数、高频滤波、增益调节等调节网络处理后，还需送入后级放大电路进一步增幅。前级电压放大器和后级电压放大器合称前置放大电路，它的输出电压幅度应能驱动末级功率放大器输出足够大的功率。

(6) 功率放大电路：脑电信号经前置放大，高、低通滤波器，最后加到功率放大器，以推动记录器偏转。有时除记录脑电信号外，还需和其他生理参数一同记录，如心电信号、肌电信号等，或者是把脑电信号记录到磁带上，有的还可以输出到计算机进行处理后再送回主机进行记录。功率放大电路部分应设有数据输入及输出插口。

功率放大电路还可通过记录器的速率反馈线圈引入负反馈，改变记录器的阻尼，同时引进电流负反馈，用来减小记录器线圈电阻的变化对于记录灵敏度的影响。例如，当线圈发热时其电阻加大，线圈电流减少，描记笔的摆幅就要减小，由于电流负反馈的存在，随着负反馈信号的减小，功率放大器输出电压将增大，弥补一些线圈电流的损失，以至于描记笔的摆幅下降甚微。

3. 记录部分 脑电图机的记录方式与心电图的记录相比，要丰富得多，有记录笔通过记录纸记录、磁带记录、计算机存储记录、还有较复杂的拍摄记录等。较高级的新型脑电图机可同时设有几种记录方式。目前常用的仍然是笔式记录。

笔式记录装置主要由两部分组成：记录笔和记录电流计。

(1) 记录笔：记录笔有墨水笔式、热笔式和喷笔式等形式。最常用的是墨水笔式。它的缺点是不能记录较高频率波形，但由于脑电信号属于低频信号，墨水笔式记录完全可以满足要求，加上该种记录方式所使用的记录纸成本较低，所以，目前临床中仍然在广泛使用。热笔式记录由热笔和热敏纸组成，该种记录方式所记录的脑电图曲线清晰，不会产生波形失真，是当前心电图记录中最普遍采用的方式，但由于脑电图记录纸宽，记录笔数目多，记录时间长，这样造成脑电图记录的成本太高，限制了它的使用。喷笔式记录方式需用尖笔和复写纸，这种尖笔制造工艺复杂，尚未推广，该方式的优点是喷笔和纸之间不产生摩擦，适于记录高频波形。

(2) 记录电流计：记录电流计控制记录笔的动作，它也有多种形式。目前与墨水笔式和热笔式记录笔相配用的大都是动圈式电流计。动圈式电流计主要由三部分组成：永久磁铁、动铁心(起增强磁场的作用)、线圈。永久磁铁构成固定磁场，线圈是套在动铁心上面的，当线圈有电流通过时便产生了磁场，该磁场的强弱和方向由线圈中电流的大小和方向来决定。线圈磁场与固定磁场相互作用产生力矩推动动铁心转动，安装在动铁心顶部的记录笔也就随之转动，便可把脑电信号描记在记录纸上。

4. 电源部分 脑电图机的各部分电路均以稳压电源供电，以减小电网电压波动和温度变化对电子电路工作状态的影响，这是保证整机能够正常工作的基础。脑电图机一般有多组直流稳压电源，供给电路各部分。

5. 脑电图机的辅助部分　脑电图机所描绘的都是人体自发的脑神经电活动信号，临床上有时需要用刺激的方法来引起大脑皮层局部区域对外界刺激的反应，产生电活动，称之为诱发电位。根据刺激类型不同，有视觉诱发电位、听觉诱发电位、体感诱发电位，它们分别由光刺激、声刺激、躯体感觉刺激引起。检测人体神经系统各类诱发电位的仪器称为诱发电位仪，本书不再介绍。

目前，大部分脑电图机也都配有光刺激器，可进行简单的视觉诱发电位的检测。光刺激器产生的光刺激，由前面板即可调节其输出频率(一般在1~30Hz)、刺激时间(5~15s)、刺激间隔时间(5~15s)、刺激方式(手动和自动)、刺激开始与停止等。使用时，将闪光灯正对患者眼睛，距离约30cm，选择适当的频率和时间，然后按下启动按钮，即可发出所需要的光。在闪光的同时，记录笔会自动记下闪光同步信号，以便分析波形时进行对照。

(二) 脑电图机的性能指标及检测

同所有的诊断设备一样，脑电图机所记录的脑电图应能真实地反映人体脑神经生物电活动的状态，以便使医务人员做出正确的诊断与治疗。脑电图机性能的优劣，取决于几项主要技术参数。因此，了解脑电图机的主要性能参数及其检测方法，对于正确的使用及维护脑电图机是非常重要的。下面简单介绍脑电图机技术指标的意义和检测方法

1. 最大灵敏度　脑电图机的灵敏度是指输入一定数值的电压以后，记录笔偏转的幅度。它与放大器电压放大倍数直接相关。由于脑电信号较复杂，幅度变化范围很大，所以，一般脑电图机设有多个增益挡，如1/4、1/2、1/$\sqrt{2}$、1、$\sqrt{2}$、4、10等。而且各道同时转换。

测量最大灵敏度时将增益控制器都调到最大，选择某一挡的定标电压，观察记录笔的偏转幅度，例如输入10μV的方波定标电压，在灵敏度为10mm/10μV挡，记录笔偏转幅度应在10mm。

2. 噪音电平　脑电图机的噪声电平是指整机电路自身产生的噪声折合到放大器输入端的等效值。一般脑电图机的噪音指标为2~3μV。当有噪声存在时，记录笔的笔迹会有微小的抖动。噪声电平会随着正常的脑电信号一同放大，当其达到一定数值，会掩盖脑电信号，引起脑电图记录的误差。

测试时，应将时间常数置于最小挡，一般取0.3s；滤波置于60Hz，使频带最宽；走纸速度置于30mm/s或15mm/s；定标电压选10μV，灵敏度置10mm/10μV；调整记录笔偏转幅度至10mm(调节增益细调)，记录波形，然后观察其抖动幅度范围。若最大抖幅小于2~3mm，便是合乎要求的。

3. 时间常数　脑电图机的时间常数与心电图机的时间常数其含义和测试方法都相同。

在脑电图机中，时间常数这一指标反映了脑电图机的低频性能。在放大器输入端加入一阶跃变化的信号(使用某一挡的方波定标电压信号)，放大器各级间的阻容耦合部分就有一个充放电的过程，记录笔先是有一个大的摆幅，然后随着时间的延长，其偏转幅度逐渐降低，出现一个类似于电容放电的波形，当记录幅度从100%降到37%时，所走过的时间即为仪器的时间常数。

检测时，将脑电图机的滤波选为60Hz，走纸速度任选(如30mm/s)，选定某一挡定标电压(如50μV)，调节增益使记录笔的记录幅度达到10mm，时间常数任选一挡(如0.35s)，测量时使用手动定标记录波形，选择方波定标信号，按下定标键并持续一段时间，直至记录笔记录幅度低于37%以下再松开。测量时间常数记录波形，如图5-24所示。

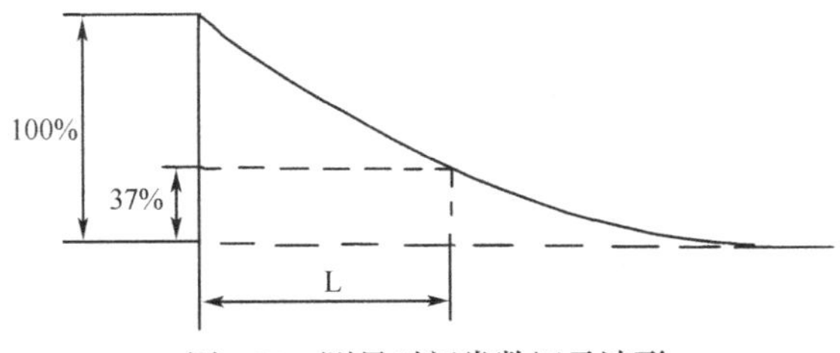

图5-24　测量时间常数记录波形

在记录纸上测量幅度由10mm下降至

3.7mm的横向走纸距离L，根据所选取的走纸速度v来求出时间常数τ，$\tau = L/v$。

4. 共模抑制比 与心电图机相同，共模抑制比同样反映了脑电图机的抗干扰能力。

检测共模抑制比时，首先调节好差模电压增益，即校正灵敏度。方法是选定50μV挡的定标电压，调节放大器增益，使记录波形幅度达到10mm，保持这一灵敏度不变，把定标电压开关旋转到平衡位置，即放大器输入50mV的共模信号，记录此时的波形幅度，即可计算出共模增益，差模增益与共模增益之比即为共模抑制比。如果此时记录的共模信号幅度为1mm，则共模抑制比为：

$$20\lg\frac{10\text{mm}/50\mu\text{V}}{10\text{mm}/50\text{mV}} = 20\lg 10^4 = 80\text{dB}$$

脑电图机的共模抑制比要求为10 000：1(80dB)，即各道记录笔偏转幅度小于1mm就算合格。

5. 阻尼 阻尼是指记录器的活动部分在转动过程中所遇到的阻力。阻力来自两个方面：一是记录器活动部分切割了恒磁场磁力线而引起的感应电流所形成的阻力，即电阻尼。另一个是活动部分受到的轴承的阻力，即机械阻尼。在脑电图的记录中要求有适当的阻尼，阻尼不足或过大都可影响记录器的频率响应，从而产生波形失真。

阻尼的检测方法如下。将脑电图机时间常数选为0.3s或1.0s，关断滤波器，选用50μV的方波定标电压，调节增益灵敏度，使记录幅度达到10mm。记录波形，矩形波上升或下降的过冲量不超过5%，即波形幅度不超过10.5mm，说明阻尼适中。若过冲量超过此值，说明频响范围太宽，矩形波高频分量多，属于欠阻尼状态。若矩形波上升或下降沿出现了圆角，说明频带过窄，高频分量衰减过大，属于阻尼过渡状态。三种情况下的定标波形，如图5-25所示。

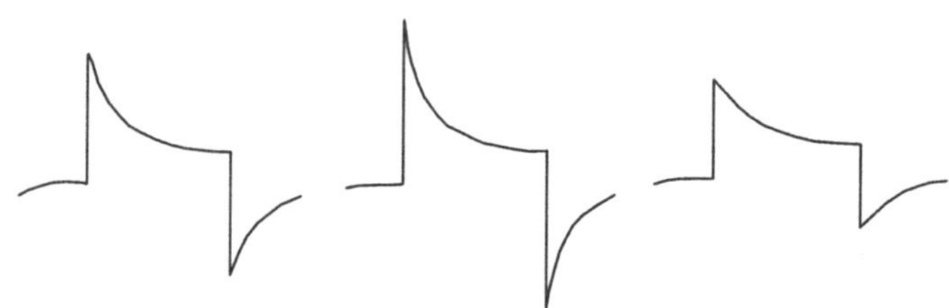

图5-25 三种情况下的定标波形

6. 滤波 脑电图机的滤波指的是高频滤波，用来改变放大通道的高频特性，滤掉不需要的高频信号，如肌电干扰、环境的高频干扰等，以达到良好的描记效果。

滤波的检测方法如下。将时间常数选为0.3s或1.0s，走纸速度为30mm/s，定标电压为50μV，调节增益使记录幅度为10mm。首先使滤波器处于关断位置，观察正常阻尼时记录的波形。以此为标准，分别将滤波器开关置于60Hz、30Hz、15Hz，随着频带的变窄，高频分量逐步衰减，矩形波前后沿逐渐由尖角变为圆角。这是正常的变化。不同滤波频率下矩形波的变化，如图5-26所示.

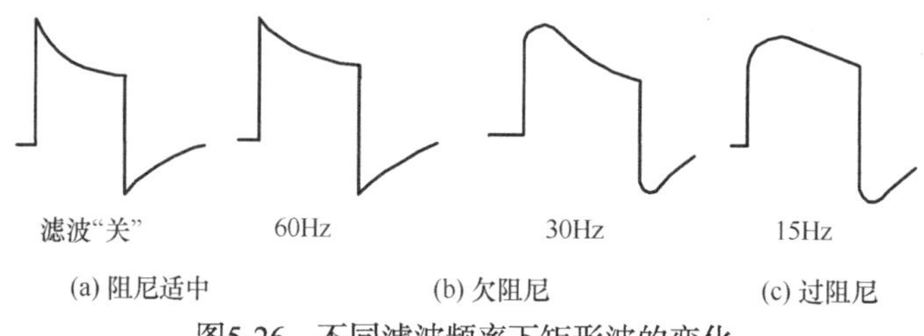

(a) 阻尼适中　(b) 欠阻尼　(c) 过阻尼

图5-26 不同滤波频率下矩形波的变化

7. 频率响应 频率响应是指输入相同幅值的信号时，输出波形的幅值随输入信号频率变化而变化的曲线。它主要取决于脑电放大器和记录器的频响性能。其中记录器的频响影响更大。

频率响应的检测方法如下。滤波器关断，时间常数取0.3s，定标电压选100μV、10Hz的正弦波信号，调节灵敏度，使记录波形幅度为10mm，观察记录波形，调节记录笔阻尼，使之处于适中状态。然后，改变正弦波的频率，检测不同频率下所记录的波形幅度，即可得出频率响应曲线。要求正弦波记录幅度变化不超过10%，即误差不大于1mm。

8. 线性　同心电图机的线性解释相同，脑电图机的线性也有两种含义。

(1) 移位非线性：指记录笔在规定的偏转范围内，使之处于不同的记录位置，输入相同幅值的信号，记录笔在不同位置处记录波形幅度的变化。如果脑电图机线性良好，其不同位置处记录波形的幅度误差应小于10%，后则，线性较差将会导致脑电信号记录的失真。

(2) 测量电压线性：指脑电图机的输入信号与输出信号之间所具有的线性关系，即在脑电图机的设置不变的情况下，改变输入信号的幅度，记录波形的幅度应随之改变，而且应满足线性关系。

检测方法较简单，可参照心电图机的线性检测进行，这里不再赘述。

9. 灵敏阈　脑电图机所能记录的最小信号的幅度称之为灵敏阈。

灵敏阈的检测方法如下。首先给脑电图机加100μV的定标电压信号，设定好时间常数、阻尼、增益等各项参数，使描记波形幅度为10mm。然后将定标电压的幅值减小为20μV，调节增益的挡级为原来的1/4，此时要求记录波形应有可以观察到的0.5mm的波动。

10. 放大器的对称性　脑电图机对于幅值相同的正、负信号的放大倍数应该是相等的。通常把脑电图机放大器对等幅正、负信号的放大倍数的比值，称为脑电图机的对称性。该比值越靠近1，表明对称性越好。

对称性的检测方法如下。将灵敏度选择为5mm/50μV，利用手动定标打出定标电压波形，当按下定标电压按钮时，记录笔向上绘出波形后不要松开，待记录笔返回到原来基线位置时再放手，于是记录笔又向下绘出波形，待又回到基线位置时停止走纸。测出上、下波形的幅值即可算出对称性。同理可检测记录笔处于不同位置时的对称性。一台对称性好的脑电图机，不仅记录笔在零位时对称性好，记录笔在偏离零位不同位置时，对称性都应该好。

第三节　心 电 图 机

根据生物电位产生的机理，心脏的活动伴随着电位变化。由于人体的导电性能，心脏的电位变化能够传到身体表面，因此在人体表面适当位置放置电极就可以记录心脏活动的电位变化。心电图(electrocardiogram，ECG)就是通过在体表放置电极记录下来的心脏活动过程的电位变化的图形，用来记录心电图的仪器称为心电图机。

一、心电图的基础知识

(一) 心电图产生机理

心脏是人体血液循环系统中的重要器官，依靠心脏的节律性收缩和舒张，血液才能够在封闭的循环系统中不停地流动，将氧气输送到全身各部分组织器官，将二氧化碳排出人体，使生命活动得以维持。

为了分析心电信号产生的机理，首先需要介绍一下心脏活动的过程。正常人体内，窦房结发出一个兴奋，按照一定的途径和时程，依次传向心房和心室，引起整个心脏的兴奋。具体来讲，窦房结发出的兴奋首先传到右心房，使右心房开始收缩，同时兴奋经过房间束传到左心房，引起左心房的收缩。兴奋随后沿着结间束传到房室结，再由房室结通过房室束及其左右分支浦氏纤维传导到心室。由于从心房到心室具有特殊传导途径，使由心房传下的兴奋能够在较短时间内到达心室各部分，引起心室的激动。因此在每一个心动周期中，心脏各部分兴奋过程中出现的电信号变化的方向、途径、次序和时间都具有一定的规律。这种生物电变化通过心脏周围的导电组织和体液传导到身体表面，使身体各部位在每一心动周期中也都发生有规律的电变化。把测量电极放置在人体表面适当部位记录出来的心脏电位变化曲线即为临床常规心电图，反映了心脏兴奋的产生、传导和恢复过程的电变化。

（二）心电图的典型波形

心电图典型波形，如图5-27所示。在心电图记录纸上，横轴代表时间，当走纸速度为25mm/s时，每1mm代表0.04s，当走纸速度为50mm/s此时，每1mm代表0.02s。纵坐标代表波形电压幅度，当灵敏度为10mm/mV时，每1mm代表0.1mV，当灵敏度为20mm/mV时，每1mm代表0.05mV，当灵敏度为5mm/mV时，每1mm代表0.2mV。

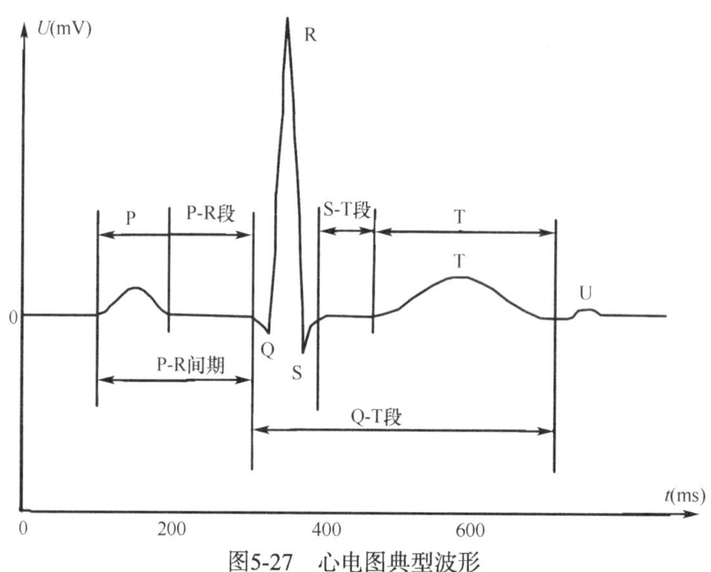

图5-27　心电图典型波形

1. 心电图的典型波形　典型的心电图信号主要包括以下几个波形。

(1) P波：由心房的激动所产生，前一半主要由右心房所产生，后一半主要由左心房所产生。正常P波的宽度不超过0.01s最高幅度不超过2.5mm。

(2) ORS复合波：反映左、右心室的电激动过程。称QRS波群的宽度为QRS时限，代表全部心室肌激动过程所需要的时间，正常人最多不超过0.10s

(3) T波：代表心室肌复极化过程的电位变化。在R波为主的心电图上，T波不应低于R波的1/10。

(4) U波：位于T波之后，可能是反映激动后电位的变化，人们对它的认识仍在探讨之中。

2. 心电图的典型间期和典型段

(1) P-R段：从P波后半部分起始端至QRS波群起点。同样，这一段正常人也是接近于基线的。

(2) P-R间期：是从P波起点到QRS波群起点的相隔时间，代表从心房开始兴奋到心室开始兴奋的时间，即兴奋通过心房、房室结和房室束的传导时间。这一期间随着年龄的增长而有加长的趋势。

(3) ORS间期：从R(Q)波开始至S波终了的时间间隔。代表两侧心室肌(包括心室间隔肌)的电激动过程。

(4) S-T段：从QRS复合波的终点到T波起点的一段，代表心室肌复极化缓慢进行的阶段。正常人的S-T段是接近基线的，与基线间的距离一般不超过0.05mm。

(5) Q-T间期：从Q波开始到T波结束的时间，代表心室去极化和复极化总共经历的时间，一般小于0.4s，受心率的影响较大。

3. 正常人的心电图典型值范围　正常人心电图各个波形的时间和幅度的典型值范围，如表5-1所列。

表5-1　心电图各个波形的时间和幅度的典型值范围

波形名称	电压幅度(mV)	时间(s)
P波	0.05~0.25	0.06~0.11
Q波	<R波的1/4	<0.03~0.04
R波	0.5~2.0	—
S波	—	0.06~0.11
T波	0.1~1.5	0.05~0.25
P-R段	与基线同一水平	0.06~0.14
P-R间期	—	0.12~0.20
ST段	水平线	0.05~0.15
Q-T间期	—	<0.4

(三) 心电图的临床应用

心脏生理功能与心电图存在着密切的联系，许多心脏生理功能失常可以从心电图波形的改变中反映出来，经过100多年的发展，心电图在临床疾病的诊断中得到了广泛的应用，具有非常重要的作用。

(1) 分析和鉴别各种心律失常。心电图能精确地诊查心律失常，在第Ⅰ度房室传导阻滞及束支传导阻滞上，心电图是必需的诊断方法。

(2) 部分冠状循环功能障碍引起的心肌病变，这种心脏病例在体征方面无明显异常，而心电图的改变可能为心脏损害的惟一明确的客观病征，并可通过心电图来观察心肌梗死部位及其发展过程。

(3) 判断心脏药物治疗或其他疾病的药物治疗对心脏功能的影响。

(4) 指示心脏房室肥大情况，从而协助各种心脏疾病的诊断，如高血压性和肺源性心脏病及先天性心脏病、心瓣膜病等。

(5) 在心包炎、黏液性水肿、电介质紊乱、血钾过低或过高等疾病中，不仅用做诊断而且可追踪疾病发展情况，对治疗过程有极重要的参考价值。

(6) 在心脏手术及心导管检查时，进行心电图的直接描记以便及时了解心律和心肌功能，指导手术的进行并提醒进行必要的药物处理，对冠心病、急性心肌梗死连续的心电图观察，可及时发现并处理心律失常。

(7) 心电图与其他生理参数一起检查心脏机械功能情况。

(8) 心电图还是生理和病理研究时重要的参考资料。

二、心电图导联

在人体体表记录心电图时，必须解决两个问题：一是电极的放置位置，二是电极与放大器的连接形式。临床上为了统一和便于比较所获得的心电图波形，对记录心电图时的电极位置和引线与放大器的连接方式进行了严格的规定。在心电图的专业术语中，将记录心电图时电极在人体体表的放置位置及电极与放大器的连接方式称为心电图的导联。

在人体体表任意两点放置电极都能描记心电图，因此在心电图发展历史上产生了100多种心电图导联体系。在临床应用过程中，有的导联体系数目太多，过于繁琐，使用不便。有的导联体系电极数目太少，容易造成心电信息的遗漏。目前广泛应用并已经得到认可的是国际标准十二导联体系，分别记为Ⅰ、Ⅱ、Ⅲ、aVR、aVL、aVF、V_1~V_6。Ⅰ、Ⅱ、Ⅲ、导联为双极导联，aVR、aVL、aVF、V_1~V_6为单极导联。

（一）电极安放位置

在国际标准十二导联体系中，需要在人体放置10个电极，分别位于左臂(LA)、右臂(RA)、左腿(LL)、右腿(RL)以及胸部6个电极(V_1~V_6)。在记录心电图时，右腿电极一般参考电极，其余9个电极作为心电电极。肢体电极采用的是平板式电极，胸电极采用吸附式电极。

（二）标准导联

标准Ⅰ、Ⅱ、Ⅲ导联由Einthoven于1903年发明，又称为标准肢体导联，简称标准导联。它是以两肢体间的电位差为所获取的体表心电。

1. 标准导联的理论基础 标准导联的理论基础是Einthoven原理，其主要内容包括以下几个方面。

(1) 人体的左肩、右肩及臀部三点与心脏即离相等，构成等边三角形的三个顶点，心脏产生的电流均匀地传播于体腔，四肢仅作为导体，肢体上任何一点的电位等于该肢体与体腔连接处的电位。

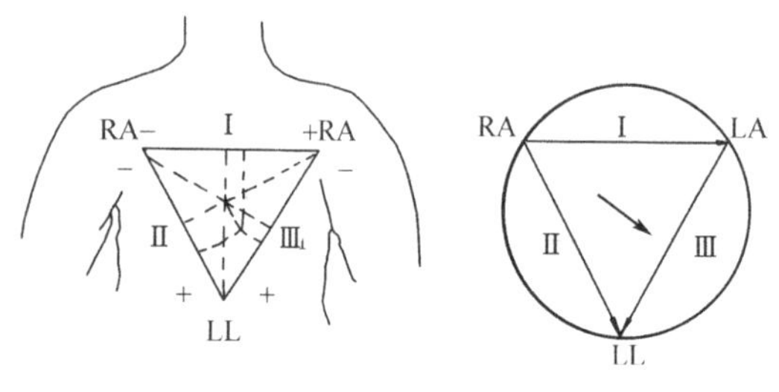

图5-28 爱因霍文三角形示意图

(2) 等边三角形的中心为心脏，并与三角形在同一平面上。

(3) 体腔是一个均匀导电的、相对心脏来说是很大的球形容积导体。心脏的电活动过程为一对电偶，位于容积导体的中央，其偶极矩的方向斜向左下方并与水平线成一角度，称为心电轴。爱因霍文三角形示意图，如图5-28所示。

2. 标准导联的连接方式 标准导联Ⅰ、Ⅱ、Ⅲ的连接方式，如图5-29所示，图中A为放大器，ACM为右腿驱动电路。下面给出电极安放位置以及与放大器的连接方法。

Ⅰ导联：左上肢(LA)接放大器正输入端，右上肢(RA)接放大器负输入端。

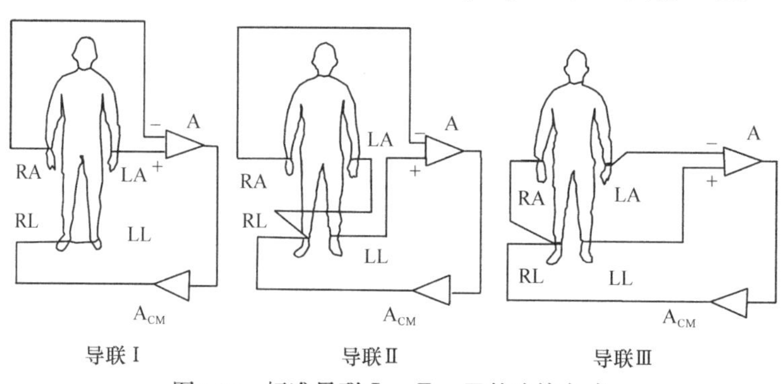

图5-29 标准导联Ⅰ、Ⅱ、Ⅲ的连接方式

Ⅱ导联：左下肢(LL)接放大器正输入端，右上肢(RA)接放大器负输入端。

Ⅲ导联：左下肢(LL)接放大器正输入端，左上肢(LA)接放大器负输入端。标准导联时，右下肢(RL)始终接ACM输出端，间接接地。

以U_L、U_R、U_F分别表示左上肢、右上肢、左下肢的位置，则$U_{\mathrm{I}}=U_L-U_R$，$U_{\mathrm{II}}=U_F-U_R$，$U_{\mathrm{III}}=U_F-U_L$。

每一瞬间都有

$$U_{\mathrm{II}}=U_{\mathrm{I}}+U_{\mathrm{III}}$$

标准导联的特点是能比较广泛地反映出心脏的大概情况，如后壁心肌梗死、心律失常等，在Ⅱ导联或Ⅲ导联中可记录到清晰的波形改变。但是，标准导联只能说明两肢间的电位差，不能记录到单个电极处的电位变化。

(三) 单极肢体导联

单极理论由Wilson于1940年提出，他认为单极导联可以更准确地反映探查电极下局部心肌的电位变化情况，因此提出了单极肢体导联的连接方式。记录单极肢体导联方式的心电图时，将一个电极安放在左臂、右臂或者左腿，称为探查电极，另一个电极放置在零电位点，称为参考电极，探查电极所在部位电位的变化即为心脏局部电位的变化。

从实验中发现，当人的皮肤涂上导电膏后，右上肢、左上肢和左下肢之间的平均电阻分别为1.5kΩ、2kΩ、2.5kΩ，如果将这三个肢体连成一点作为参考电极点，在心脏电活动过程中，这一点的电位并不正好为零。首先由威尔逊(Wilson)提出在三个肢体上各串联一只5kΩ的电阻(可在5~300kΩ选择，称为平衡电阻)，使三个肢端与心脏间的电阻数值互相接近，因而把它们连接起来获得一个接近零值的电极电位端，称它为Wilson中心电端，Wilson中心端的电极连接图，如图5-30所示。这样在每一个心动周期的每一瞬间，中心电端的电位都为零。将放大器的负输入端接到中心电端，正输入端分别接到左上肢LA、右上肢RA、左下肢LL(或记为F)，便构成单极肢体导联的三种连接方式，记为VR、VL、VF。单极导联的三种连接方式，如图5-31所示。

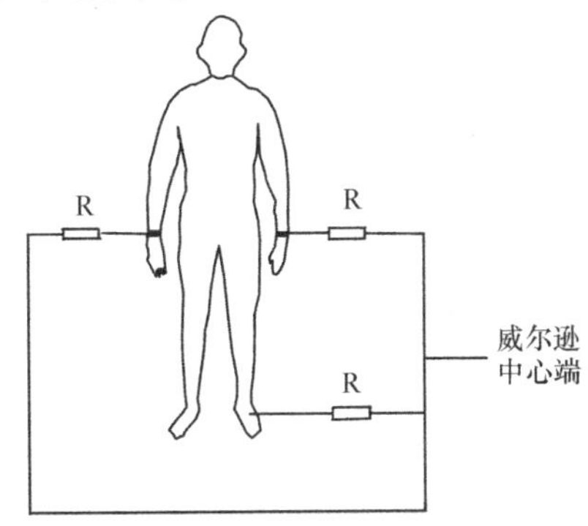

图5-30　Wilson中心端的电极连接图

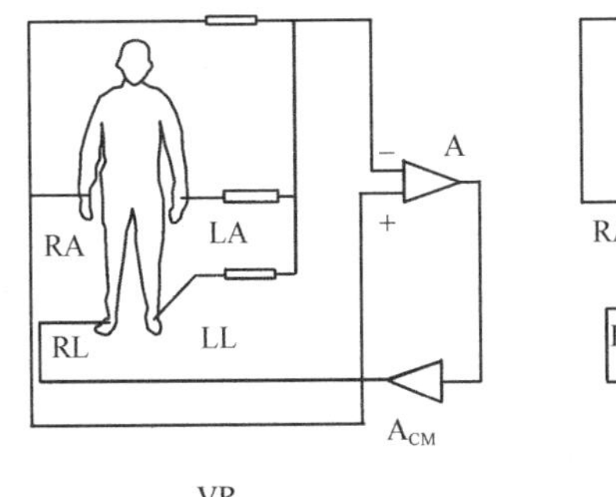

VR

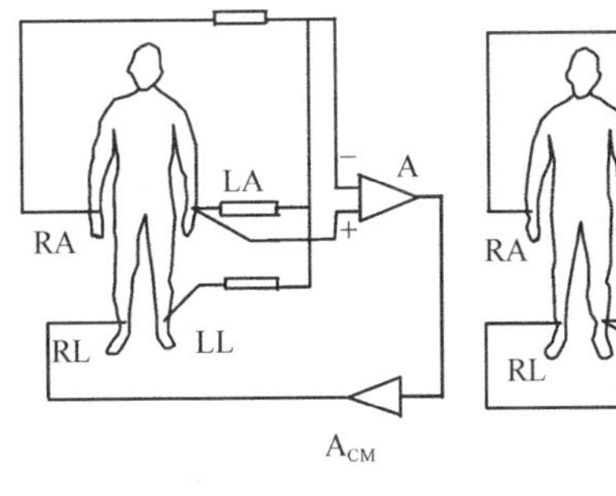

VL

A
–
+
RA
LA
RL
LL
A_{CM}

VF

图5-31　单极导联的三种连接方式

(四) 加压单极肢体导联

由于电阻R能够对探查电极所在肢体的信号进行分流，因此单极肢体导联获得的心电信号幅度较小，不便于进行测量分析。Goldberger于1942年对Wilson提出的单极肢体导联进行了一定的改进，提出了加压单极肢体导联的概念，并得到了广泛的认可和应用。

在单极导联基础上，当记录某一肢体单极导联心电波形时，将该肢体与中心电端之间所接的平衡电阻断开，改进成增加电压幅度的导联形式，称为单极皮肤加压导联，简称加压导联。加压导联连接方式如图5-32所示。

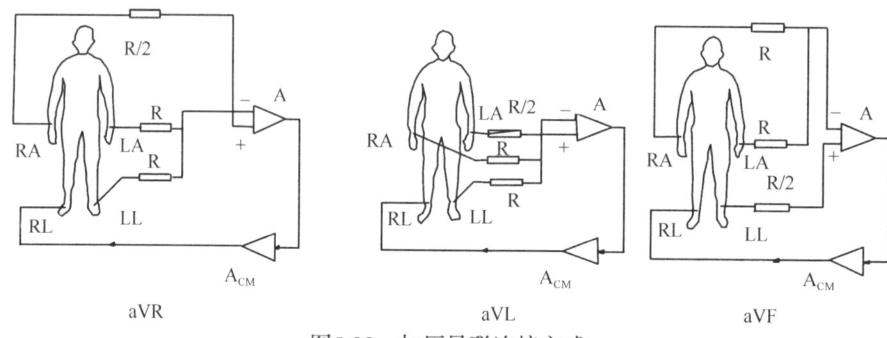

图5-32　加压导联连接方式

加压导联获得的电压分别记为U_{aVR}、U_{aVL}、U_{aVF}。设Wilson中心电端电位实际为Uc，则U_{aVR}、U_{aVL}、U_{aVF}与U_{VR}、U_{VL}、U_{VF}之间的关系为

$$U_{aVR}=\frac{3}{2}U_{VR} \qquad U_{aVL}=\frac{3}{2}U_{VL} \qquad U_{aVF}=\frac{3}{2}U_{VF}$$

由公式可知，加压导联所获得的心电波形形状不变，而波形幅度增加50%。

(五) 单极胸导联

Wilson于1942年提出单极胸导联的连接方式，测量心电图时，为了探测心脏某一局部区域电位变化，将探查电极安放在靠近心脏的胸壁上，参考电极置于威尔逊中心端，探查电极所在部位电位的变化即为心脏局部电位的变化，这种导联称为单极胸导联。

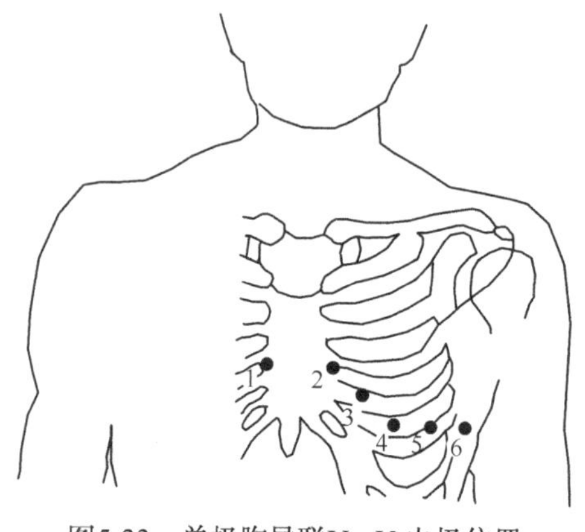

图5-33　单极胸导联V_1~V_6电极位置

探查电极安放在前胸壁上的六个固定位置(即V_1在右胸骨边缘第4肋间、V_2在左胸骨边缘第4肋间、V_3在V_2和V_4中间、V_4在锁骨中线与第5肋间的交点、V_5为腋下线前与V_4同水平、V_6在腋下线上与V_4同水平)，将心电信号送入放大器正输入端，放大器负输入端通过参考电极接到威尔逊中心端，这就是所谓的单极胸导联，以V_1~V_6表示，单极胸导联V_1~V_6电极位置，如图5-33所示。

(六) 双极胸导联

除了标准12导联之外，还有一种双极胸导联。双极胸导联心电图是测定人体胸部特定部位与三个肢体之间的心电电位差，即探查电极放置于胸部六个特定点，参考电极分别接到三个肢体上，以CR、CL、CF表示。其电位分别用U_{CR}、U_{CL}、U_{CF}表示。U_{CR}为胸部与右手之间的心电电位差，U_{CL}为胸部与左手之间的心电电位差，U_{CF}为胸部与左脚之间的心电电位差，其组合原理由下式来表达：

$$U_{CR}=U_{CN}-U_R \qquad U_{CL}=U_{CN}-U_L \qquad U_F=U_{CN}-U_F$$

其中U_{CN}为胸部电极V_1~V_6的心电电位。

双极胸导联在临床诊断上应用较少，这种导联法的临床意义还有待于医务工作者探索和研究。临床上常用的是单极胸导联。

三、心电图机的结构和技术指标

(一) 心电图机的发展

1903年荷兰莱顿大学的Einthoven发明了弦线式心电图机，首先记录到人体心电图，标志着心电学科的建立。1904年他委托慕尼黑Edelman&Son公司批量生产，1908年转由英国剑桥公司生产。弦线式心电图机的设计原理是悬在磁铁两极间的镀银石英弦线，电流流过时弦线会来回摆动，其方向取决于电流方向，幅度取决于电流强度，弦线摆动过程用光源、显微放大镜，通过计时器投影到描记的胶片上经过冲洗即可得到心电图。这种心电图机非常笨重，使用不便，但是心电图显示了强大的生命力，使现代医学为之改观。经过100多年的发展，心电图机的技术和性能也得到了飞速的提高。根据心电图机的功能、供电方式、记录形式等，可将心电图机进行以下分类。

1. 按记录器分类　记录器是心电图机的描记元件。心电图机常用的记录器有以盘状弹簧为回零力矩的动圈式记录器和位置反馈记录器。

(1) 动圈式记录器。动圈式记录器的结构原理是由磁钢组成的固定磁路和可转动的线圈。记录器的线圈与心电图机的功率放大器输出端相连，当有心电信号时，功率放大器向线圈输出电流，线圈转动，当线圈的偏转角度与盘状弹簧的回零力矩相同时，停止偏转，从而带动描笔描记出心电图波形。

(2) 位置反馈记录器。位置反馈记录器是一种不用机械回零弹簧的记录器，特殊的电子电路可起到回零弹簧的作用，机器断电时，位置反馈记录器的记录笔可任意拨动。

2. 按供电方式分类　心电图机放大器要求有比较稳定的直流电源供电。可以采用干电池或可多次充电的蓄电池进行供电的直流供电方式：也可将交流电经变压器、整流器、滤波器、稳压器等组成的交流转换电路转换为直流电供给心电图机工作。

3. 按记录形式分类　心电图机的记录形式有热笔描记式、喷墨水描记式、多点发热打印式等。

4. 按放大器的导联分类　心电图有单导和多导数种。单导心电图机的心电信号放大通道只有一路，各导联的心电波形要逐个描记。多导心电图机的心电信号放大通道有多路，如三导心电图机就有三路放大器，三个导联的心电信号同时可以得到放大。

5. 按机器功能分类　心电图机按照机器的功能可分为图形描记普通式心电图机(模拟式心电图机)和图形描记与分析诊断功能心电图机(数字式智能化心电图机)。

下面我们以单道模拟心电图机为例，详细介绍心电图机的结构。

(二) 心电图机的结构

心电图机从最早的弦线电流计式发展到现在的微机控制式，经历了电子技术飞跃变革的几个阶段，但是心电图机的基本结构没有改变。同样，现在广泛应用的心电图机，虽然种类和型号繁多，但其基本结构仍由五大部分组成。心电图机的基本结构，如图5-34所示。

1. 输入部分　包括电极、导联线、导联选择器、过压保护电路及高频滤波器等，主要作用是从人体提取心电信号，并按照要求组合导联，将选定导联的心电信号送入缓冲放大器，同时滤除空间电磁波的干扰，防止高电压损坏仪器。

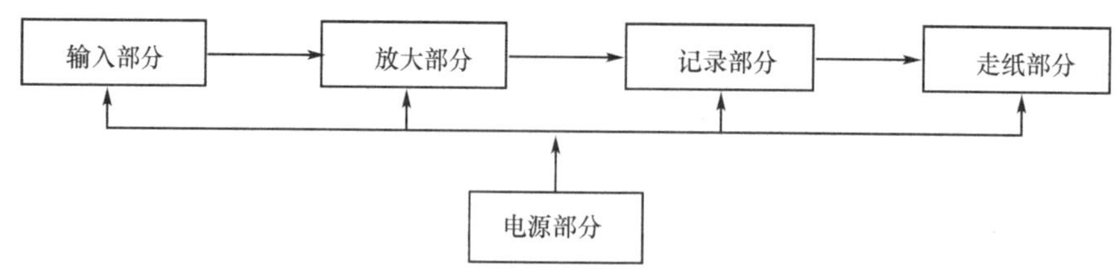

图5-34 心电图机的基本结构

(1) 导联线：由它将电极上获得的心电信号送到放大器的输入端。电极部位、电极符号及相连的导联线的颜色，如表5-2所示。

表5-2 电极部位、电极符号、导联线颜色的规定

电极部位	左臂	右臂	左腿	右腿	胸
电极符号	LA或L	RA	LL或F	RL	CH或V
导联线颜色	黄	红	蓝	黑	白

四个肢体各有1根导联线，胸部有6根导联线。因为电极获取的心电信号仅有几个毫伏，为了消除空间电磁波对心电信号的干扰，一般需要给导联线外加屏蔽层，屏蔽层接地。导联线的心线和屏蔽线之间有分布电容存在(约100pF／m)，对于1m长的导联线，其分布电容的容抗可以达到兆欧级，而这些分布电容又与放大器输入阻抗并联，因此会影响心电信号的记录。为了克服导联线分布电容的影响，一般需要采用屏蔽驱动电路，在消除空间电磁波干扰的同时保证良好的记录效果，下一节将详细讲解屏蔽驱动电路的原理。导联线应柔软耐折，与插头的连接要牢靠。

(2) 导联选择器：由于单导心电图机同时只能记录一个导联的心电信号，因此需要有一个装置对人体上放置的10个电极进行组合，构成需要的国际标准12导联，这个装置就是导联选择器。

导联选择器的结构形式，已从较早的圆形波段开关或琴键开关直接式导联选择电路，发展到现在的带有缓冲放大器及威尔逊网络的导联选择电路和自动导联选扦电路。每切换一次导联都需按顺序进行，不能跳换。

(3) 过压保护电路：使用心电图机记录病人心电图时，往往会通过电极和导联线窜入一些高压信号，如记录心电图时同时进行除颤治疗，这样高电压的除颤脉冲就会进入心电图机。为了防止这些高压信号损坏心电图机，必须通过过压保护电路消除高压信号的影响。一般根据过压保护电路的限幅电压，将过压保护电路分为高压保护电路、中压保护电路和低压保护电路。

(4) 高频滤波器：空间电磁场中存在大量的高频信号，在心电图室周围也可能存在一些大功率用电设备，这些高频的信号通过电极输入心电图机以后会直接影响心电图的描记，因此在输入部分采用RC低通滤波电路组成高频滤波器，滤波器的截止频率选为10kHz左右。滤去不需要的高频信号(如电器、电焊的火花发出的电磁波)，以减少高频干扰而确保心电信号的通过。

(5) 缓冲放大器：由电极拾取的心电信号，通过导联线首先传输到心电图机的第一级放大器即输入缓冲放大器。缓冲放大器的目的主要是为了提高电路的输入阻抗，减小心电信号衰减和匹配失真，一般采用电压跟随器实现。心电信号由人体传导到心电图机的输入电路，其中要经过人体内阻、电极与皮肤接触电阻以及输入电路的平衡电阻等因素的衰减。如果放大器的输入阻抗很低，那么心电信号经过串联在信号通路里的上述几种电阻衰减之后，最后在放大器的输入阻抗上得到的被放大的有效信号电压就会降低。由于人体电阻和皮肤与电极的接触电阻分散性很大，输入阻抗过低还会造成心电信号失真。如果输入阻抗较高，就会避免上述因素的不良影响。

2. 放大部分 作用是将幅度为μV级、频率在0.05~100Hz的心电信号，放大到可以观察和记录的水平。由于从人体表面提取的心电信号混入了其他一些干扰信号，因此在放大部分不但要对心电信号进行放大，还要滤除其他的干扰信号，因此，心电图机的放大部分不能采用简单的单级放大电路，一般采用多级放大。心电图机放大部分主要包括前置放大器、中间放大器和功率放大器，此外还有1mV标准信号发生器、起搏脉冲抑制器、时间常数电路、高频滤波电路、50Hz滤波电路以及其他的一些辅助电路。

(1) 前置放大器：前置放大器是对心电信号进行放大的第一级放大器。由于其输入的心电信号幅度非常小，且混杂了一些其他的干扰信号，因此前置放大器的主要功能是滤除一些共模干扰信号，同时对心电信号进行有限度的放大。为了实现这个目的，对于前置放大器有以下一些特殊的要求。

高输入阻抗，由于心电信号很微弱，在体表拾取到的信号仅为1~2mV，而且人体作为心电信号的信号源来说，其内阻是比较大的。所以就要求前置放大器具有高输入电阻，否则所测信号就会产生较大的误差，同时也降低了抗干扰能力。因此，通常选用场效应管作为前置放大器的输入级。

高共模抑制比，因心电图机是一个高灵敏度、高输入阻抗的放大装置，容易受到外界各种电磁信号的干扰，尤其是50Hz交流电的干扰，因为它的频率在心电图机放大器的频率范围之内，而且交流电引起的干扰往往要比微弱的心电信号大许多。若把心电信号和交流干扰信号同时放大，心电信号将会叠加上严重的干扰。由于电磁干扰信号为共模信号，因此，前置放大器必须具有很高的共模抑制比，才能具有很强的抗干扰能力，把干扰信号抑制掉。

低零点漂移，心电图机要工作在不同的环境中，环境温度变化较大。为了得到准确的记录波形，要求心电图机各路的工作点要稳定。前置放大器的零点漂移主要由温度引起，这种漂移经中间级、功率级放大后会被放大，严重影响记录，因此要求前置放大器的零点漂移越小越好。

低噪声，噪声是放大电路中各元器件内部带电粒子的不规则运动造成的。在多级放大器中，第一级产生的噪声在整机中的影响最大，因此要求前置放大电路晶体管或电子管的噪音要低。

宽的线性工作范围。由于存在比较大的电极电压，导致工作点产生漂移。为使其不致偏移出放大器的线性工作区，要求前置放大器有宽的线性工作范围，以使心电信号不发生波形失真。

(2) 1mV定标信号发生器：为了衡量描记的心电图波形幅度，校准心电图机的灵敏度，通常需要给前置放大器的输入端输入1mV的矩形波信号。例如当选择心电图机的灵敏度为10mm/mV时，如果给前置放大器输入1mV矩形波信号，记录纸上就应该描记出10mm的矩形波。如果记录纸上描记的波形幅度与10mm有偏差，则说明整机的灵敏度有误差，需要调整，这个过程就称为定标。另外1mV的矩形波信号还可用于时间常数的测量和阻尼的检测。

心电图机均备有1mV定标信号发生器，它产生的幅度为1mV的标准电压信号，作为衡量所描记的心电图波形幅度的标准。

一般在使用心电图机之前，都要对定标进行检查。通过微调，在前置放大器输入1mV定标信号时，使记录器上描记出幅度为10mm高的标准波形(即标准灵敏度)。这样，当有心电波形描记在记录器上时，即可进行对比，测量出心电信号各波的幅度值。1mV标准信号发生器有标准电池分压电器、机内稳压电源分压电路和自动1mV定标发生器等形式。

(3) 时间常数电路：前置放大器输出的信号要送入中间放大器进行进一步的电压放大，由于使用的心电电极具有一定的直流极化电压，如果该极化电压直接送入中间放大器，将会使中间放大器的静态工作点发生偏移，放大器有可能偏出放大区，造成描记信号的失真。为了解决极化电压的问题，在前置放大器与中间放大器之间设计了一个RC滤波网络，称为时间常数电路。其原理是利用电容“隔直”的特性，将极化电压在前置放大器输出端滤除，而允许心电信号通过，这样就消除了极化电压对后级电路的影响。由于该电路利用的是RC阻容网络充放电的原理，其截止频率取决于充放电的时间常数，因此该电路称为时间常数电路。

(4) 中间放大器：中间放大器在时间常数电路之后，称为直流放大器。由于它不受极化电压的影响，增益可以较大，一般由多级直流电压放大器组成。其主要作用是对心电信号进行电压放大，一般均采用差分式放大电路。

心电图机的一些辅助电路(如增益调节、闭锁电路、50Hz干扰和肌电干扰抑制电路等)都设置在这里。

(5) 功率放大器：功率放大器的作用是将中间放大器送来的心电信号电压进行功率放大，以便有足够的电流去推动记录器工作，把心电信号波形描记在记录纸上，获得所需的心电图。因此，功率放大器亦称驱动放大器。

功率放大器采用对称互补级输出的单端推挽电路比较多。

3. 记录部分 包括记录器、热描记器(简称热笔)及热笔温控电路。

记录器是将心电信号的电流变化转换为机械(记录笔)移动的装置。

热笔固定在记录器的转轴上，随着输入的心电信号的变化而偏转。同时由热笔温控电路负责给热笔加热并控制热笔的温度。热笔记录器采用的是热敏记录纸，当热笔发热以后与记录纸接触，记录纸上的热敏材料就会变黑，从而可以描记出心电图。

记录器上的转轴随心电信号的变化而产生偏移，固定在转轴上的记录笔也随之偏移，便可在记录纸上描记下心电信号各波的幅度值。当记录纸移动后，就能呈现出心电图。现在常用的有动圈式记录器和位置反馈式记录器。

4. 走纸部分 带动记录纸并使它沿着一个方向做匀速运动的机构称为走纸传动装置，它包括电机与减速装置及齿轮传动机构。它的作用是使记录纸按规定速度随时间做匀速移动，记录笔随心电信号幅度值的变化，描记出心电图。

走纸速度规定为25mm/s和50mm/s两种。若采用直流电机，两种速度的转换则通过改变它的工作电流来实现；如采用交流电机，两种速度的转换则通过倒换齿轮转向来实现。

为了准确地描记心电图，要求走纸速度稳定、速度转换迅速可靠。一般设有稳速和调速电路，需要时可随时校准速度。

5. 电源部分 心电图机一般都采用交、直流两用供电模式。

当采用交流电源供电时，输入的220V/50Hz交流电首先通过变压器进行降压，然后通过整流滤波电路转换，此电源称为低压直流电源。该低压直流电信号输入DC-DC变换器，得到各部分电路需要的直流稳压电源信号。

当采用直流电源供电时，心电图机一般配备蓄电池或干电池，当仪器处于待机状态时，通过交流电源对蓄电池进行充电，当交流电源断开或者没有交流电源时，仪器可以自动切换到蓄电池供电方式，保证心电图机的正常使用。为适应不同需要，电源部分还有充电及充电保护电路、蓄电池过放电保护电路、交流供电自动转换蓄电池供电电路、定时关机电路及电池电压指示等。

(三) 心电图机的主要性能参数

心电图机所记录的心电图，必须将心动电流的变化，不失真地放大出来以供医务人员诊断心脏机能的好坏。心电图机的性能如有失常，会引起临床诊断中的差错。鉴别心电图机性能的好坏，常以其技术指标来表示。熟悉技术指标，并理解其内涵，对使用、调整、维修心电图机是很必要的。下面简单介绍心电图机主要技术指标的意义和检测方法。

1. 输入电阻 心电图机的输入电阻即为前置放大器的输入电阻，一般要求大于2MΩ。输入电阻越大，因电极接触电阻不同而引起的波形失真越小，共模抑制比就越高。

2. 灵敏度　心电图机的灵敏度是指输入1mV电压时，描笔偏转的幅度，通常用mm/mV表示，它反映了整机放大器放大倍数的大小。一般将心电图机的灵敏度分为三挡(5mm/mV、10mm/mV、20mm/mV)，且分挡可调。心电图机的标准灵敏度为10mm/mV，规定标准灵敏度的目的是为了便于对各种心电图进行比较。在有的导联出现R波特别高或S波特别低时，也可以采用5mm/mV的灵敏度挡位。有的心电波电压比较微弱，也可采用比标准灵敏度更高的灵敏度如20mm/mV，以方便对心电图波形的诊断。为了能迅速准确地选择灵敏度，在仪器面板上装有灵敏度选择开关。为了使机器的灵敏度能够连续可调，在机器面板上还设有增益调节电位器。

判断心电图机的灵敏度是否正常，检测方法：导联选择开关置于"Test"位(有的标注"1mV")，灵敏度选择开关置于"1"挡(10mm/mV)，将工作开关置"观察"位，利用本机内的1mV标准信号，不断地打出矩形波，在走纸过程中，记录下矩形波的幅度。调节增益电位器，使描记幅度正好为10mm。改变灵敏度选择开关的位置，给出1mV标准信号时，应能得到成比例变化的矩形波信号。

3. 噪声和漂移　噪声指的是心电图机内部元器件工作时，由于电子热运动等产生的噪声，而不是因使用不当外来干扰形成的噪声，这种噪声使心电图机在没有输入信号时仍有微小杂乱波输出，这种噪声如果过大，不但影响图形美观，而且还影响心电波的正常性，因此要求噪声越小越好，在描记的曲线中应看不出噪声波形。噪声的大小可以用折合到输入端的作用大小来计算，一般要求低于相当于输入端加入几微伏至几十微伏以下信号的作用。国际上规定≤15μV。

漂移是指输出电压偏离原来起始点而上下漂动缓慢变化的现象。心电图机采用了将直流信号或变化极缓慢的信号进行放大的直流放大器，级间采用直接耦合的方式，当放大器的输入端短路时，输出端也有缓慢变化的电压产生，这种现象叫做漂移，也叫零点漂移；一般情况下，放大器的级数越多，零点漂移越严重，当漂移电压的大小可以和心电信号电压相比时，就会造成分辨困难。

零点漂移的主要原因是晶体管参数随温度的变化而产生的；放大器电源电压的波动也会引起静态工作点产生变化，以致产生漂移；电路元件老化，其参数随着使用时间的延长而改变，也会引起零点漂移。

噪声和漂移可按以下方法检测。机器接通电源，导联选择开关置于"Test"位(1mV位)，增益调节器置最大，有笔迹宽度调节的机器，将笔迹调到最细，走纸时，观察记录笔迹应是一条很平稳光滑的直线。若笔迹有微小抖动，则是噪声所致。若基线位置缓慢移动，则是漂移的原因。

4. 时间常数　若给RC串联电路接通直流电压E后，电容器的充电电流并不是一个常量，而是时间t的函数。表达式为：

$$i_c(t)=\frac{E}{R}\mathrm{e}^{-t/\tau}$$

式中：τ为时间常数，$i_c(t)$为t时刻电容两端的充电电流

该式说明电容器的充电电流i_c由初始值E/R开始，随着时间的延长，按指数规律衰减，当t等于时间常数τ时，其值衰减到初始值的1/e，即36.8%。

基于上述原理，心电图机的时间常数τ的数值，是指在直流输入时，心电图机描记出的信号幅度将随时间的增加而逐渐下降，输出幅度自100%下降到37%左右所需的时间。这个指标一般要求大于3.2s，若过小，幅值就下降过快，甚至会使输入信号为方波信号时输出信号变成尖峰波，这就不能反映心电波形的真实情况。

时间常数τ按以下方法检测。心电图机工作在标准灵敏度状态，导联选择开关置于"Test"位(1mV位)，将描笔基线调置记录纸中心线上，走纸时，按下1mV定标电压开关，直到记录笔回到记录纸中心线再松开，停止走纸。计算波幅从10mm下降到3.7mm时所经过的时间，就是该

机的时间常数τ。时间常数的测最，如图5-35所示。

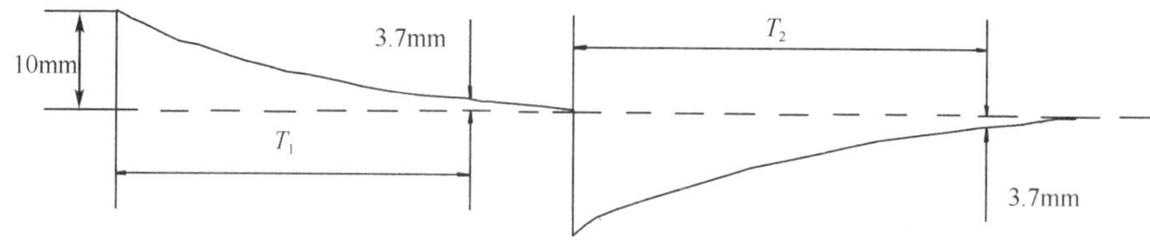

图5-35　时间常数的测量

在走纸速度为25mm/s时，心电图记录纸每一小格代表时间0.04s，将波幅自10mm下降到3.7mm所经过的格数x乘以0.04，即得出时间常数。

$$\tau=0.04x$$

5. 线性　心电图机的线性包括移位非线性和测量电压的线性两个方面。

(1) 移位非线性。心电图机的描笔在描记宽度允许的范围内，处于任何位置时，输入相同幅度的信号，描笔偏转的幅度若相同，则此心电图机的线性良好，描笔偏转的幅度若不同，则此心电图机线性不好。线性不好的心电图机在描记心电图波形时会产生失真。

影响心电图机线性指标的因素较多。如晶体管的输入特性、输出特性，差动放大器电路的对称性，以及放大器工作点的设置等等，都影响格机的线性。

心电图机的线性按以下方法检测。将机器接通电源，导联选择开关置“Test”位(1mV)，将描笔基线调到记录纸的下沿处，灵敏度选择开关置10mm/mV。走纸时，并不断给出1mV标准信号，同时调节基线电位器，改变描笔在记录纸上的基线位置，测出矩形波形。通过比较各个位置上矩形波的幅度，来判断整机的线性。线性检测波形，如图5-36所示。

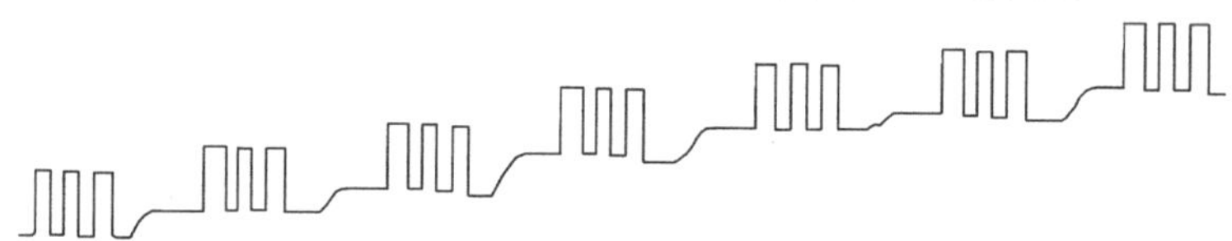

图5-36　线性检测波形

(2) 测量电压的线性。线性好的心电图机，在输入信号幅度变化时，输出信号应与输入信号成正比变化。如当心电图机处于10mm/mV标准灵敏度情况时，给心电图机分别输入0.1mV，0.2mV，0.3mV……在输入不同的幅值信号时，如果描记下来的输出信号高度分别为1mm，2mm，3mm……则说明心电图机线性好，线性误差为零。实际上由于心电放大器非线性失真等原因，心电图总是存在一定线性误差，线性误差越小，说明非线性失真越好。当工作频率在0.05~100Hz时，要求描笔记录幅度在±20mm之内，线性误差应小于10%。

6. 耐极化电压　皮肤和表皮电极之间会因极化而产生极化电压。这主要是由于心动电流流过后形成的电压滞留现象，极化电压对心电图测量的影响很大，会产生基线漂移等现象。极化电压最高时可达数十毫伏乃至上百毫伏。处理不好极化电压，产生的干扰将是很严重的。

尽管心电图机使用的电极已经采用了特殊材料，但是由于温度的变化以及电场和磁场的影响，电极仍产生极化电压，一般为200~300mV，这样就要求心电图机要有一个耐极化电压的放大器和记录装置。

7. 阻尼　心电图机的阻尼是指抑制记录器产生自激振荡的能力。调节适当就可防止记录器按固有频率振荡运动。当心电图机的阻尼过大时，心电图上微小的波形幅值降低。严重时甚至描记不出来。当阻尼过小时，心电图上的尖峰波(如R波、S波等)幅值会增加。故需将其调至适中状态，以保持不失真的记录波形。

心电图机的阻尼按以下方法检测。机器接通电源后，导联选择开关置“Test”位(lmV位)。

灵敏度调于10mm/mV，走纸时，不断打出标准电压的矩形波，并观察波形。

阻尼过大的波形折角处圆滑。阻尼过小的波形折角处出尖脉冲。一般用定标波形检验阻尼状况，定标波形方波不发生畸变即阻尼适中。心电图机阻尼过大、过小及正常时描记的定标波形，如图5-37所示。

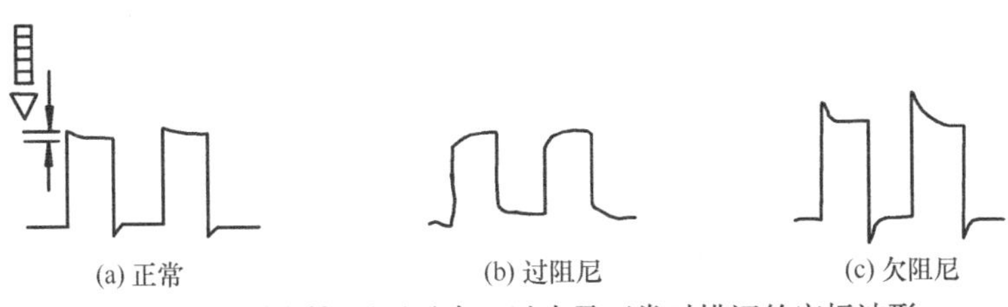

图5-37　心电图机阻尼过大、过小及正常时描记的定标波形

8. 频率响应特性　人体心电波形并不是单一频率的，而是可以分解成不同频率、不同比例的正弦波成分，也就是说心电信号含有丰富的高次谐波。若心电图机对不同频率的信号有相同的增益，则描记出来的波形就不会失真。但是放大器对不同频率的信号的放大能力并不是完全一样的。心电图机输入相同幅值、不同频率信号时，其输出信号幅度随频率变化的关系称为频率响应特性。心电图机的频率响应特性土要取决于放大器和记录器的频率响应特性。频率响应越宽越好，一般心电图机的放大器比较容易满足频宽要求，而记录器是决定频率响应的主要因素。

心电图机的频率响应特性按以下方法检测。选用低频信号发生器提供1~70Hz的正弦波信号。通过导联线将振荡信号输入到心电图机中。导联线的左手电极(黄色线)接信号发生器的输出端，右手电极(红色线)与右腿电极(黑色线)短路后接信号发生器的接地端。心电图机工作在标准灵敏度状态，将阻尼调节正常。导联选择开关置于标准“Ⅰ”导联。选定信号发生器的工作频率为10Hz，调节信号发生器的输出强度，使心电图机描记幅度达到10mm。走纸时，记录下这个波形。固定信号发生器的输出强度(必要时，用数字电压表监视信号发生器的输出幅度，保持其不变)，改变信号发生器的工作频率，观察并让心电图机分别记录下波形。以工作频率为横坐标，信号波幅值为纵坐标，将上述记录情况描绘出一条曲线，即心电图机的频率响应特性曲线。

9. 共模抑制比　心电图机一般都采用差动式电路。这种电路对于同相信号(又称共模信号，例如周围电磁场所产生的干扰信号)有抑制作用，对异相信号(又称差模信号，欲描记的心电信号就是异相信号)有放大作用。共模抑制比(CMRR)，指心电图机的差模信号(心电信号)放大倍数A_d与共模信号(干扰和噪声)放大倍数A_c之比，表示抗干扰能力的大小。

心电图机的共模抑制比按以下方法检测。共模抑制比的测试电路，如图5-38所示。这是一个矩形波发生器。图中E是1.5V电源(可用普通干电池)，K是微动开关，R是防止电源短路的电阻，数值没有严格限制，一般选10kΩ。将此矩形波发生器的输出一端与导联线中的右腿电极(黑色线)相接，另一端与左、右手电极(黄色线和红色线)接在一起，导联线与心电图机接好后，心电图机置标准灵敏度，导联选择置标准“Ⅰ”导联，按下矩形波发生器的微动开关K，记录下此时信号波形幅度。若信号波形幅度为x，则共模抑制比：

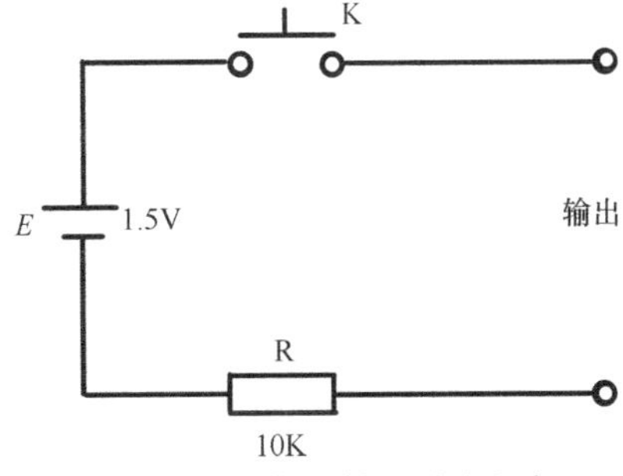

图5-38　共模抑制比测试电路

$$CMRR=\frac{A_d}{A_c}=\frac{100\text{mm}/1\text{mV}}{x\text{mm}/1.5\text{V}}=\frac{15000}{x}$$

若测得x=5mm，那么，该机的共模抑制比为3000：1。

10. 走纸速度 在心电图机记录纸上，横坐标代表时间，因此走纸速度的准确性就直接影响到所测最心电图波形的时间间隔的准确性，这就要求走纸速度均匀。常用的走纸速度有25mm/s和50mm/s两挡。

心电图机的走纸速度按以下方法检测。心电图机置于“Test”位(1mV位)，通电走纸，观察秒表指针，在开始计时的瞬间，记录一个1mV标准矩形波，经过时间t后，再记录一个矩形波，然后数出两个矩形波前沿(走纸记录始、终点标志)之间的小格数x，一个小格的间距是1mm，所以，走纸速度：

$$v = x/t$$

例如，记录时间t=10s，两个矩形波前沿间距共250个小格，那么记录速度就是25mm/s。

11. 绝缘性能 为了保证医务人员和患者的安全，心电图机应具有良好的绝缘性。绝缘性常用电源对机壳的电阻来表示，有时也用机壳的漏电流表示。一般要求电源对机壳的绝缘电阻不小于20MΩ，或漏电流应小于100μA。为此，心电图机通常采用“浮地技术”。

所谓浮地技术就是指将与病人直接相连的电路(如输入部分、前置放大部分)的地线悬空，与后级主放大电路、记录器驱动电路及走纸部分的地线隔离，以保证病人与大地之间绝缘，地线悬空的电路称为浮地电路。为了实现浮地电路与后级接地电路在电气上的隔离，同时又能将心电信号传到后级，一般采用光电耦合电路进行信号传递，同时在电源部分也必须通过变压器实现接地与浮地的隔离。

第六章　放射治疗设备

第一节　概　　述

放射治疗技术是通过人工射线或天然射线对肿瘤病人或其他病灶实施无创性治疗的现代放射治疗手段。人工射线是由各类人工射线装置或设备产生的放射线；天然射线是由天然放射性核素发出的放射线。放射治疗设备是伴随着放射线的发现与应用研究而逐步发展起来的现代医学治疗装备。

一、放射线的发现与医学应用

1895年，德国物理学家伦琴(William Conrad Roentgen)发现了X线。1896年，法国物理学家贝克勒尔(Becquerel)发现了放射性核素镭(^{226}Ra)。1898年，法国物理学家居里(Pierre Curie)夫妇成功地分离出了放射性核素镭(^{226}Ra)，并首次提出了“放射性”的概念，为放射诊断学和放射治疗学奠定了基础。1899年，在瑞典的斯德哥尔摩，医生们首次应用电离辐射治疗皮肤癌病人。1905年，居里夫人与其他科学家一起发明了将核素镭(^{226}Ra)用铂金封装成管状线源的放射源，用于治疗皮肤癌和宫颈癌，开发出近距离敷贴治疗和腔内放射治疗的新技术。1906年，人们发现，放射性核素产生的电离辐射仅对部分病种和病例有效，也发现了一些经过放射治疗后的放射损伤。当时，没有可靠的放射治疗设备，基本是手工操作，由于放射性核素随时都有放射性，因此对工作人员具有很大的辐射损伤和潜在的误照危险，并且也不知道怎样测量电离辐射的质和量，对放射治疗的机制也不是很清楚，所以，放射治疗技术一度步入低潮。

二、千伏(kV)级X线治疗设备

随着科学家对放射物理学和放射治疗机制等科学技术的持续研究，人们认识到，由于天然放射源存在能量低、放射性不易控制等诸多缺点，只能用于部分皮肤癌等表浅部位病灶的放射治疗，对较深部位的肿瘤则无能为力。因此，学者们逐步将视野与精力转入了对人工射线装置和放射治疗设备的研究与研制阶段。1910年，美国人Coolidge研制成功钨丝热阴极X线管。1913年，Coolidge研制成功140kV级X线机。加在X线管上的电压越高，X线的能量就越高，辐射就越深。因此，人们就用X线管的管电压来表示X线的输出能量。根据不同的能量范围，可将其分为以下三种类型：接触X线治疗机(10~60kV)；浅部X线治疗机(60~160kV)；深部X线治疗机(160~400kV)。后来还出现过800kV和1000kV的X线治疗机，但由于技术和安全等原因而没有在临床上得到推广应用。由于千伏级X线治疗机具有辐射可控性等优点，保障了工作人员的辐射安全性，因而受到设备操作人员的欢迎。但理论和实践都表明，千伏级X线治疗机输出的X线的能量仍然太低，其最大剂量分布在皮肤下较浅部位，当治疗较深部位肿瘤时，在肿瘤尚未得到足够剂量时，皮肤反应已经非常严重。但受材料和安全技术等因素的制约，其管电压不可能继续提高，因此，千伏级X线治疗机后来逐步走入低谷，直至淘汰，目前已经很难见到。

三、兆伏(MV)级X线治疗设备

如前所述，以X线管为核心部件的X线治疗机，只能提供千伏级X线，适合于表浅组织的肿瘤放射治疗。因此，要对体内深部肿瘤实施无创性放射治疗，只能依靠开发新的人工射线装置或放射治疗设备。

事实上，兆伏级以上的射线装置，首先是原子能研究或者说核能研究领域的产物，在医学上的应用只是其众多应用领域的一个分支而已。1931~1937年，美国、法国和英国等国家，曾先后将输出能量为1~2.5MeV的电子静电加速器应用于临床放射治疗。但由于这类装置的输出能量仍然较低，而且体积庞大，不适合于医院环境的应用，从而没有得到进一步的发展与应用。1940~1949年，美国、德国、日本、前苏联和瑞士等国家，曾先后将电子感应加速器应用于临床放射治疗。但由于这类装置运行时电磁铁的噪声很大，而且输出射线的剂量率不稳定，辐射性能较差，因此也没有得到进一步的发展。1950年，加拿大科学家利用反应堆生产的人工放射性核素60钴(^{60}Co)，研制生产出外照射钴治疗机。这种装置可以发射1.17MeV和1.33MeV两种γ射线，其深度剂量分布与2.5MeV的电子加速器相当。由于这种装置结构简单、成本较低、运行维护方便。为了开发更高能量并且适合于医用的放射治疗设备，在20世纪50~70年代，许多国家先后研究开发了各种不同类型的医用加速器，主要类型包括：电子回旋加速器、电子直线加速器、质子加速器和其他重离子加速器等。由于医用电子直线加速器可以输出不同能量的X线和电子射线，输出能量可以从几个MeV到几十MeV，基本可以满足临床需求，且其相对成本较低，因而得到了迅速发展。其他几类医用加速器，虽然性能也比较优越。

四、放射治疗的发展

与以往手术治疗不同的是，放射治疗属于无创治疗，因此，照射部位、照射角度以及照射野形状的选择和病灶的定位就显得非常重要。普通放射治疗的常规定位方法是在模拟定位机上通过X线透视的方法确定病灶部位、形状和照射角度等，并在人体表面画上标记，然后在放射治疗机上实施放射治疗。显然，这种定位方法的位置误差较大，有时会影响疗效。因此，在研究开发各种放射治疗设备的同时，尤其是在确立了医用电子直线加速器在放射治疗领域的主导地位之后，如何提高并确认病灶的定位精度，自然就成了放射治疗设备研究的主攻方向。1949年，瑞典的Leksell首次提出了立体定向放射外科理论，开创了精确放射治疗的先河。1959年，日本的Takahashi提出了“适形”放射治疗原理，首创多叶准直器。1968年，瑞典的Elekta公司推出了以^{60}Co为辐射源的专门用于脑部肿瘤治疗的立体定向放射外科治疗装置，该装置是利用201颗^{60}Co辐射源发出的γ射线，经准直孔聚焦到脑部肿瘤进行精确放射治疗。治疗效果可与手术切除相媲美，故这种放射治疗装置被称为γ-刀系统，是脑部肿瘤的专用精确放射治疗设备，至今临床上仍在应用。1974年，美国的Larsson等提出了用医用电子直线加速器代替^{60}Co做立体定向放射治疗的建议，开创了以医用电子直线加速器为放射源的精确放射治疗新起点。1977年，美国的Bjangard和Kijewski等提出了“调强适形”放射治疗原理。1984年，出现了以医用电子直线加速器为辐射源，采用非共面弧形旋转放射治疗的头部专用立体定向放射治疗装置，可以达到毫米级甚至更高的立体定向定位精度。由于医用电子直线加速器发出的是X线，并且专门用于头部精确放射治疗，也可以达到类似于手术切除的治疗效果，故被称为头部X-刀，简称“头-刀”。1994年，瑞典LaX等开发了专门用于体部精确放射治疗的立体定向定位系统，被称为体部X-刀，简称“体-刀”。2003年之后，美国瓦立安公司(Varian)、瑞典医科达公司(Elekta)和德国西门子公司(Siemens)等先后开发并推出了以医用电子直线加速器为核心的“调强适形”放射治疗设备(intensity modulate dradiation therapy，IMRT)和“影像引导”放射治疗设备(image guide radiation therapy，IGRT)。标志着放射治疗设备已经进入了一个以“调强适形”和“影像引导”为核心技术内容的精确放射治疗新阶段。

第二节　各种放疗设备简介

放射治疗设备，按照射方式可以分为体外照射和体内照射两大类。

体外照射又称为远距离照射，简称外照射，是将放射源置于体外一定距离进行照射，放射线需经皮肤和正常组织才能到达肿瘤或病变组织。根据不同病灶，只要选择合适的射线类型和能量，精心设计治疗计划和治疗方案，就可以达到预计的治疗效果。临床上常用的体外放射治疗设备有：千伏级X线治疗机、^{60}Co治疗机、医用电子直线加速器等。近年来，随着自动控制技术和计算机技术的飞速发展，在普通医用电子直线加速器上辅加动态多叶光阑(MLC)、实时验证系统和呼吸门控系统等装置，使得“适形治疗”“调强治疗”和影像引导下放疗(IGRT)等精确放射治疗技术获得了迅速发展。另外，外照射设备还包括性能更加优越的质子加速器和重粒子加速器等高能粒子加速器，但由于受到技术水平和设备造价等因素的制约，这类加速器还很难在放疗界得到推广应用。千伏级X线治疗机和^{60}Co治疗机是早期的外照射设备，前者目前已趋于淘汰；后者由于设备结构比较简单，成本较低，具有较好的临床意义，目前在中小医院仍有一定的市场。而在大型综合性医院和专业肿瘤医院，作为主流外照射设备，医用电子直线加速器正在放疗界得到迅速推广和应用。

体内照射也称为近距离照射，是通过人体的自然腔道或组织间置人的方法，将同位素放射源直接贴近病灶部位进行照射。其特点是对某些部位的病灶，如食管癌、直肠癌、宫颈癌等直接实施放射治疗，对周围组织损伤较小，治疗效果较好。

早期的内照射或近距离照射一般是手工操作，缺点是定位不够准确，照射剂量难以掌握，对工作人员的放射防护也比较困难。随着计算机技术和自动控制技术的不断发展，20世纪80年代中期，荷兰的核通公司率先研制生产出了以^{192}Ir为放射源的内照射近距离后装治疗机，推动了内照射近距离放射治疗技术的迅速发展。目前，市面上和临床上正在使用的内照射近距离后装治疗机，从基本结构和工作原理上来讲，都与核通公司的产品大同小异，没有根本区别。

一、医用加速器

加速器是“带电粒子加速器”的简称。从微观上来说，我们无法用人工方法控制不带电的粒子(例如中子)，但可以通过电场和磁场让带电的粒子(例如电子、质子等)加速或改变运动方向，所以，我们通常所说的加速器就是指“带电粒子加速器”。

加速器不但是人类开展高能物理研究，探索物质内部结构并开展核能研究与应用的必备工具，也在辐照加工、无损检测、食品保鲜、医学诊疗、消毒灭菌和环境治理等许多民用领域得到广泛应用。

(1) 按照加速原理可以分为：直流高压型加速器、谐振型加速器、感应型加速器。

(2) 按照加速路径可以分为：直线加速器和回旋加速器。

(3) 按照加速能量可以分为：低能加速器(100MeV以下)、中能加速器(100MeV至1GeV)、高能加速器(1GeV以上)。医用加速器则一般称为中能机或低能机。

(4) 按照粒子类型可分为：电子加速器、质子加速器、重粒加速器和中子治疗加速器。

(5) 按照用途可分为：放射治疗用加速器、为PET提供诊断专用核素的加速器两类。

二、千伏级X线治疗机

自1895年伦琴发现X线以来，起初主要是用于临床影像诊断。到20世纪初，随着科学技术的进步和发展，X线机产生的X线的能量可以进一步提高，为治疗人体部分组织的病灶奠定了技术基础。到20世纪40~50年代，X线治疗机在临床上得到了较广泛的认可。

(一) 基本结构

由于千伏级X线治疗机的作用是提供治疗用的X线，所以不用配置影像增强器和相关的影像处理器件，除此之外，一台千伏级X线治疗机的基本结构，如图6-1所示。

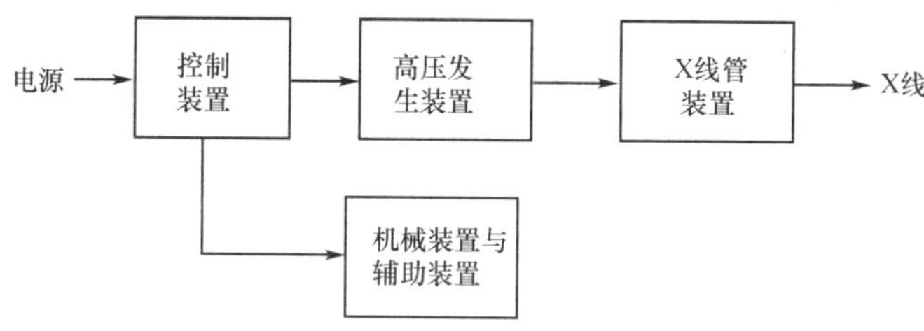

图6-1　X线机结构方框图

X线管是X线治疗机的心脏，是产生X线的关键部件，结构如图6-2所示。

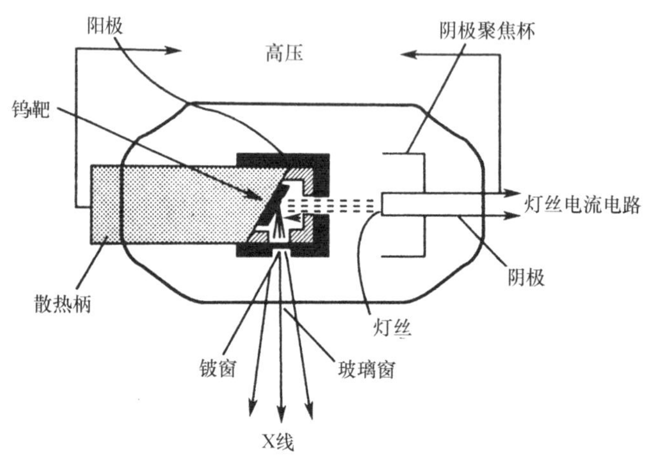

图6-2　深部治疗X线管结构示意图

(二) 工作原理

灯丝通电加热以后，形成局部电子云团，即电子源。这时，如果在阳极与阴极之间施加正向高电压(管电压)，在正向强电场的作用下，电子源向钨靶高速运动，与之碰撞，产生用于治疗病灶的千伏级X线。

电子轰击靶面将动能的1%转变成X线，其余99%转变成热。一般浅层X线治疗机用风冷或水冷；中层和深层的要用油冷，并用水对油进行冷却。在X线球管两极施加不同的管电压，就会产生不同能量的X线。千伏决定X线的“质”，即X线的穿透能力。管电压越高，X线的质就越高，穿透力越强。除了管电压之外，影响X线质的因素还很多，就两台X线治疗机来说，尽管它们的管电压相同(kV相等)，但由于结构上的差异、球管管壁吸收的影响、过滤板材料及厚度的差异等因素的影响，所产生的X线的质就会不同。因此，对千伏级X线治疗机而言，不能用管电压来表示X线的质。临床上，一般是用“半价层(HVL)”来定义低能X线的射线质。一般120kV

以下的浅层X线用铝表示半价层，120~400kV的中、深层X线用铜加铝表示半价层(HVL)。

三、^{60}Co治疗机

随着核技术的应用于发展，人们发现，放射性核素^{60}Co发射出的γ射线可以达到兆伏(MV)级能量，具有更强的穿透能力，不但可以治疗浅表组织的病变，还适合于治疗较深处的病变，而且结构比较简单，制造和运行成本都比较低，因此自20世纪60年代起，外照射^{60}Co治疗机就逐步取代了千伏级X线治疗机而成为当时临床放射治疗设备的主流机型。

(一) 基本结构

^{60}Co治疗机按结构分有固定式和旋转式两种类型，固定式^{60}Co治疗机是早期产品，已被旋转式治疗机^{60}Co逐步取代。旋转式^{60}Co治疗机的机架可以做360°旋转，机头也可朝一定方向移动，照射起来方便，可以做多种治疗，如等中心治疗、切野照射等，有些还能做钟摆照射和定角照射等。旋转式^{60}Co治疗机的外形结构，如图6-3所示，它主要由治疗机头、准直器、治疗机架、治疗机床和控制操作部分等组成。

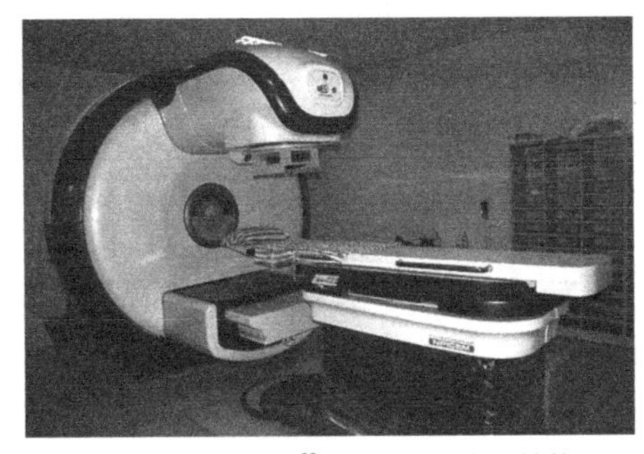

图6-3　旋转式 ^{60}Co治疗机外形结构

1. 治疗机头　治疗机头是^{60}Co治疗机的关键部件，内部装有放射性核素^{60}Co，俗称钴源。为使放射源能在关机储存和开机照射状态之间自如转换，治疗机头内必须安装遮线器装置。当遮线器处于关位时，射线束被遮挡，治疗机处于安全状态；当遮线器处于开位时，射线束从机头射出，处于治疗状态。常用的遮线器有：钨门式遮线器、旋转式遮线器、水银柱式遮线器和抽屉式遮线器等4种基本形式。其中，抽屉式遮线器是目前最常用的一种方式，最具有代表性，抽屉式遮线器的工作原理，如图6-4所示。首先将钴源的源容器装在一只抽屉中，防护机头中间有一条可以自由运动的滑道，抽屉的运动动力是靠压缩空气完成的，在压缩空气的气路中，有电控阀门，把压缩空气注入气缸的左端或右端，使抽屉自由运动，达到放射源自由开启或关闭的功能。

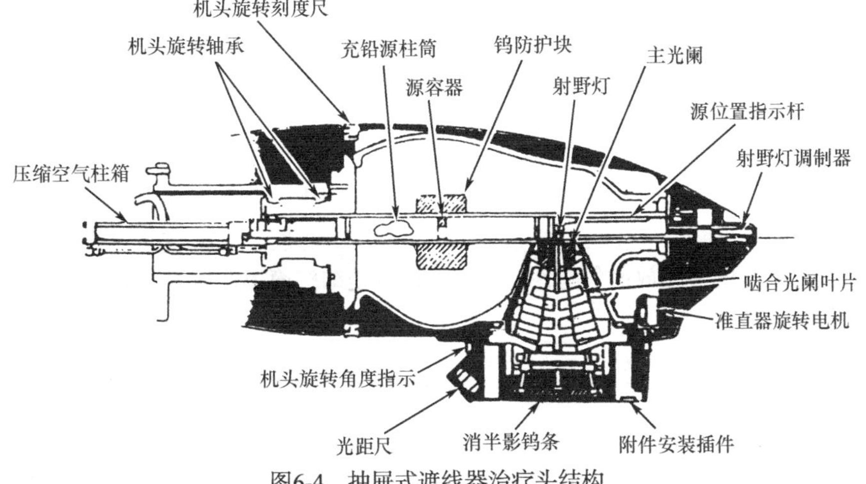

图6-4　抽屉式遮线器治疗头结构

2. 准直器 限制射线束的范围，即改变照射野大小以适应治疗需要。根据国际放射防护委员会(ICRP)推荐：准直器的厚度应使漏射量不超过有用照射量的5%。按照这个要求，^{60}Co准直器的最小吸收厚度应为4.5个半价层。准直器一般有固定式和可调式两种，因为准直器本身很笨重，所以固定的很少有人使用，大多数是可调的准直器。钴源包壳一般是直径为20mm厚的不锈钢容器，并非“点源”，因此，“半影”较大，为了减少几何半影，准直器距体表越近越好，但太近不利于机器转角旋转，同时由于准直器的散射剂量破坏建成效应反而提高了表面剂量，因此准直器一般距离体表不能低于15~20cm。为了减少穿射半影，准直器的厚度应>4.5半价层，也就是说用铅作准直器时厚度应>7cm，而且均采用复式球面结构。

3. 治疗机架 治疗机架是机器的支撑装置，整个机器的所有部件都由机架将其连为一体，直立固定式^{60}Co机的机架较为简单，主要就是支撑防护机头和平衡体，而回转式机器除有支撑作用外，还是等中心技术的最基本组成部分。

4. 治疗床 治疗床要能够承载足够体重的病人，当射线通过时，其吸收剂量小、散射少。同时，床面能垂直升降，既满足治疗需要，病人上下床方便，左右移动灵活，又可保持稳定。纵向移动也是同样要求。床座和床面都可旋转角度都是±90°。

5. 控制系统 ^{60}Co治疗机的控制系统由电气控制、机械控制和安全保护控制等部分组成。控制台配有总电源开关、源位指示灯、双道计时系统、治疗机控制钥匙开关、门连锁指示、气源压力系统、机头机架角度指示、电视监控和对讲机等。

为保证机器的正常运行，保证病人及工作人员的安全，^{60}Co治疗机必须设置一系列的安全连锁装置，这些装置都连接到主控电路中，也就是说，无论哪一个安全连锁不在正常位置，机器都不能顺利出源治疗。

(二) 工作原理

^{60}Co是一种放射性核素，是由普通金属^{59}Co在反应堆中经热中子照射轰击所产生的不稳定核素，人们就是利用^{60}Co在核衰变过程中放射出的γ射线对肿瘤进行放射治疗。由于^{60}Co是核反应堆的产物，所以称为人工放射性核素。钴源放射出的γ射线平均能量为1.25MV，半衰期是5.27年，约平均每月衰减1.1%，使用寿命一般是7.6年。

临床上常用的钴源多是颗粒状，^{60}Co粒被封装在金属不锈钢包壳里面。封装好的^{60}Co源，平时被存储在机头的“源容器”内。需要治疗时，通过特制的机械装置，将^{60}Co源自动推到照射窗口处。通过准直器等射线控制与遮挡装置进行放射治疗。治疗结束后，机器会自动将^{60}Co源拉回“源容器”内储存。由于^{60}Co源是活度很高的放射性核素，如果回源不到位，就会造成放射事故，因此，必须随时检查^{60}Co源归位情况，以保证病人和工作人员不会因为意外照射而受到伤害。

更换^{60}Co源时，每个程序都要考虑周到，严格按照程序操作。装源过程中和装源结束后，都要进行严格检测，做到万无一失，确保工作人员安全。^{60}Co治疗机的主要缺点是射线的剂量分布特性不够理想，皮肤受量较大，能量不可调节，适应证受到一定限制；而且需要定期换源，对工作人员具有较大的潜在放射危险性。其主要优点是结构简单，成本较低，因此，目前在中小医院仍有一定的市场。

四、γ-刀系统

γ-刀系统是以许多颗^{60}Co颗粒为辐射源的三维聚焦脑部精确放射治疗系统。目前临床上应用的γ-刀系统基本上都是以201颗^{60}Co为辐射源的高精度聚焦放射治疗系统，该系统的外形结构，如图6-5所示。由于^{60}Co产生的是γ射线，通过多点聚焦辐射能使损毁靶区的边缘如手术切除般的整齐，或者说病灶周围的剂量分布梯度很陡，就跟刀切的效果一样，因此，用这种设备实施脑部放射治疗通常称为“γ-刀手术”，所用的设备称为γ-刀系统。

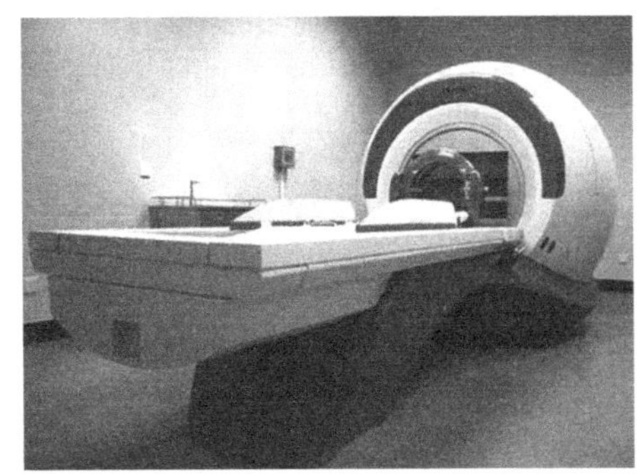

图6-5　γ-刀系统外型结构

γ-刀系统的组成除了系统主机之外，还包括定位头盔、病人治疗床、液压驱动系统、操作控制系统和计算机治疗计划系统等部分。以^{60}Co为辐射源的γ-刀系统主要有以下特点。无手术创伤，用γ-刀系统不用开颅即可“切除”颅内病变，治疗中不需麻醉，病人保持清醒，无痛苦，不出血，无术后感染；手术精确，误差小，如使用得当，对周围组织不会造成伤害；简便，省事，通常只需治疗一次。手术时间一般只需要3~5h，病人可在门诊或住院1~2d内完成，不良反应小，不需术后疗养。

缺点是辐射源具有放射性污染，对工作人员具有潜在的放射损伤危险；功能比较单一，适应证少(只适用于脑部病灶)；设备造价高，性价比较低。

五、X-刀系统

X-刀系统是以医用加速器为核心设备，附加三维立体定向定位装置，在现代影像设备(CT、MRI等)和计算机技术的配合下，实施立体定向精确治疗的放射治疗系统。用于脑部精确放射治疗的X-刀系统称为头部X-刀系统，简称“头-刀”，如图6-6所示；用于体部精确放射治疗的X-刀系统称为体部X-刀系统，简称“体-刀”，如图6-7所示。X-刀系统一般包括：医用加速器、二次准直器(或MLC)、三维坐标定位系统、CT(MRI)成像系统和X-刀治疗计划系统等。

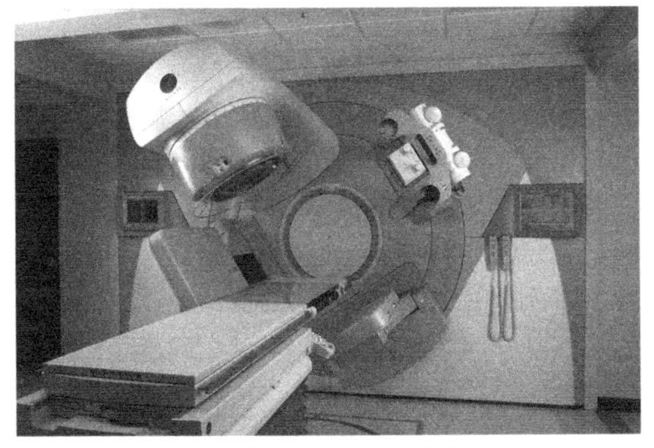

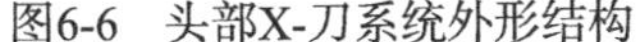

图6-6　头部X-刀系统外形结构

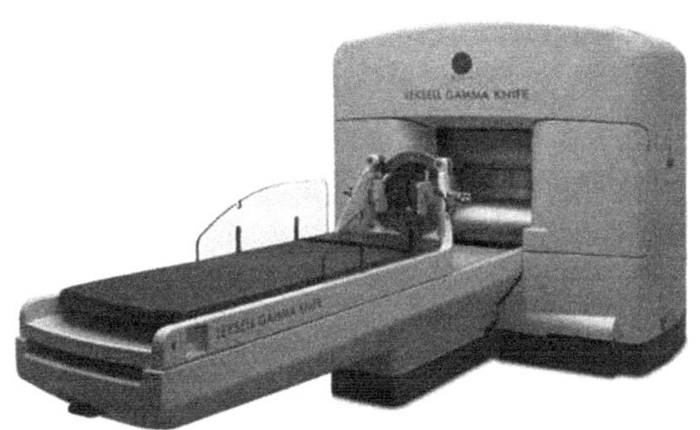

图6-7　体部X-刀系统外形结构

X-刀系统的基本工作原理：将病人固定于三维立体定位坐标上，使病灶处于三维坐标之内，经CT(MRI)断层扫描得到带有特定三维坐标的图像之后，在X-刀治疗计划系统的计算机上进行三维图像重建，同时勾画出靶区和重要器官，并确定靶区在三维坐标上的精确位置，设计出最合理的治疗计划。进行治疗时，病人仍要置于图像扫描时的三维坐标之内，并保持人体与三维坐标之间的原始位置不变。通过三维坐标系统与医用加速器系统的配合设置，使病灶严格置于加速器的等中心处。之后，在计算机控制下，按照设计好的治疗计划进行多角度、多弧面、全方位立体定向聚焦放射治疗，可以达到与“γ-刀”系统类似的治疗效果。由于医用电子直线加速器输出的是X线，所以称为“X-刀”。X-刀系统不但与γ-刀系统具有相同的治疗优势和治疗效果，而且可以一机多用，平时做普通放射治疗，需要时可做头部X-刀或体部X-刀，投资少，效率高。因此，X-刀系统具有全面取代γ-刀系统的趋势。另外，“适形放疗”和“调强放疗”是近年来和未来的放疗热点。

第三节　放疗配套设备

一、模拟定位机

常规医用加速器本身没有拍照和透视功能，是“看”不到人体内部的组织结构和病变部位的。因此，在对病人进行放射治疗之前，必须使用另外的诊断设备确定病人体内病变的部位、大小、形状、深度以及病变部位与重要器官之间的相对位置等。同时，还要确定加速器的照射方向、照射野的大小和形状，确定机架、机头和治疗床的旋转角度等相关的机械参数。这些工作要在独立安装的模拟定位系统上进行，常用的模拟定位系统是模拟定位机。

(一) 常规模拟定位机

常规模拟定位机是为模拟放射治疗机(如医用加速器、^{60}Co治疗机)定出照射部位的放射治疗辅助设备，实际上是一台特殊的X线机，如图6-8所示常规模拟定位机结构组成包括主机、支臂、机柜、诊断床、操作台、X线高频高压发生装置、X线球管影像增强系统、专用图像处理系统、多功能数字化工作站。

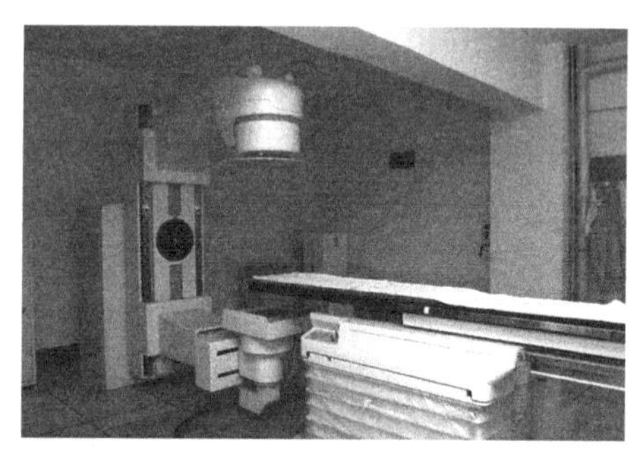

图6-8　模拟定位机

常规模拟定位机的机架旋转、机头转动、限束器开闭、距离指示、照射野指示、治疗床各部分运动，都与医用加速器、^{60}Co治疗机一样，因此它能准确地模拟加速器、钴机的一切机械运动。并通过模拟定位机的X线影像系统准确定出肿瘤的照射位置、照射面积、肿瘤深度、等中心位置等几何参数，以及机架旋转、机头旋转角度、源瘤距、源皮距、限束器开度、升床高度等机械参数，为治疗摆位提供了有力的依据，确保放射治疗的正确实施。

模拟定位机在整个放射治疗计划设计过程中有着重要作用：

(1) 靶区及重要器官的定位。

(2) 确定靶区(或危及器官)的运动范围。

(3) 治疗方案的确认。

(4) 勾画射野和定位、摆位参考标记。

(5) 拍射野定位片和证实片。

(6) 检查射野挡块的形状及位置。

(二) CT模拟定位机

随着计算机技术和医学影像技术的发展，肿瘤的放射治疗进入了“精确定位、精确计划、精确治疗”的“三精”时代；三维适形放疗(3Dintensity conformal radiation therapy，3DCRT)技术的兴起和发展，特别是三维适形调强放疗(intensity modulated radiation therapy，IMRT)渐渐成为放射治疗技术的主流，大大地改善和提高放射治疗质量。但是在三维适形调强放疗中，要求高剂量区分布的形状在三维方向上与肿瘤靶区的形状高度一致，这需要有复杂而精确的放疗计划，而精确的放疗计划必须要求精确的三维图像进行空间定位，而常规的X线常规模拟机只能提供两维的信息，因此集放射诊断、放疗计划、模拟定位和模拟治疗于一体的CT模拟定位系统在放射治疗中的作用与地位也就越来越重要，近年来国内外在这一领域也做了大量的研究工作，取得了重大进展，国外知名医疗器械公司先后将其商品化。

CT模拟定位系统由一台CT扫描机、一套虚拟定位及计划系统和一套三维(或四维)移动激光射野模拟系统三部分组成，如图6-9所示。三大部分通过数据传输系统在线连接。其中，CT扫描机又分为两种，即专用型和普通型。

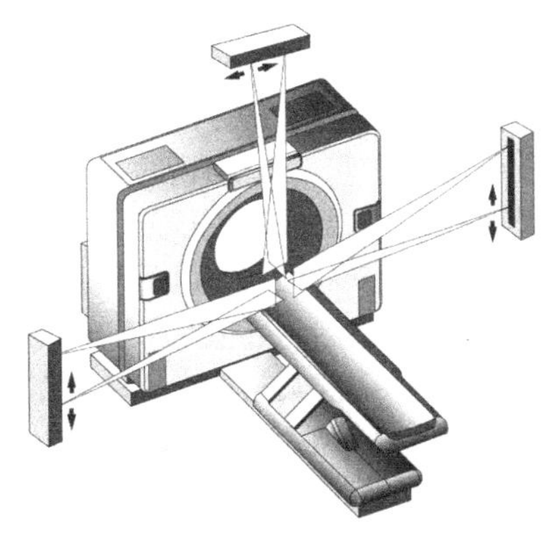

图6-9　CT模拟定位机

CT模拟具有传统X线模拟无法比拟的优点：

(1) CT模拟过程中无需患者在整个模拟过程中保持治疗体位，患者在CT床上保持治疗体位5~10分钟，完成CT扫描和体表中心标记后即可离开。

(2) CT模拟过程中图像质量、大小、观察角度都可以按照需要进行调整，部分DCR(partial digitally constructed radiographs)、部分DRR(partial digitally reconstructed radiographs)肿瘤靶区器官和组织的三维结构是在治疗计划系统中通过简单的坐标叠加和勾画形成(三维轮廓的精确性随CT扫描层厚和间距的加大而变化)，因而可清晰显示计划者感兴趣的结构。

(3) 在工作站上进行的虚拟模拟具有传统X线模拟机所有的功能(机架角度、光阑角度、床角度、射野大小及形状、组织补偿器的设置等)。

(4) 在以DRR为背景的BEV的窗口设计照射野与传统的模拟机很相似，而靶区和危险器官的可视性是传统模拟机无法比拟的。

(5) CT模拟使得常规模拟难以实现的复杂的射野设计(如多野非共面照射)变得轻而易举。

(6) CT模拟输出的DRR射野验证片可使得照射野参数和修饰是否正确在治疗前就能得到验证。

(7) 采用CT模拟修改射野时无需患者在场。

二、放射治疗计划

放疗患者从就诊、治疗到治疗结束一般分为四个步骤：体模阶段、计划设计、计划确认、计划执行。各步的有机配合是放射治疗成功的关键。

放射治疗计划就是在专用计算机系统的帮助下确定照射方式，计算出该照射方式的结果，再调整照射方式，直到满意为止。治疗计划是放疗技术特别是精确放疗技术实现的中枢环节。治疗计划系统的使用需要具备专业经验的经过特别培训的物理师和医师，医师确定肿瘤靶区和危及器官、临床剂量要求、评价治疗方案，物理师负责设计并修改照射方案、从剂量学角度协助医师评价结果、输出各种治疗所需资料等其他技术工作。

三维和调强放疗计划系统是目前放射治疗中使用最广泛、最完善和精度最高的治疗计划系统。三维计划肿瘤定义精度高、整体位置精度高重复性好、剂量精度高，可以从三维方向计算和调整射线剂量分布，提高了肿瘤疗效并降低正常组织的副作用。调强照射计划和三维计划很多方面相同或相似，但使用了逆向计算机优化系统，可自动计算出最佳治疗方案，通过配合特殊的射线控制方法和配套的硬件，可以更精确、有效地进行放射治疗。放射治疗计划过程包括患者数据获取、照射方案设计优化、照射方案实施准备三个环节。三维放射治疗、调强放射治疗、X-刀治疗患者数据通常是从在精确定位下的CT(或MR)数据通过网络获取。治疗方案设计首先由医师定义肿瘤解剖结构和其他组织器官结构，然后由物理师做照射方案设计并计算出剂量分布等结果，再由医师和物理师一起进行评价、修改、确定方案。这个环节确定了治疗可能达到的质量。在确定技术方案后，物理师输出各种技术数据。对三维技术，主要包括挡铅模具设计、各个方向射线的多少和如何将患者移动到正确的位置。对调强技术，还需要如何控制调强设备、如何验证等特别复杂的技术要求。

治疗计划所依据的影像资料为断层扫描图像。要进行立体放射精确治疗，首先要在计算机内进行三维图像重建，形成所谓的立体“虚拟病人”。三维图像重建的主要内容包括：勾画并形成病人的外廓形状、重要器官的形状和位置、病变组织的形状和位置等。同时，要能够在各个不同的层面，包括冠状面、矢状面和斜剖面等任意方向进行旋转和剖视，以便于进行最佳的照射野设计。在照射野的设计中，主要内容包括：确定照射野的数量、选择最佳的入射方向和各个照射野的形状，从而确定加速器的机架旋转角度、机头旋转角度、准直器(包括MLC)的开野大小和形状等射野参数。

剂量计算是治疗计划系统的核心内容之一。剂量计算功能包括剂量计算和剂量优化。因为病人体内的肿瘤或者病变组织一般呈现不规则的立体几何形状，因此，要根据前面确定的射野参数，选择合适的射线能量和各个照射野的照射剂量，并迅速计算出多束射线共同形成的剂量分布情况。剂量分布原则：病灶要全部处在高剂量区，正常组织要处在低剂量区，而重要器官的剂量分布必须低于耐受剂量。如果剂量分布不够理想，可以适当调整相关参数进行重新计算，直到比较理想为止。

治疗计划的评估分为定量评估法和品质评估法。定量评估一般是采用体积直方图(DVH)的方法来表示病变组织和正常组织接受照射剂量的百分比，从而评价所设计的治疗计划是否符合要求。品质评估目前多是采用“等剂量曲线”法，在二维图像上表示不同的剂量分布区域，这种方法比较直观，因此，在放射治疗计划系统中得到了比较广泛的应用。为了适应“适形治疗”和“调强治疗”放射治疗技术的需要，目前比较先进的放射治疗计划软件还可以采用“等剂量体积”的评估方法，可显示立体的或者说三维剂量分布情况。通过这种方法，可以评价剂量的空间分布形状和照射强度是否符合被照射病变组织的立体形状，如果不相符合，可调整计划重新评估，直到吻合为止。

三、体位固定设备

(一) 体位固定的临床意义

在放射治疗技术中，病人体位的固定技术是一个非常重要的技术环节。因为放射治疗技术是一种“非接触式”治疗手段。在治疗过程中，病人体内的肿瘤或病变组织是看不见、摸不着的，加速器等各类放射源输出的射线也是看不见、摸不着的。所以，如何保证射线束能够准确地照射到靶体积上，除了加速器等射线装置本身的射线束控制精度与等中心机械精度需得到保证之外，更重要的一条就是如何保证病人在放射治疗时的摆位精度和多次治疗时的重复精度。如果摆位错误或者位置不准确，不但靶体积会因为未受到射线的照射而得不到有效治疗，而且，正常组织甚至重要器官会由于意外照射而受到伤害，如此一来，治疗效果就会大打折扣，甚至适得其反，这是治疗者及病人最不愿意看到的结果。因此，从这个意义上来说，在放射治疗的整个过程当中，体位固定技术是极其重要的技术手段，如果没有先进的、精确的体位固定设备，定位技术的精确性和重复性就无从谈起。为了确定靶体积的相对位置，并保证靶体积与射线束在空间位置上的一致性，从进行模拟定位、采集CT和MRI等影像资料开始就要使用体位固定设备，并且在模拟定位或断层扫描、制定治疗计划、实施放射治疗等整个过程中，都要使用或依托同一个体位固定设备，以避免摆位误差，保证治疗精度。

(二) 体位固定设备的类型

根据不同的放射治疗技术水平和不同的治疗精度要求，体位固定设备可以分为常规摆位设备和三维坐标定位体系等多种类型。常规摆位设备常规放射治疗使用的体位固定设备，我们称之为常规摆位设备，通常包括头部、头肩部、胸部、腹部和特殊部位等多种类型和多种规格。临床上还有多种多样的常规摆位设备可供选择，基本上可以满足各种不同体位的摆位需求。常规摆位设备一般采用有机材料制作。底座通常是碳纤维或有机玻璃材料；头枕多是由聚氨酯材料或泡沫塑料制成；各种形状的面模是具有“记忆功能”的热塑性材料，常温下比较硬，用热水加温会变得柔软，这时，紧贴在需要固定的部位拉伸定型，待自然降温冷却后，就会保持这种形状不变，反复装卸不会变形，因此可以有效地提高摆位精度和重复摆位的精确性。

三维坐标定位体系，近年来，广泛开展的精确放射治疗技术，包括X-刀、γ-刀、适形调强放疗技术等，对体位固定技术提出了更高的精度要求，三维坐标定位体系就是为了适应高精度放射治疗而设计的专用体位固定设备。在精确放射治疗过程中，三维坐标体架是三维坐标定位体系的核心设备。顾名思义，三维坐标体架是在横向、纵向和深度(X、Y、Z)三个方向都标有尺寸刻度的定位体架，它是用来确定病人空间位置的标准坐标。在给病人采集CT或MRI扫描图像之前，首先要在三维坐标体架中垫上适当规格的真空成形垫，让病人躺上后，通过真空成形，使真空垫的形状正好与病人体表曲面吻合，然后在病人身上做上标记，该标记确定了病人与三维坐标体架的相对位置。这样，可以使病人与三维坐标体架“融为一体”，使多次治疗的体位重复性得到保障。采集扫描图像时，要让体架与病人一起扫描，因为在三维坐标体架上，除了可以看到的三维坐标刻度之外，还有让计算机辨认的“隐形坐标体系”，在进行图像重建并设计治疗计划时，计算机就是根据这种隐形坐标体系确认病人与体架之间的相对位置，并在计算机中模拟加速器的功能，最终确定病灶在体架三维坐标刻度中的位置。只要将所确定的三维坐标刻度分别对准加速器室内的三条激光定位线，就可以使病灶处在加速器的等中心位置，这时才可以实施精确放射治疗。

第四节　医用直线电子加速器

医用直线电子加速器是生物医学上的一种用来对肿瘤进行放射治疗的粒子加速器装置。带电粒子加速器是用人工方法借助不同形态的电场，将各种不同种类的带电粒子加速到更高能量的电磁装置，常称“粒子加速器”，简称为“加速器”。要使带电粒子获得能量，就必须有加速电场。依据加速粒子种类的不同，加速电场形态的不同，粒子加速过程所遵循的轨道不同被分为各种类型加速器。目前国际上，在放射治疗中使用最多的是医用电子直线加速器。

一、概　　述

(一) 医用加速器用于放疗的适应证

1. 用于常规放疗　医用加速器适应证广泛，可用于头颈、胸腔、腹腔、盆腔、四肢等部位的原发或继发肿瘤，以及手术后残留的术后或手术前的术前治疗等。

(1) 单纯根治的肿瘤：鼻咽癌、早期喉癌、早期口腔癌、副鼻窦癌、早期恶性淋巴瘤、髓母细胞瘤、基底细胞癌、肺癌、精原细胞瘤、食管癌等。

(2) 与化疗合并治疗肿瘤：小细胞肺癌、中晚期恶性淋巴瘤等。

(3) 与手术综合治疗：上颌窦、耳鼻喉癌、胶质神经细胞瘤、肺癌、胸腺瘤、胃肠道癌、软组织肉瘤等。有计划性的术前放疗、术中放疗、术后放疗。

(4) 姑息性放疗：骨转移灶的止痛放疗、脑转移放疗、晚期肿瘤的姑息减症治疗。

2. 用于三维适形放疗(3D-CRT)及调强放疗(IMRT)

(1) 颅内肿瘤：特别是位于重要解剖结构，形态不规则不适合外科手术或手术难切除的肿瘤。

(2) 头颈部肿瘤：包括术后、常规放疗后残留或复发的肿瘤，如鼻咽癌、颅底肿瘤。

(3) 脊柱(髓)肿瘤。

(4) 胸部肿瘤：如纵隔肿瘤、肺癌、胸壁肿瘤。

(5) 消化、泌尿、生殖系统肿瘤：如肝癌、胰腺癌、前列腺癌。

(6) 全身各部位转移癌。

(二) 基本功能

为了满足不同部位和不同深度病灶的放疗需求，现代医用电子直线加速器可以设计成为输出高能和低能双光子甚至三光子X线，并有多档电子射线可供选择。比较典型的射线组合：X线为低能4 MV或6MV；高能10 MV或15 MV。电子射线能量的典型组合是最低4 MeV，最高2MeV，中间再穿插几档，形成较为合理的能量阶梯，如电子线能量为：4MeV、6MeV、8MeV、10MeV、12MeV、15MeV、18MeV、21MeV等。通常，腹部或胸部较深部位的病灶可选用高能X线，较浅部位的病灶选用低能X线；而皮肤或皮下较浅部位的病灶则按照需要选择不同能量的电子射线进行放射治疗，这样，就可以做到一机多用，可以充分满足不同的临床需求。另外，为了能够实现多角度、全方位照射，现代医用加速器的机架、辐射头和治疗床都可以做360°旋转，并且三条中心轴线相交于一点，称为“等中心”。当把病灶置于等中心位置时，就可以在任何角度和任何方位进行照射，以达到最佳的剂量分布，从而得到最好的治疗效果。

二、基本结构与工作原理

电子直线加速器是利用微波电场沿直线加速电子到较高能量，从而获得高能X线或电子线的放射治疗装置，如图6-10所示。根据电子与微波电场的作用方式不同，电子直线加速器分为行波加速器和驻波加速器。

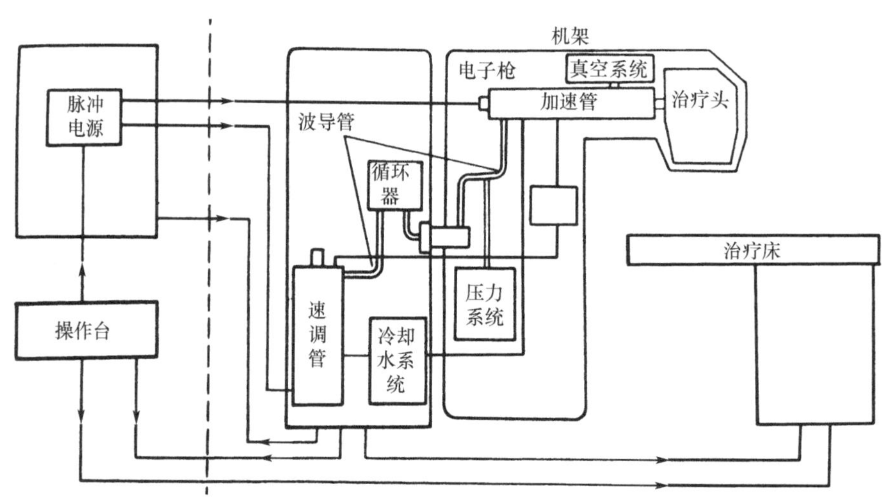

图6-10　医用直线电子加速器的基本结构

(一) 医用行波电子直线加速器

加速管由一段段盘荷波导组成，将微波源产生的微波反馈至加速管并在各个盘荷波导内激励起高频电磁场，电磁场在加速管的轴向上形成加速电场，轴向电场在各个盘荷波导内不断变化，以波的形式沿加速管轴向传播。电子源产生的脉冲电子，按照一定的相位关系注入加速管，电子在轴向电场作用下不断加速，最终获得高能电子束。

(二) 医用驻波电子直线加速器

电子加速管是由一系列按照一定方式耦合起来的微波谐振腔链组成，微波反馈至谐振腔内，经过在关内两端来回反射形成驻波电磁场，驻波电磁场在各个腔内的轴向形成轴向电场，其幅值不断变化，但不像前传播。将电子在合适的相位条件下出入加速管，电子在通过每个谐振腔时，轴向电场会对电子加速，最终得到高能电子束。由于驻波加速器与行波加速器在微波利用的形式上的区别，驻波电子直线加速器加速管体积要小于行波电子直线加速器。

三、临床应用特点

与^{60}Co治疗机相比，电子直线加速器可以产生能力更高、强度更大的X线和电子线，射线输出剂量率一般可以达到2~5Gy/min，一台医用电子直线加速器可以有两挡、三挡能量的X线和多挡能量电子线供治疗选择；医用电子直线加速器无需放射源，设备在不加高压时无放射线产生，而且加速器X线靶点非常小，配合球面准直器在照射野形成的半影也较^{60}Co治疗机小。医用电子直线加速器设备结构复杂，日常维护及质量保证技术要求较高。

四、加速管系统

(一) 行波加速管的基本结构

行波加速管的整体结构形式和内部结构尺寸可以是多种多样的，但基本结构原理却大同小异。比较典型的盘荷波导行波高能电子直线加速管的内部结构解剖，如图6-11所示。电子注入端的盘荷间距较近，盘荷内孔直径较大，其原因就是刚注入的电子较散，速度较慢，这一段的主要任务是对电子进行相聚束和预加速，这就是我们所说的聚束段；中段的盘荷间距越来越远，孔径逐渐变小，是电子速度与行波电场速度同步增长的区域；到了后段，盘荷间距相等，孔径也都相等，这时的电子速度已经接近光速，行波电场相速度也必须控制在接近于光速或等于光速，不能继续增加。整条加速管的中、后段就是我们所说的主加速段。

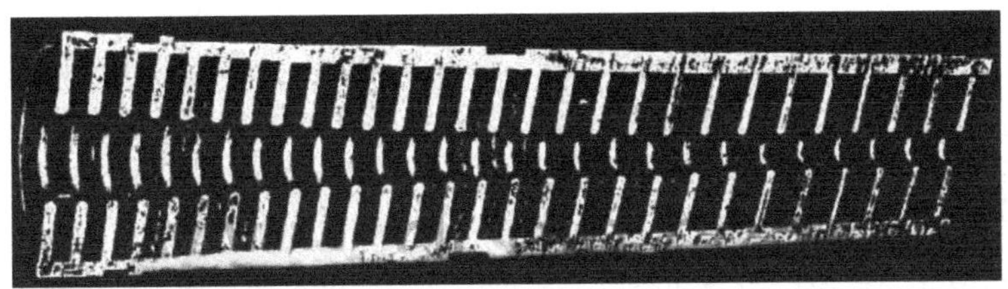

图6-11 盘荷波导行波电子直线加速管的内部结构

(二) 驻波加速管的基本结构

如图6-12所示，从外观上看，这种加速管的外周边有许多“耳朵”，它们是“边耦合腔”的外壳。外观图中加速管的右端连接电子枪，左端连接偏转靶室；与行波加速管的微波功率都从始端注入不同，高能驻波加速管的微波功率则一般是从中间注入，所以中间带湾头的方管就是微波功率注入口，是一种方形波导，其邻近安装的一个方块型部件是一台抽真空用的“离子泵”，用它来保持管内高度真空状态。管内一个个加速腔也是由许盘荷模片构成的，每一个模片都有中心孔，它们既是腔与腔之间的电场耦合桥梁，又是被加速电子的运行通道。与行波加速管不同的是，每一个驻波加速腔都与邻近周边上的两个腔体连通，由于这些边上的腔体没有电子通过，只起耦合作用，所以称之为“边耦合腔”。又由于加速腔与耦合腔的震荡周期不同，而且耦合腔设在边缘，所以这种加速管被称为双周期边耦合驻波加速管。另外，从加速管的内部腔体解剖图上还可以发现，这种驻波加速管的始端也有几个较窄的加速腔，它们也是预加速段。后面的大多数加速腔等距离设置，它们是主加速段。

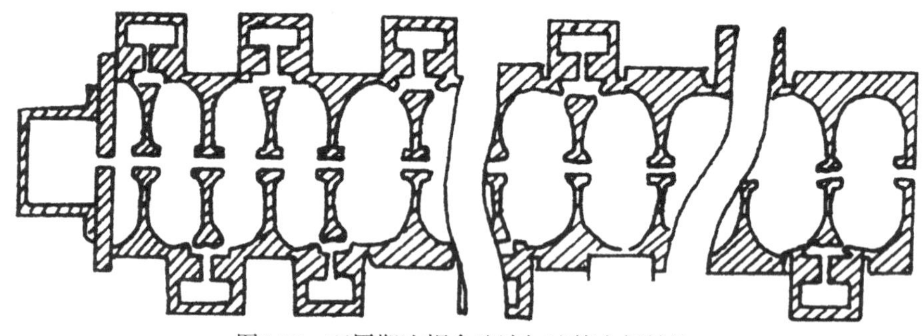

图6-12　双周期边耦合驻波加速管内部结构

五、微 波 系 统

(一) 磁控管

磁控管(magnetron)是一种用来产生微波能的电真空器件。实质上是一个置于恒定磁场中的二极管。管内电子在相互垂直的恒定磁场和恒定电场的控制下，与高频电磁场发生相互作用，把从恒定电场中获得能量转变成微波能量，从而达到产生微波能的目的。

磁控管系统的基本结构包括管体和管外磁铁两大部分，而管体又可分为阴极和阳极两个主要部分。管体是微波产生与发射的主体结构；管外磁铁可以是永久磁铁，也可以是电磁铁。一般来讲，小功率的磁控管多是采用永久磁铁，大功率的磁控管多是采用电磁铁。其作用是为管体提供轴向磁场，是磁控管微波振荡系统不可或缺的重要组成部分。磁控管是一种管内被抽成高度真空状态的特殊二极管结构，但其输入的是电功率，输出的是微波功率。如图6-13所示，从外形上看，磁控管的一端有阴极(灯丝)接头，另一端是用高强度玻璃封堵的微波输出端口，而阳极与外壳连为一体(零电位)。此外，外观上还可以看到两个水管接口和一个调谐机构接口，以便分别连接外部冷却水管与外部的频率调谐机构。

(二) 速调管

速调管(klystron)是微波产生与功率放大相对独立的一种大功率微波源的核心部件，通过电子柱与高频场的相互作用将直流能量转换成高频能量的微波放大器件。在现代高能医用驻波电子直线加速器中得到普遍应用。大功率速调管特点：输出功率大、增益高、寿命长及稳定性好。

多腔速调管结构，如图6-14所示。

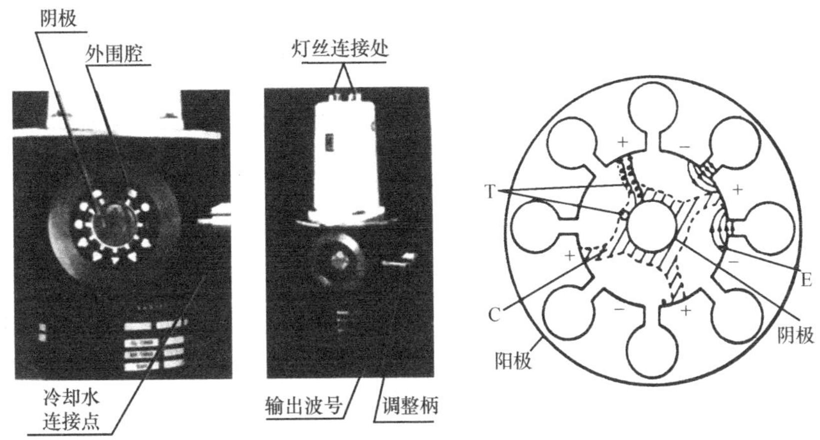

图6-13　磁控管外形及内部结构原理

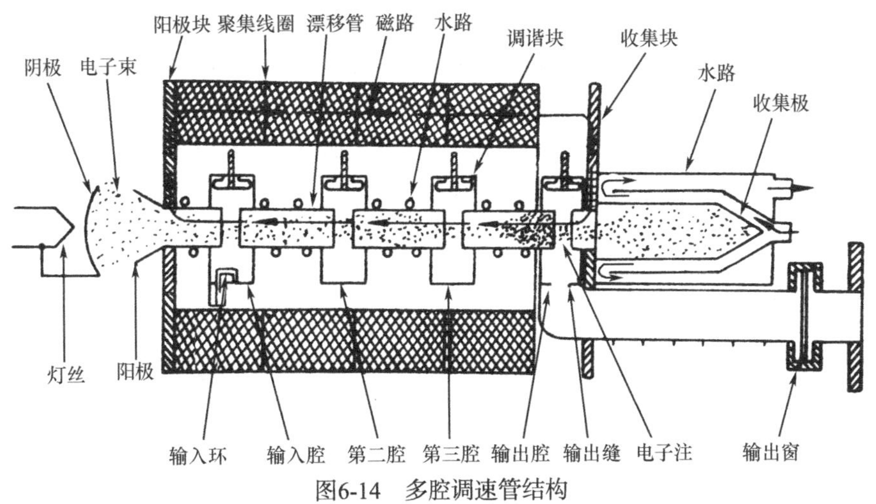

图6-14　多腔调速管结构

速调管的工作原理：从阴极发射的电子经电子枪高压加速的作用形成均匀的电子柱，穿过一系列谐振腔到达收集极。如果有高频信号馈送到输入腔，并且与腔谐振，则将在输入腔中激起高频振荡。电子柱穿过腔的间隙时，受到高频场的作用，在正半周穿过间隙的电子受到减速，而负半周穿过的电子受到加速，即受到速度调制，电子速度变得有快有慢。在漂移管中继续前进的过程中，快电子将逐渐赶上慢电子，使电子柱中的电子分布疏密不匀，这种现象称为群聚。群聚的电子柱穿过第二腔时，将在腔内感应起高频电流。由于第二腔也调谐在工作频率，感应电流将激起比第一腔更强的高频振荡，反过来，又使电子柱受到更强的速度调制。如此反复，当电子柱进入第三腔、第四腔(输出腔)时，激起一次比一次更强的高频振荡。振荡的能量通过输出腔的耦合机构传到输出波导，再通过输出窗输出。

六、电子发射系统

电子枪(electron gun)是一台医用电子直线加速器的三大基本要素之一，并且电子枪是电子发射系统的核心器件。从基本结构上来看，不管什么类型的电子枪，必须包括阴极和阳极两个主要部分，电子发射原理，如图6-15所示。阴极使用比较活泼的金属材料，当在阴极(-)和阳极

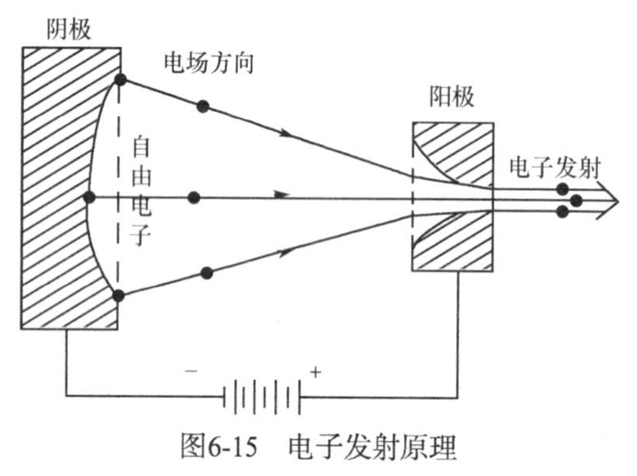

图6-15　电子发射原理

(+)之间加上直流电压时，就在两极之间建立起由阳极指向阴极的直流电场。在直流电场的作用下，阴极上的自由电子就具备了向阳极移动的趋势，有的电子会脱离阴极向阳极移动。显然，电场强度越高，电子的移动速度就越快。如果阳极上留有孔洞，只要直流电场的分布状态合适，移动电子就会向孔洞轴线处集中，有一部分电子会穿过孔洞，然后依靠惯性继续前进，这种情况就叫做电子发射。常温下电子的发射数量是非常有限的，为了增加自由电子的活性与发射数量，必须对阴极加热升温，所以，通常要有加热阴极用的电热丝，我们称之为枪灯丝。有时可以把枪灯丝直接作为阴极使用。

直线加速器对电子枪的基本技术要求主要包括：电子的发射数量(束流强度)、发射角度、发射时机和电子射程等。显然，电子的发射数量与阴极的结构、材料和加热温度(灯丝电流)有关；电子的发射角度与阴极和阳极的几何形状有关；发射时机要由控制电路来确定；电子射程则取决于电场强度(阳极电压)和电子在电场内的运行距离。所以，作为一套完整的电子发射系统，除了必须针对加速管内动态电场的加速特点精心设计制造电子枪之外，还必须设计配置专门的电子枪供电电源以及相应的控制电路，以充分满足加速电场对电子注入形态、注入数量、注入时机和电子射程等各项技术要求。

七、偏转磁铁

大多数加速器的加速管是水平放置的，从加速管内出来的电子束也是水平的，但是在实际中经常需要垂直的电子束，因此需要改变射束的方向，这个任务是有偏转磁铁来完成的。除了改变电子束的方向外，偏转磁铁还有选择能量的功能。其工作原理：当给偏转磁铁线圈加上电流后，偏转磁铁就有了一定的磁场，从加速管内出来的电子束进人磁场后，能量大的电子的旋转半径大，能量小的电子旋转半径小，在偏转磁铁出口处放一挡块，挡块上有一圆洞，能量合适的电子通过圆洞引出，嫌量高的和能量低的电子被挡块挡住。

现在的加速器中的偏转磁铁有多种，除了 90°偏转磁铁外，用得比较多的是270°偏转磁铁，270°偏转磁铁又有多种；菲利普加速器用滑雪形偏转磁铁，即电子的运动轨迹形如滑雪 也有的加速器用270°后翻形偏转磁铁。

八、高压脉冲调制系统

在医用电子直线加速器中，之所以设置高压脉冲调制系统(HT pulse modulator)，主要原因在于加速电场是动态交变电场。不论行波加速器还是驻波加速器，都是利用了微波功率在特定加速管内会激励产生行波或驻波加速电场的基本原理而设计制造的，而微波功率是由微波源产生的。在医用电子直线加速器中，大功率微波源可以是磁控管，也可以是速调管。不论磁控管还是速调管，都是由阴极和阳极两个主要部分构成的，在阴极与阳极之间都需要建立直流高压电场，而且，由于两种微波源都是阳极接地，所以必须在阴极上连接直流负高压，以建立管内所需强度和方向的高强度电场。加在磁控管阴极上的负高压可以是直流静止电压也可以是方波脉冲负高压，但为了能够产生兆瓦级的输出功率，直接采用一般的直流高压电源是很难实现的，因此必须采用脉冲负高压为磁控管供电；而速调管为了放大微波功率，也必须注入一簇簇高速运动的“电子注”，这就要求在阴极上也必须施加脉冲负高压，以便产生比磁控管还要高的微波输出功率。可见，向微波源提供脉冲负高压是能够产生高能微波功率的必要条件之一。另外，为了让电子发射系统实时发射电子，以满足同步加速条件，必须对电子的发射时机(相位)、发射数量(脉冲波形和脉冲幅度)等进行有效控制。所以“高压脉冲”和“脉冲调制”是一个问题的两个方面。为了产生大功率微波能量，必须设置“高压脉冲电源”；而为了满足电子与加速电场的同步加速条件，就必须设置“脉冲调制器”，两者合一就构成了高压脉冲调制系统。

为了产生微波源所需要的脉冲负高压，可以设计不同类型的高压脉冲调制系统。在医用电子直线加速器中，根据不同的安装条件，一般可分为：“独立式”高压脉冲调制系统(free standing power supply)和“机载式”高压脉冲调制系统(fly back power supply)两种类型。前者的高压部分可以单独组装于一个独立的调制柜内，也可以安装在加速器的支架内固定不动。按照加速器不同的能量要求，可以输出几十千伏(kV)至100多千伏(kV)的直流脉冲负高电压，通过高压电缆与加速器主机连接；后者则装载于机架内部，通常可以与机架一起转动。虽然两种高压脉冲调制系统产生的高压脉冲波形相似，但为了适应不同的设备安装条件，两种高压脉冲调制系统的基本结构和工作原理还是有很大差别的。

九、真空系统

在医用电子直线加速器中，设置真空系统的目的，首先是为了防止加速管内的高压打火；其次是为了避免电子发射系统(电子枪)的灯丝因氧化而烧断；再次是为了避免电子与空气分子的碰撞而损失能量。

通常，最好的机械式真空泵也只能达到10^{-3}Pa数量级的真空度，而实用中的加速器，行波管的真空度一般要保持在1.33×10^{-5}Pa；驻波管的真空度一般要保持在1.33×10^{-7}Pa，如此高的真空度，是不可能用机械式真空泵来实现的，必须采用“吸附式”真空泵来获得并维持所要求的高度真空状态。医用电子直线加速器中应用的“吸附式”真空泵一般是溅射离子泵，简称“离子泵”。为了达到所需要的高真空状态，必须先用机械式真空泵将系统内的真空度抽至10^{-3}Pa，然后接通“溅射离子泵”电源继续处理，直至达到所要求的真空度之后，仍要保持钛泵的通电状态，以维持加速器真空系统内的真空加速条件。

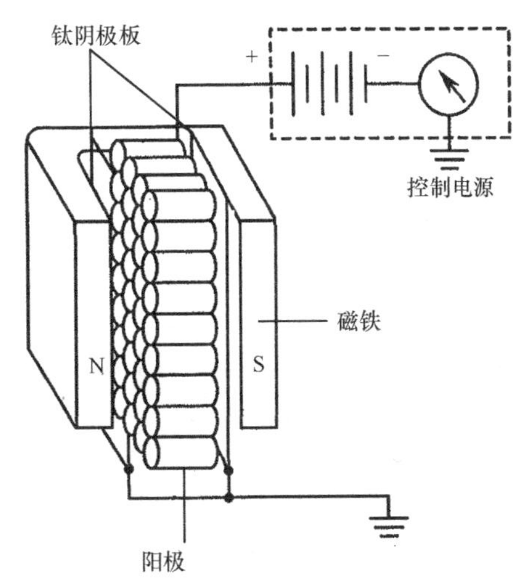

图6-16　钛泵的基本结构

钛泵结构，如图6-16所示，钛泵的基本结构包括两个阴极和一个阳极。阴极由钛金属制成，它们都被放在一个具有强磁场的U形永久磁铁的两个磁极中间，在钛泵的阴极和阳极之间加上约5000V的直流电压。其工作原理：阴极和阳极间加上高压后，阴极将有少量自由电子在高压电场的作用下脱离阴极向阳极运动，自由电子在运动过程中受磁场的作用做螺旋运动而不是做直线运动，这样就大大增加了自由电子与气体分子的碰撞机会，也就增加了气体分子电离的机会，气体分子电离出的电子在电场作用下向阳极运动，带正电的重离子向阳极运动，重离子撞击在阴极上产生的热量使阴极表面部分熔化而将重离子埋藏在阴极内，这样就相当于有电流通过，当真空度降低的时候，电流就大，当真空度高的时候，电流就小，所以从钛泵的电流就可以反映出真空度。

十、监测控制系统

监测控制系统包括安全连锁保护线路对束流特性进行监测的相应设备，使人能远距离对加速器进行调整和操纵。需测量的量中有些是常规的，如电流和电压、磁场频率、温度和热量、水流和压强、真空度、射频功率、相位和剂量等，有时还要测量这些量的稳定度。另一类是电子束特性，如能量、能谱、束流横截面上的电荷分布、束斑大小、束团相宽、相位、还有能量特性、束发射度、束强度以及束位置。

医用直线加速器中，大多具有一挡到两挡的X线能量，有些还具有几挡电子线。X线治疗需要用到靶，电子线治疗不用靶，不同能量的X线使用不同的均整器，不同能量的电子线使用不同的散射箔，当用X线治疗时，要将靶放在适当的位置，使电子线能够打在靶上，并且将相应的均整器移动到相应的位置，当电子线治疗时，要将靶移离射束位置，并将相应的散射箔移到适当的位置，所有这些与能量转换有关的操作不可能由人工来完成，须由机器自动完成，当工作人员从控制台选择了能量后，机器的控制系统自动设置各个参数，并且在正式出束前检查各个剂量有关的连锁，如果一个连锁失效，机器不能出束过程中，机器的监测控制系统随着监测机器各种参数，如有参数出现漂移，该参数的伺服电路对参数进行调节，使机器工作正常，如果伺服电路不能维持机器的正常工作状态，会有相应的连锁被激活，控制系统就会停止出束，以保证安全。

十一、聚 焦 系 统

在电子直线加速器中，位于纵向聚束区域中的电子，在横向受射频场的聚焦作用，当电流很强时，空间电荷效应也会使电子束产生很大的发散，必须加上聚焦磁场。它通常是由一组螺线管建立纵向磁场，当电子束接近光束时，射频场和空间电荷的散焦力也趋于0，这样就能使电子聚成紧密地束团大而不会发散。加速管焊成一根管，采用水套结构，聚焦线圈作薄饼状，用铝带(经处理生成一层绝缘氧化铝)或铜带(垫绝缘薄层)绕制，可以提高电流密度，使线圈体积大大缩小。

十二、恒 温 系 统

恒温系统是加速管的恒温水控制系统。在加速器中，由于加速管损耗产生大量的热，电子打靶后也产生大量热，偏转磁铁有一定的磁场，线圈也会产生大量的热，电子枪产生热量，速调管或磁控管产生热量，速调管螺旋管产生热量，所有这些热量就要靠恒温水流带走，以便使加速器上述部件保持一定的温度。

在考虑加速管恒温问题时，应区分三个不同的概念：温度梯度和温度稳定度。加速管在通恒温的条件下，加上微波功率后，由于壁上电阻损耗发热，加速管的温度指数将上升，在新的温度下达到平衡，这两个温度之差叫做温升；在达到平衡后，加速管纵向的温度差成为温度梯度；水温的稳定度及它所直接影响的整个加速管温度分布的稳定，叫做温度稳定度，即恒温控制温度。温升主要决定于加速管壁上功耗的大小、恒温水流的大小、恒温水流量和加速管与恒温水管接触面的大小，而温度梯度则还与水流系统的安排有关。这是三个不同的概念，要求也不一样，要求最严格的事恒温水的稳定度，其次是温度梯度，而温升的大小严格讲对加速流特性并无影响。

第七章　腹腔镜设备与器械

任何一种外科手术的发展都与手术器械、设备的发展分不开，腹腔镜技术为外科提供了革命性的发展，大多数的传统手术都可以通过微创来完成，本章重点介绍腹腔镜设备。

第一节　腹腔镜设备

腹腔镜设备主要包括气腹形成系统、摄像成像系统、动力系统、冲洗-吸引系统。

一、气腹形成系统

为了膨胀闭合的腹腔，建立气腹既有利于观察，还使腹腔内器官可以活动。气腹好坏是进行腹腔镜手术的关键。由气腹机、二氧化碳钢瓶、气体输出连接管道组成。

1. 气体　气腹机一般采用二氧化碳气体。二氧化碳在血液和组织中的溶解度是氧气的10倍，在腹膜的扩散没有任何形成气栓的危险，并且是正常新陈代谢的产物，很容易经肺泡排出，价格又便宜，这些特点使它成为几乎无危险的气体。

2. 气腹机　气腹机是将二氧化碳注入腹腔的仪器。内镜手术需要有恒定的气腹条件才能顺利进行，全电脑控制的二氧化碳气腹机对镜下手术时气腹的产生和维持起了保障作用。气腹机控制气体注入的速度，使腹腔内压力维持在需要的、安全的范围内。一般病例腹腔内压力维持稳定在1.6~1.8kPa为宜。随着手术时间的延长，部分气体会被吸收掉或者由器械的装配处、腹壁的切口处泄露，因此需要有高流量的气体马上补充进去。充气速度太慢，腹内压力降低，肠管遮盖术野，充气太快，腹内压力太高，会造成病人生命危险。所以，二氧化碳入气量的调节和控制，是手术成败及病人安全的保证。

腹腔镜手术时所用气腹机每分钟最大充其量应该能够在1~15L范围内自动调节，当腹内压力达到或超过预先设计的压力时，安全警报装置会报警并自动减压。进入腹腔前均有气体过滤装置。新型气腹机还可对使用的二氧化碳气体进行加温，并设有自动排烟和保持术野清晰功能，以提高手术的安全性。

二、摄像成像系统

整个摄像系统包括五个部分：冷光源、腹腔镜、摄像机、监视器和光缆。

1. 冷光源　为腹腔镜手术视野提供照明。纤维光束技术的出现促进了内镜技术的发展，借助于氙光源或卤素光源可以提供100~300W的高强度光源，来自这些灯泡的热量通过红外线光谱的滤过作用而大大减小，光所产生的热量在光导纤维传送过程中大部分被消耗掉，称为“冷光源”。常用冷光源有卤素灯、金属卤素灯及氙灯。其中氙灯因其色温接近自然光，灯泡的寿命长，更适用于内镜照明。常用300W氙灯，备有手动及自动调光方式，保持最佳照明，同时为提高手术的安全性，手术所用光源系统必须配备备用灯泡，以便当主灯熄灭时，自动转换到备用灯泡处，以便完成必要操作，防止手术意外发生。目前大多数的摄像机利用自动白平衡(2100~10 000K)来分析和补充冷光源的不同色温，使不同的光源可以得到相同的影像效果。

2. 腹腔镜　应用于腹腔镜手术的内镜要产生明亮清晰的图像并不失真。腹腔镜使用的是硬管型内镜，为柱状成像系统，其视角宽阔，图像明亮清晰，分辨率高，图像质量明显优于凹凸透镜。

用于诊断和手术腹腔镜有各种不同的尺寸和广角镜头。镜体长度30cm，直径1~12mm不等，镜面视角(内镜轴方向与视野角中分线所成角度)0~90°。一般有0°、30°、45°、70°。临床上最常用直径10mm，视角0°或30°的腹腔镜。选择视角很重要，一般认为0°镜，最合适妇科手术。角度小的腹腔镜便于手术操作，30°镜或角度更大的镜可以提供在特殊角度下的手术视野。如进行腹腔镜下淋巴结摘除术，观察髂总血管分叉时，30°或50°角镜更有效。

由于技术的不断改进，微型化腹腔镜已经问世。直径小的腹腔镜对患者损伤也小，但手术视野小，手术有时不方便。现已有直径仅2mm的腹腔镜，可以通过脐与耻骨联合中间的Verees针头插入，并且影像光度也非常好，此外，还可配备直径2mm的抓钳、剪刀等微型器械，进行多种腹腔镜手术。但现广泛应用于腹腔镜手术的仍是直径10mm的腹腔镜。

3. 摄像机 摄像机是外科医生的眼睛，因此，应该配置最好的摄像设备。

CCD(电荷耦合器)芯片的发明，解决了摄像机微型化问题，将摄像机接口连接到腹腔镜目镜端，并和监视器相连后，可以将腹腔内的图像清晰地呈现在屏幕上，这对于进行腹腔镜手术尤为重要，同时可以将手术过程记录下来，供以后复习研修。

常用的视频系统包括光学转换器、CCD摄像机、彩色监视器以及图像记录系统。早期内镜摄像机由单极或三极电视显像管组成，单极管摄像机传送到彩色监视器上的图像彩色清晰度不理想，三极管摄像机是经棱镜再由三个不同的电子管处理后将图像颜色分为三种主要颜色，即红、黄、蓝三元色。这种摄像机的彩色清晰度很好，但装备体积大。在20世纪80年代后，内镜摄像技术发展很快，目前的摄像机体积小、重量轻，且分辨率高，色彩逼真，而数字化摄像机的图像清晰度又有了很大的提高。

为适应现代外科无菌手术需求，摄像头可高温高压灭菌，更可扩展为电子腹腔镜及三维立体腹腔镜。

4. 监视器 在观察系统中，监视器是一个重要的组成部分。腹腔镜手术所用监视器宜采用彩色监视器，对图像质量影响很小，能达到450~700线的分辨率。应按摄像系统的分辨率选择监视器，但关键是能够再现所用摄像机的质量，监视器的水平线的数量至少必须与摄像机提供线的数量相等，最好是大于摄像系统的分辨率。监视器的大小一般为14~24英寸即可满足手术要求，并还取决于手术者的习惯。一般认为一架44cm(18英寸)对角线的监视器可做高质量手术。选配的监视器通常要有至少两种形式接收输入：复合的(NTSC)、Y/C和RGB信号，使用RGB和Y/C系统时，监视器上的图像比只用复合信号的监视器所产生的图像要清晰。目前已经问世的图像处理系统，可以处理手术图像，对图像进行采集、储存、编辑、数据管理以及储存等。

5. 光缆 又称为导光束，用于连接腹腔镜和冷光源。一般用光导纤维导光束。每根光导纤维直径10~25μm，每条光缆含有多达10万根光导纤维。常用光缆光导束直径有1.6mm、2.5mm、3.5mm、4.5mm等多种规格，选择光缆时应选择光导纤维束的直径略大于腹腔镜镜头。由于光导纤维纤细，使用过程中容易折断，故在使用时避免对折，以免损坏光导纤维，影响光线的输送。

三、动力系统

1. 高频电流发生器 是腹腔镜用于切开、凝固止血常用仪器。可以提供以高频电流的形式的能量。一般低频电流引起肌肉、神经刺激，高频电流不刺激肌肉、神经，不会引起心室纤颤，但可使组织升温，炭化、汽化产生凝固、切开。

高频电流发生器有单极高频电流发生器，双极电流发生器以及单、双极混合一体的高频电流发生器三种。并可以根据手术选择不同的电切、电凝或混合电切、电凝。

(1) 单极凝固切开：通过电极集中电流产生热量，患者极板部分因接触面积较大引起电流分散，不会产生热量。

(2) 双极电凝：电流通过器械本身发生回路，无需极板。

切开为连续正弦波产生足够热量，使组织温度超过100℃，引起组织炭化、汽化，结果为组织切开。凝固为断续波产生非连续热量，使组织温度在90℃左右，故主要作用为凝固。

(3) 混合模式：是指将切开频率及凝固频率结合起来，根据术者的需要选择切开成分占主导地位波形或凝固成分占主导地位波形。新型智能高频电刀可以根据组织阻抗变化能自行调节输出功率，使切开更迅速及无炭化凝固。

值得注意的是，在封闭的腹腔内使用高频电流止血的安全性，因为进入人体的高频电流，其转变为人体内的热量有多少至今仍无法测量。因此，无论是单极电凝或双极电凝都有可能引起灼伤，如肠管或输尿管的意外灼伤。此外，在妇科盆腔手术时，高频电流还有可能使卵巢血管及其神经血管遭受破坏，以致引起卵巢功能的严重损害，甚至卵巢萎缩，故必须引起足够的重视。

2. 激光　将光能转化为热能产生组织细胞脱水、炭化、汽化而达到组织凝固、切开。目前应用激光有CO_2激光、半导体激光、氩激光、Nd-YAG激光及钬激光，医生应根据手术需要选择。

3. 内凝固器　是一种电流非直接作用于人体，而是通过加热器械产生热量后作用于组织，使组织细胞破坏产生蛋白变性而达到凝固作用。临床实践证明，腹腔镜手术时应用内凝器较单极或双极电凝安全，特制的内凝器是由不用电的脚踏空气开关来接通和关闭，手术所需热凝固温度可预先选择在90~120℃，内凝器可调控总温度为20~160℃，并且内凝时间也可预先设定，并与一声响信号配合手术者，只要监听声响，便可得知内凝温度和时间。用于腹腔镜手术操作的内凝器一旦加热被阻断，就会立即冷却，不会发生渗透性热灼伤。因此，内凝器装置是腹腔镜手术切割和止血比较理想的装置。

4. 超声凝固切开装置　也称超声刀，是20世纪90年代开发的一种兼有凝固和切割功能的新型手术器械。

(1) 超声刀主要由发生器、能量转换器和手控器械三大部分组成；其中发生器产生高频电流，能量转换器将电流转换成超声振动并传送到手控器械，手控器械与组织接触摩擦，产生凝固与切割作用。能量转换器是超声刀的心脏部件，它将高频电流转换成高频的机械振动。超声刀设10级(10%~100%，间隔10%)能量输出，用于凝固可选择较低能量输出，用于切割则需要选择高能量输出。超声刀头高速的机械振动产生组织摩擦热，组织升温达80~100℃，使细胞内蛋白结构的氢键断裂，导致蛋白多糖及胶原质纤维变性形成胶样物质或凝结物封闭血管，从而起凝固作用。其切割作用可能由于以下两种机制：①刀叶的高频振动对组织产生切割作用，这种切割作用在含蛋白质密度高的组织，如筋膜、皮肤及肌肉的切割中起主要作用；②第2种机制推测是由于刀叶振动产生低压带，局部低压使细胞内的水分在37℃状态下汽化，产生与电手术及激光切割同样的细胞爆裂作用。这种切割机制认为是在含蛋白质低的组织，如肝实质及脂肪组织的切割中起主要作用。

(2) 超声刀的构造与功能：器械的手柄部位有能量转换器，连有不锈钢操作杆，外鞘是高分子聚合材料的。超声刀有以下几种手术器械：①超声剪刀的一叶固定，具有振动功能；另一叶可活动，用于固定组织，无振动功能。通过挤压手柄，超声剪刀钳夹的组织与振动叶接触产生摩擦，组织温度升高；若继续施压于手柄，组织最终被切断产生切割作用。提高输出功率或加大对手柄的握持力，可提高切割速度，但凝固作用就会下降。②分离钩的内侧较锐利，而外侧较平钝，所以可以用内侧进行切割，外侧进行凝固。分离钩在工作时，必须用另一把器械使组织保持张力，或在组织背后提供支持。每种器械的最佳频率不尽相同。低频超声较适合于超声剪刀。超声刀使用23.5kHz频率，从刀头的远端到近端振幅仅仅减少10%，这样整个刀头都能用于切割或凝固，从而实现快速切割；若使用55.5kHz频率，从刀头远端到近端振幅会减少50%。

(3) 超声刀的优缺点：作为一种新的能源开发应用于腹腔镜手术。超声刀具有以下优点：超声刀兼有凝固和切割功能，故手术过程中不需更换器械；超声刀凝固工作温度80~100℃，因而不产生焦痂，切割不产生烟雾，手术野清晰；超声刀穿透深度可控制。工作时间较短的情况下，超声刀的穿透深度明显比电手术小，当作用时间延长时，其穿透深度与电手术相当；超声刀作用点外的热播散明显低于电手术，当超声刀工作时间延长时，向作用点外的热播散范围在增加，但一般最多在0.2mm以内；明显小于电手术；后者的热播散范围可达1.6mm。超声刀的特点使它在重要结构旁操作增加了安全性；超声刀工作温度低于100℃与内凝固一样术后粘连少，这是由于这两种操作，避免了高温组织破坏引起的巨噬细胞渗出和由此引起的术后粘连；超声刀的工作工作与内凝相同无电流通过人体。因此不会发生电手术有关的意外损伤。超声刀能与电手术兼容。当踩下高频电烧的脚踏开关，超声刀发生器的输出即被切断，而转为高频凝固，这对在手术中难以夹持止血非常方便。超声刀的缺点是价格昂贵，与其他能源相比虽具有上述优点，但其凝固和切割作用不如电手术快捷为其缺点。

(4) 超声刀临床应用：应用超声刀的临床报道不多。Kanehira报道，应用Olympus超声刀于活体动物，试验表明超声刀能成功地用于3mm直径的动脉的凝固与切割。并成功地应用在一例脾脏切除术。对胃动静脉凝固切割，所需时间为10~30s，凝固所用能量输出为70%，切割时能量输出为100%；未用止血夹和电凝，并未发生术后出血。

四、冲洗-吸引系统

冲洗及吸引系统是腹腔镜手术的必要部分。冲洗液起到以下作用：①观察；②水中切除；③保护组织；④止血(45℃)；⑤预防粘连；⑥组织修复。冲洗抽吸器的标准必须满足以下要求：①高注入压，大约1bar；②高抽吸压(0.4~0.6bar)；③可选择热度；④可暂停。

有多种抽吸管，有时需要滤过器，以便在肠间抽吸时使用，如抽血凝块则不需要。注水管的外径应能够承受压力增加或下降(压力枪作用)。抽吸管的外径恒定或可以增加，但是不会缩小。

五、各种手术器械

腹腔镜器械多种多样，医生根据需要选择器械。腹腔镜器械主要有5cm、10cm两种，分为反复使用及一次性使用，下面简单介绍一下常用器械。

1. 气腹针 是建立气腹必备手术器械，针芯的前端圆钝、中空、有侧孔，可以通过针芯注水、注气和抽吸，以确定气腹针是否已进入腹腔。因其尾端有弹簧，进行穿刺时，若遇到阻力，针芯回缩针鞘内，进行主要靠针鞘尖端锋利斜面刺破腹壁，一旦进入腹腔，针芯弹出推开针尖周围的腹腔内组织，防止误伤脏器。

2. 套管针 是腹腔镜及器械进入腹腔的通道。目前主要有两种：一种为圆锥型，因其圆钝穿刺时不易损伤腹壁血管，但穿刺时较费力；另一种为多刃型(金字塔形)，穿刺力小，有切割作用，但会损伤肌肉和腹壁血管。外套管有平滑型及螺旋型，前者易穿刺，后者易固定位置。手持部分为绝缘材料，尽可能保证安全。管体为钛合金材料，重量轻，自封瓣膜阀门能有效充气且防止漏气。套管针必须能够完全拆除，易于清洗。型号由所用器械的直径决定，最简单的解决方法是针对所有的器械用最大号的套管针，配备缩减系统(缩径器)可使用所有型号的器械。因此需要选择10~12mm的套管针。然而，这种增加直径的方法也增加了套管穿刺口的径线和损伤。套管穿刺口的创伤越小，术后伤口越美观，更能反映腹腔镜手术的优越性。有资料报道用10mm套管针发生肠疝的几率为0.23%，所以选择套管针的大小若能根据器械和所要取出标本大小来决定，实为上策。

3. 操作器械　医生手持的器械(又称前端器械)必须满足必要的标准：状态优良、可靠、精确、易于清洗、不污染环境。各种器械作用不同，包括钳夹、分离、切开、缝合、剪除、结扎、止血等。

(1) 双极钳：双极电凝止血安全有效。目前主要有两种：一种为单纯电凝止血，可拆卸清洗消毒，部件可更换减少费用。另一种双极钳可分离和钳夹组织，同时又可做双极电凝钳使用，减少更换器械的繁琐。

(2) 腹腔镜剪刀：剪刀最易淬火受损。大多数剪刀能够与单极电流连接，电凝会使剪刀上升到非常高的温度，结果使非常锋利的剪刀变钝。现在用的剪刀有几种不同形状。①直剪：双叶均可活动。用于剥离非常有效。然而，有一页固定的直钳更便于进行细微的剥离，尤其当剥离的结构易损伤时。②弯剪：剪叶的弯度可接触90°的组织，克服了腹腔镜单视角的缺点。③钩状剪：这是一类适合剪断缝线和连接蒂的剪刀，不适于剥离。

(3) 手术钳：按其功能可分为分离钳，抓钳。为适应手术需要，目前手术钳多为可分拆卸，分割式。目的为便于清洗消毒，及各部分单独更换，减少使用费用。多数手术钳钳叶可360°旋转，便于术中定位。

钳子是用来钳夹、提举、剥离，有时也可用于组织止血。大多数是无损伤的，然而下面几种钳子应该引起注意。①平直钳：起源于显微外科，只有很小的损伤，但是不能很好地抓住组织，最适合于剥离。②抓钳：是特为腹腔镜手术设计的无损伤钳，能又好又稳的抓住组织。避免多次钳夹的损伤。③卵圆钳：特为蠕动的肠管设计，可以在所有手术中应用。④活检钳：已经逐渐被其他类型钳子代替。⑤抓取钳：有创伤的5mm或10mm钳。特为取出切除组织设计。⑥夹钳：可以是一次性的或可重复使用的。钳夹部分多数由钛制成，但是也有可吸收夹钳。选择夹钳的型号依赖于组织的厚度。为了决定这一厚度，可以通过戳卡放入内镜测量仪。⑦分离钳：可从组织内将血管完整剥离出来。⑧机械缝合钳：有一个旋转的手枪式手柄。

(4) 持针器：类似于传统的持针器，有不同外径和直或弯的活动头，通过被动关闭系统、弹簧控制或齿轮运做挟持缝合针。新近发明的持针器有手柄，手动操作，易于开关。

(5) 其他：除上述器械外，还有满足不同需要的活检钳、牵开器、举宫器、穿刺吸引针、钛夹钳、切割吻合器、组织粉碎器、标本收集袋，结扎和缝合器械等。

(6) 多用途器械：Manhes发明的三用器械，即可灌流和抽吸，也可对组织切割、止血。

尽管为内镜外科医师设计的外科设备与日俱增，但一位有经验的外科医生通常只用几件器械。90%的妇科内镜医生能够仅用5件器械做手术，即弯剪、两把抓钳、一个单极电钩和一个冲洗-吸引管。

第二节　腹腔镜器械的保养、清洗

一、腹腔镜手术器械的保养

设备、器械的良好保养，不但有利于延长设备与器械的使用寿命，而且也能使其工作正常。尤其是腹腔镜等手术系统的设备器械，是由电子、光学和机械等高新技术相集合的产品，若要保持原有的精确、精密及精致的性能，更需要操作者和保养者无论在使用前或使用后都应十分重视。因此，腹腔镜设备应由专人负责保管、保养。

1. 光学镜片类 应用脱脂棉蘸上乙醇(酒精)与乙醚混合液轻拭。切忌用硬质布料揩拭，更不能用手指触摸、擦拭或用水冲洗。

2. 导光电缆 应用柔软、吸水的干布擦干净，盘旋角度应大于120°，不可折叠存放。

3. 电子设备类 必须按照设备说明书中所列要求进行维护及保养。

4. 金属制品类 腹腔镜手术器械的金属制品均为微型精密产品，清洗、消毒及使用时，均应格外小心，禁止叠放、碰撞、摩擦或用暴力擦拭、拆卸器械。清洗完毕后，应加润滑剂保护，并定期检查。

二、腹腔镜手术器械的清洗

使用过的器械应立即放入清水中浸泡，手术完毕后充分拆卸器械，用清水洗去污物，对于中空器械应用专用刷子清洗内部，擦干，有条件者应吹干，金属部分涂抹医用石蜡油，对光学部分接口用70%酒精棉棒擦净。器械应放在专用器械柜内，平行摆放，禁止互相叠放，更不应将器械掉在地上使器械弯曲损坏。

三、腹腔镜手术器械的消毒

腹腔镜器械的消毒首选高压蒸气灭菌，通过此法可消灭所有的微生物和芽孢。但目前因大多数医院的腹腔镜器械不是都具备可高压消毒的性能，因此不能进行高压消毒。只有特殊标志“autoclavable 134”者才允许放入高压蒸气消毒锅内。

所谓高标准消毒法的要求是消灭所有的，包括HIV及乙型肝炎病毒在内的微生物，仅允许留有部分少量的芽孢。现有大量资料证明，腹腔镜器械经高标准消毒法已能达到要求。但灭菌时应将器械放于专用器械盒内，防止重压及碰撞。目前，采用最多的是甲醛(福尔马林)熏蒸法及戊二醛溶液浸泡法，具体方法应参照各种消毒方法提供的使用说明。

1. 甲醛蒸气消毒 腹腔镜器械于手术前置甲醛蒸气消毒柜(10%的甲醛蒸气)消毒。甲醛蒸气消毒需维持6h(一般消毒)或12h(特殊消毒和灭菌)。柜内还放置30ml氨水，甲醛消毒完毕后氨水装置自动开启，挥发的氨气中和甲醛1h。注意：腹腔镜及手术器械取出后，常见其表面细小颗粒状态结晶物，需用生理盐水彻底冲净，否则结晶物沉积会影响器械开关的灵活性，若结晶物随手术器械进入腹腔，可能造成医源性腹膜粘连。

2. 液体消毒剂浸泡消毒 采用2%戊二醛消毒液浸泡法，30min可达到一般消毒效果。若有特殊消毒要求，则必须浸泡1h；但若需达到灭菌要求，则29, 6戊二醛消毒液必须浸泡10h。

腹腔镜及附件如气腹穿刺针、套筒和穿刺器、拆卸式手术钳等均需完全拆开清洗消毒后，熏蒸灭菌或浸泡消毒灭菌。导线、光缆可用甲醛蒸气消毒，但为了不损伤导线及对于连台手术，可用一次性无菌塑料套或用经高压蒸气消毒的无菌布套，套于其外以保证导线的无菌状态。

第三节　腔镜使用与注意事项

一、腹　腔　镜

(1) 手术器械的操作者必须经过专业的技术培训。

(2) 每次使用前必须仔细检查器械表面特别是插入人体腔内的部分有无是否会引起安全性危害的粗糙表面、尖锐边缘或突出物。

(3) 每次使用前必须仔细检查器械的绝缘表面和高频电缆是否完好无损。

(4) 产品与内窥镜同时使用，应用了互连条件，最大的重复峰值电压为该高频发生器当前模式的最大峰值电压。

(5) 对于高频设备，每一种高频手术模式的最大输出电压≤3000V。

(6) 每次使用前，应检查电缆、附件、手术电极和中性电极的可适用性，以防止不适当和不安全地使用。

(7) 在使用高频内窥镜附件的区域，应注意以下几点，以减少意外灼烧的危害。

应监测爆炸气体的浓度，以避免在该情况下使用而造成的安全伤害。

中性电极的整个面积应可靠地紧贴患者身体，且要尽可能地靠近手术区域。

患者不应与接地的金属部件(如手术台、支架等)接触，建议使用抗静电板。

应避免皮肤对皮肤的接触(如患者手臂和身体间)，可垫衬一块干纱布。

在对同一患者同时使用高频手术设备和生理监护仪时，所有监护电极应尽可能放在远离手术电极的地方，不推荐使用针状监护电极。

(8) 任何情况下推荐使用具有高频电流限位器的监护系统。

手术电极电缆应放置得避免与患者或其他导线接触。

暂时不用的手术电极应和患者隔开安放。

手术过程中高频电流可能流过肢体横截面较小的部位，为避免不必要的凝结，最好使用双极技术。

应选择尽可能低的输出功率以达到预期目的。

在正常的工作设定时，输出明显的降低或外科设备不能正常工作，可能说明中性电极接触不良或使用不当。

进行高频手术前，应该避免使用易燃的清洁剂或黏结剂的溶剂蒸发掉。在使用设备前，必须擦掉存在于患者身下或人体凹处(如脐部)和人体腔中(阴道内)的易燃性液体积液。必须对内含气体着火的危险引起注意。某些材料，如充满了氧气的脱脂棉、纱布在正常使用中，可能被设备正常使用产生的火花引起着火。

(9) 器械在使用寿命末期或已损坏无法使用时，更换下来的原器件等按医院固体废弃物统一处理。

(10) 器械建议集中收集到有资质的医院固体废品回收单位，以减少二次污染以及其他风险的发生。

(11) 在工作时，腹腔镜电凝手术器械头端的表面温度高于41℃，应避免与手术部位以外的其他组织接触，以免灼伤正常组织。工作结束后，应保证腹腔镜电凝手术器械头端温度降至41℃以下时，才能接触。

二、胸　腔　镜

1. 选择穿刺点　胸腔镜操作的前提条件是足够的胸膜腔空间，至少6~10cm，如果没有足够胸腔空间，则需要在胸腔镜术前或当时在X线引导下进行人工气胸来制造一个安全的穿刺空间，避免损伤肺脏。经胸壁超声定位穿刺进针可以替代内科胸腔镜前的人工气胸。通常患者取健侧卧位，切口选择在患侧腋部胸壁第4~8肋间，常用6~7肋间。

2. 局部麻醉 穿刺点处给予1%利多卡因5~20ml局部麻醉，疼痛明显者可静脉给予咪达唑仑和芬太尼镇静，并进行心、电、血压、血氧饱和度监测，保持患者自主呼吸良好。

3. 切口、置入胸腔镜和观察胸膜腔 在穿刺点行9mm的切口，钝性剥离皮下各层至胸膜，置入穿刺套管，将胸腔镜经套管送入胸膜腔，按照内、前、上、后、侧、下的顺序观察脏层、壁层、膈胸膜和切口周围胸膜。可疑病变可进行活检。遇到胸腔粘连，可采用电凝或电切进行粘连带的松懈，分离时要特别注意宁慢勿快，比较粗大的粘连带和时间较长的粘连带多点分段电凝，慎用电切。遇到恶性胸水或复发性良性积液需行胸膜固定术，常用3~5g消毒的干的滑石粉通过硬质或可弯曲的带吸引器的雾化装置均匀喷入胸膜腔。对于气胸患者，2~3ml滑石粉即可，术后需要留置胸腔闭式引流进行负压吸引。

4. 术后 操作完成后，经trocar置入胸腔闭式引流管，术后行X-ray了解置管位置及胸腔变化。

三、纤维支气管镜

(1) 口咽、鼻局部一般情况下选择雾化吸入麻醉(吸入不少于15min)，或口咽部喷雾5%利多卡因局部麻醉方法(喷雾4次)。经镜鼻腔用利多卡因麻黄碱棉杆表面麻醉2~3min。进入后在声门滴入5%利多卡因2ml，气管上段2ml，左主支气管开口2ml，经检部位段或亚段内滴入2ml。全身静脉麻醉或气管插管麻醉由手术室麻醉医生进行。

(2) 核对患者信息，要求患者练习深呼吸3次以上，告之术中深呼吸或平静呼吸；保持平卧，正确清理分泌物；连结指脉氧分压监护仪，特殊病人连结多道生理监护仪。密切观察生理指标变化。

(3) 经一侧鼻腔入镜，缓慢达到声门前，关于导管深入声门下滴入麻醉剂(迅速退出)并停留30s以上，吸净口腔内分泌物。过声门后再滴入麻醉剂退镜后停留30s以上，观察指脉氧分压监护仪上指标变化，连结采图摄像头。深入镜体观察隆突部位，并在左主支气管滴入麻醉剂。然后依次观察健侧(或非检查侧)、检查侧非检部位管腔情况，最后到达检查部位，镜头应接近亚段管口处。操作顺序，各经检医生习惯有所不同。为了不影响观察，应先灌洗留取标本，然后刷检或活检。可视肿瘤样病变，以先活检再刷检为宜，以免刷检后局部出血影响活检取材。

四、胃　　镜

1. 插镜 向病人说明如何配合，取得病人合作，争取一次插管成功。摆好病人体位，头略抬，插管时在20cm处持镜，前端向上弯曲约15°(沿舌面弧度)，沿咽后壁滑入食管，在病人恶心时食管狭窄部开放顺势插下或感有阻力较大时嘱其做吞咽动作即可顺势插入，不可强行插入以免引起梨状窝血肿或其他损伤。

2. 入贲门 入食管后边进镜边充气，令部分气体先入胃内，到达贲门后如镜端与胃体后壁呈直角则向左旋转镜身并同时向左调节小旋钮继续向前，进入胃内边送气边进镜，即可观察扩张的胃腔，顺胃大弯到达幽门口。

3. 进幽门 入幽门时等幽门口自然扩张，镜端尽量不接触胃黏膜，避免刺激胃窦，减少病人的反应，如幽门口长时间不开则将镜端轻轻顶在幽门口，幽门口会自然张开，迅速进入球部。

4. 入球部 进入球部后左手在病人咬口处固定镜身，以防病人恶心时镜端从幽门滑出，可少量注气，向右旋转小旋钮，以看清球部。

5. 观察胃角　退出幽门口后在胃窦部向上旋转大旋钮做J形反转，观察胃角，如没有看到胃角则前后轻轻移动镜身或左右旋转镜身(或稍等胃窦的蠕动)即可找到胃角。

6. 观察胃底、贲门　观察完胃角后将镜身(继续保持J形)一边向外拉一边向左旋转，沿胃大弯到达胃底(或将镜端进入黏液湖，不可将镜端顶在胃黏膜上，以防划伤胃黏膜)，此时可清晰的观察到胃底、贲门及贲门口的镜身，然后将大旋钮向下旋转恢复镜端位置，并向右轻轻旋转镜身，将镜端回到胃窦部，做活检(HP)。

7. 退镜　后退镜身，途中观察胃大弯及前后壁、齿状线、食管，检查完毕。

第八章　洗　胃　机

第一节　概　　述

一、洗胃机的用途和特点

（一）洗胃机的用途

洗胃机是手术室和急诊室必不可少的治疗设备之一，主要用途是清洗口服毒物患者的胃内毒物，吸出残留于胃中的非正常物质，以及手术前洗胃等。

洗胃也是抢救消化道中毒患者时一种行之有效的方法，通过洗胃可以达到迅速清除胃内容物，减少毒物吸收及对其患者胃部刺激的目的，为尽可能的挽救患者生命打下坚实的基础。因此，洗胃术广泛应用于各大小医院的急诊科。现在的洗胃术基本是依靠洗胃机(尤其是全自动型洗胃机)来完成。

（二）洗胃机的特点

1. 电动洗胃机　操作简单，移动方便，耗能少，噪声低，洗胃迅速，对胃壁黏膜无损伤，并具有手动控制和自动控制两种功能，便于调整和控制。

2. 全自动洗胃机　全自动洗胃机改革了以往洗胃机的两只负压瓶的模式，采用无油电磁泵与电子技术相结合是性能优良的洗胃机，是医院和急救中心对服毒、食物中毒患者进行洗胃急救的设备。自动感知胃内压力，随时调节进出胃压力、流量。可使洗胃机在整个洗胃过程中始终保持和胃部的最佳适应状态。设有压力显示，使用安全可靠，高效防堵，数字显示洗胃次数。

二、洗胃的注意事项

(1) 当中毒物不明时，应抽出胃内容物送检，洗胃液可选温开水或等渗盐水，待性质明确后，再采用对抗剂洗胃。

(2) 洗胃中，观察脉搏、呼吸频率、血压、腹部情况；如患者主诉腹痛且流出血性灌洗液或出现休克现象时，应立即停止操作，通知医师，并配合抢救、记录。

(3) 幽门梗阻患者记录胃内潴留者，宜在饭后4~6h或空腹时进行。

(4) 每次入量300~400ml，反复多次，入量过多，液体可从鼻腔涌出而引起窒息，同时易产生胃扩张，使胃内压上升，增加毒物吸收；急性胃扩张又易兴奋迷走神经，引起反射性心搏骤停，对心肺疾患更应慎重(老年人、高血压、心脏病、肺心病等患者建立心电监护下进行)。

(5) 昏迷患者洗胃宜谨慎，应去枕仰卧，头转向一侧，以免分泌物误入气管。

(6) 洗胃机使用前，应检查机器运转是否正常，各管道衔接无误、牢固、不松动、无漏气。

(7) 每次洗胃后及时进行清洗工作，防止交叉感染。

三、洗胃的原则

(1) 幽门梗阻洗胃宜选晚上入睡前。

(2) 口服中毒洗胃尽早进行，一般6h内有效。特殊情况超过6h仍有必要。

(3) 应避免误入气管，有三种方法检查是否在胃内。

(4) 留取首次吸出的胃内容物做毒物分析。急诊室应备一个瓶子(可用100ml生理盐水瓶，用来装首次胃内毒物，以防万一)。

四、洗胃的禁忌

(1) 强酸强碱等腐蚀性药物时切忌洗胃，以免穿孔。可予物理性对抗剂：牛奶、豆浆、蛋清液、米汤等保护胃黏膜。

(2) 溃疡病、食管阻塞、食管静脉曲张、胃癌等患者一般不洗胃，酒精中毒慎重洗胃。

五、洗胃机的主要技术参数

1. 电动洗胃机技术参数

流量：大于或等于2L/min。

自控冲液量：250~350ml/次。

吸液量：300~450ml/次。

压力控制：冲吸压力0.047~0.067MPa。

噪声：小于60dB。

电源：220V±20V；50Hz。

输入功率：250W。

2. 全自动洗胃机技术参数

电源电压：220V±20V；50Hz。

额定功率：60W。

压力范围：正压，进胃压力小于0.05MPa；负压，出胃压力大于0.06MPa。

进胃液量：小于500ml/次。

出胃液量：小于800ml/次。

第二节　洗胃机结构和工作原理

一、洗胃机的结构

(一) 电动洗胃机的结构

电动洗胃机的外部结构，如图8-1所示，由胃管接口、进液接口、排污口接口、指示灯、按键及两个负压瓶组成。

(二) 全自动洗胃机的结构

洗胃机的外形结构，如图8-2所示，全自动洗胃机由四个接口和显示表盘组成。四个接口分别为进胃接口、出胃接口、污水管接口和清水管接口。表盘上的显示有压力显示(显示洗胃过程中的高压和低压压力值)、清洗次数清零按钮、启动/停止按钮、洗胃次数显示。洗胃机的后部还设有电源开关、保险丝盒和电源插座。

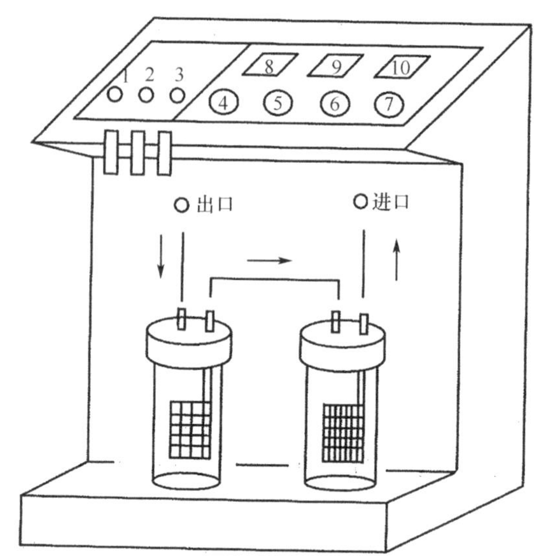

图8-1 电动洗胃机结构图

1.排污管接口；2.药液管接口；3.胃管接口；4.电源开关；5.手动按键；6.手吸按键；7.自控按键；
8.电源指示灯；9.冲液指示灯；10.吸液指示灯

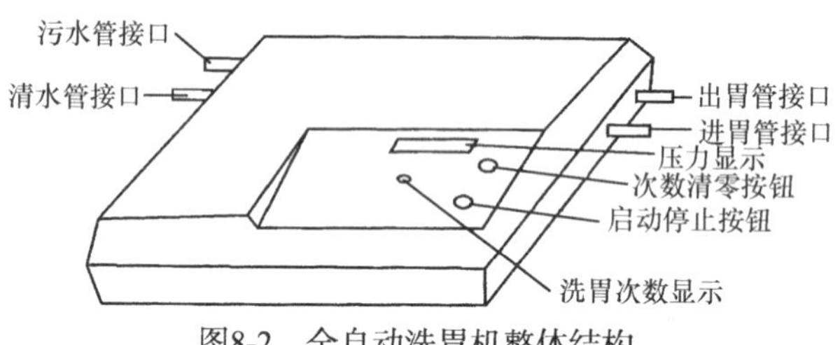

图8-2 全自动洗胃机整体结构

全自动洗胃机的内部结构，如图8-3所示，由气路部分、液路部分和电路控制部分三部分组成。

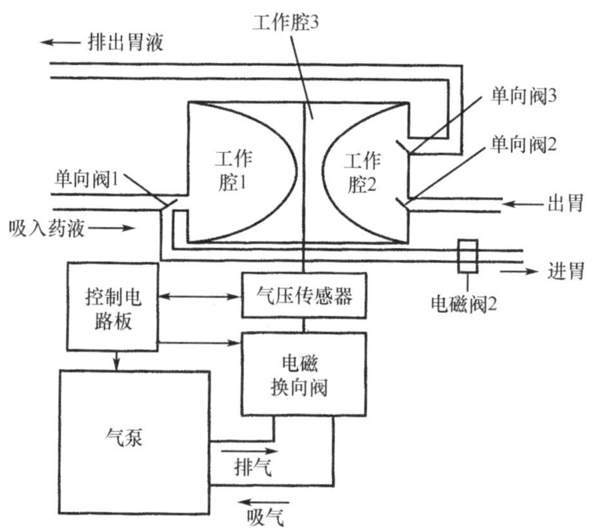

图8-3 全自动洗胃机内部结构

1. 气路部分 气路部分是由气泵、电磁阀、气压传感器和工作腔3组成。工作腔3是由二个硅胶弹力囊及圆柱形塑料筒组成的密闭容器，工作腔3又被中间有孔的弹力硅胶膜分成左右两部分。中间有孔的硅胶膜被固定在圆柱形塑料筒上，左右不能移动。

2. 液路部分　液路部分是由带有单向阀的四个管路(进液管、进胃管、出胃管、排污管)和工作腔1及工作腔2组成。

3. 电路控制部分　电路控制部分是由控制板控制的屏幕显示、气泵、气体压力传感器、电磁换向阀及电磁阀2组成。

4. 洗胃管的外形　胃管的外形，如图8-4所示，是由双层腔组成，进液与出液有各自独立的通路。接洗胃机的进胃口的胃管在胃管中处于外腔，洗胃药液或清水从胃管下端四周的小孔中向胃壁喷射，冲刷胃壁；而出液口接胃管的内腔，出胃液从胃管的下端小孔中被吸入到洗胃机中排出。

5. 单向阀　简单的单向阀结构，如图8-5所示，是由三片塑料膜黏合而成的，腔内膜是在工作腔内的，外膜是在洗胃机的外面，中间膜起到单向阀的作用。当处于平衡状态时，起单向阀作用的中间膜处于内外膜的中间平衡位置。当吸液时，在压力的作用下，中间膜向腔内膜吸合，关闭排液口，使排液口中的液体不能被吸到工作腔内。同样，当排液时，在腔内液体的压力作用下，起单向阀作用的中间膜向外膜压合，关闭吸液口，使工作腔内的液体从排液口中排出。

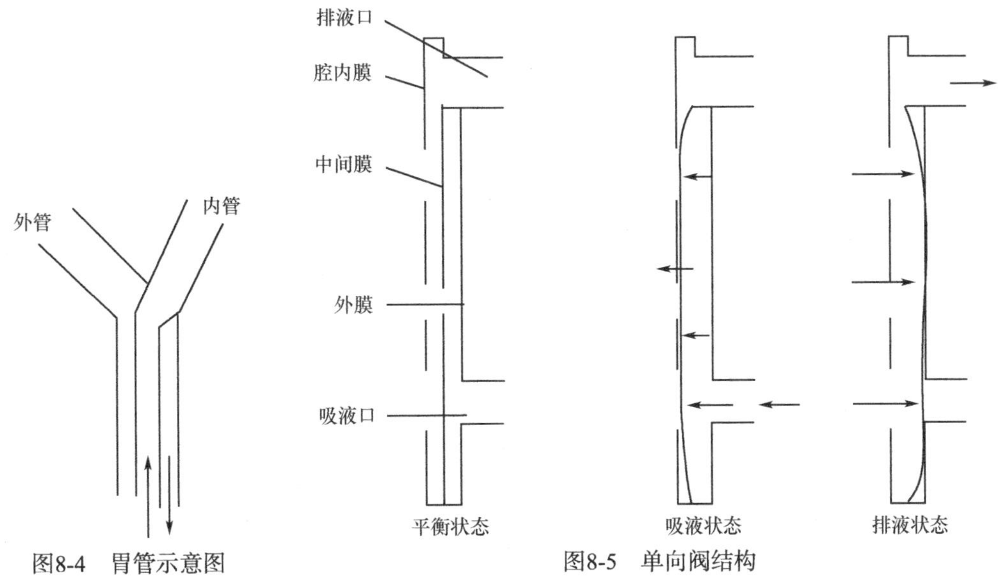

图8-4　胃管示意图

图8-5　单向阀结构

二、洗胃机的工作原理

1. 电动洗胃机工作原理　采用电磁泵作为冲洗和吸液的动力源。通过控制电路控制冲泵、冲阀和吸泵、吸阀以完成冲、吸洗胃两个过程。如图8-6所示，接通电源，按“手冲”开关，洗胃机在控制板的控制下，“冲阀”开“冲泵”工作，洗胃机从药水桶中吸入药液排入到胃管中，通过洗胃管进入患者的胃里。其中排入胃中与从胃中吸出的压力由压力传感器控制，防止压力过高或过低损伤患者胃壁黏膜。当按“手吸”开关时，洗胃机在控制板的控制下，“冲阀”关闭，“冲泵”停止工作，“吸阀”开，“吸泵”开始工作，洗胃机从患者胃中吸出胃液排入一级过滤瓶中过滤，再进入二级过滤瓶中过滤，然后排入到污水桶中。“手冲”与“手吸”的冲入与排出的液体量由操作者控制。按“自动控制”按键时，机器将在设定的吸液量与排液量下交替进行“吸”与“冲”的工作，不断地将药液吸入患者胃中并从胃中排出到污水捅中。

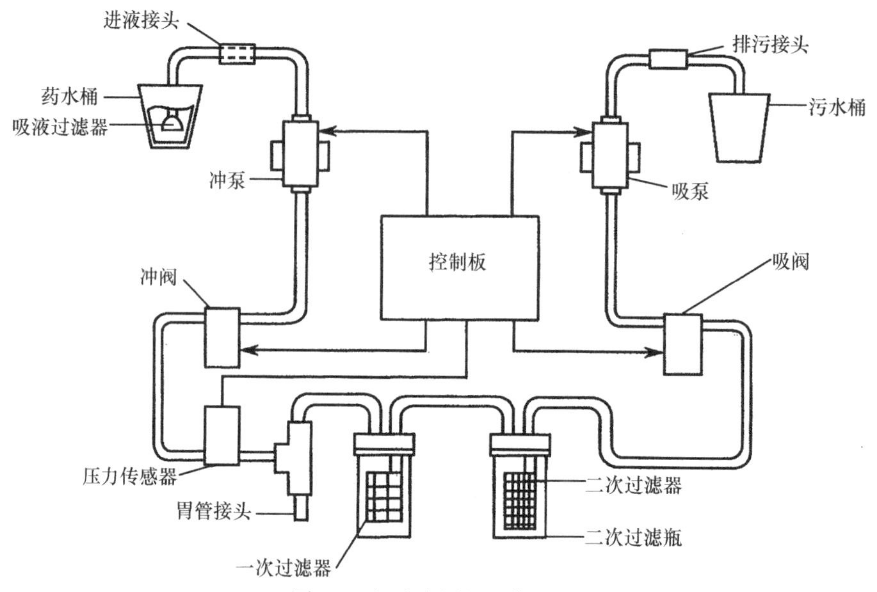

图8-6 电动洗胃机工作原理

2. 全自动洗胃机工作原理 全自动洗胃机的动力是由气泵产生的气体，提供正压和负压，由气体的正负压力来完成向胃内注水与吸水的洗胃过程，如图8-3所示。

(1) 气泵吸气：气体通过电磁换向阀，通过气体压力传感器，从密闭的工作腔3中被吸入气泵，排到空气中去。工作腔3中的压力降低，由于工作腔3的中间硅胶隔膜中间有孔，这样使工作腔3中的压力均匀相等。在气泵及外部大气压的作用下使工作腔3两端的硅胶囊被吸向中间隔膜。使工作腔1 及工作腔2逐渐变大。在工作腔1中，腔的体积由小变大，腔内的压力逐渐由大变小，这样在大气压力的作用下，药桶中的药液(或清水)经管路被吸入工作腔1中。在工作腔2中，胃液经由出胃管被吸入到工作腔2中，由于单向阀3的作用(单向阀3在工作腔2吸入时关闭)污水桶中的污水不能被吸入到工作腔2中。工作腔3中的气体不断地被吸出，压力越来越小，当压力达到某一限定负压值时(此限定负压值也是从胃中吸出胃液的压力值)，电磁换向阀在气体压力传感器的作用下动作换向。这时气泵将进行下一个工作过程。

(2) 气泵排出气体：排出的气体通过电磁换向阀及气体压力传感器向工作腔3充气，使工作腔3中的压力升高，同时电磁阀2打开。在压力的作用下工作腔1中被吸入的药液或清水通过进胃管，经过电磁阀2，排入到患者的胃中，由于单向阀1的作用使的药液或清水不能回流到药桶中。在工作腔2中，被吸入的胃液，在压力的作用下，通过排污管排到污水桶中，同样由于单向阀2的作用使胃液不能回流到患者胃中。

(3) 通过以上(1)、(2)两个过程，洗胃机完成一次洗胃工作，计数器记录一次。

(4) 防堵与自动冲洗：在洗胃的过程中，如果有堵塞的情况出现，工作腔3中的压力值必定要达到高压或低压的上下限值，这时在气体传感器的作用下，电磁阀换向，洗胃机将反冲，使堵塞的部分冲开，这样达到了防堵塞的目的。

第三节 洗胃机使用与维护

一、洗胃机的使用方法

使用方法可以按照“准备→充液→接胃管→洗胃→拨胃管→冲刷瓶子及胃管”这一流程进行。

1. 准备

(1) 按有关洗胃常识，掌握洗胃病人的适应证及禁忌证。

(2) 若病人为进食后服毒，应先催吐，然后洗胃。

(3) 机器使用前的检查：接通电源，洗胃阀旋至“洗胃”位置，再将电源开关扳向“开”，工作指示灯亮，电机联泵工作，将正压调节阀和负压调节阀至关闭状态(顺时针关闭，逆时针逐渐放松)，先用手堵死进胃管，观察正压表读数应能达到0.05MPa。试完后将正、负压调节阀略放松，关闭工作开关。

2. 充液(将配好的洗胃液吸入贮液瓶内) 将进胃管放入所配的洗胃液内，将洗胃阀置于“充排”位置，打开工作开关。电机联泵运转，将正负调节阀放松(逆时针)，将负压调至0.06~0.08MPa，将洗胃液吸入贮液瓶。贮液瓶满时(8000ml)自动停机报警，同时，超位指示灯亮。

3. 接胃管 选用适当直径的胃管，先用石腊油涂胃管外壁，然后用2%的麻黄碱喷洒病人鼻腔深处。将胃管从病人鼻腔缓慢插入60cm左右。若从鼻腔插入有困难时，用开口器从口腔插入55cm左右，但切勿将胃管插入气管。然后，将胃管上端白色支管接洗胃机进胃管端，红色支管接出胃管端，不可接错。

4. 洗胃 将洗胃阀置于“洗胃”位置，按下“工作启动开关(16)”，将正压调至0.027~0.053MPa，负压调至0.02~0.04MPa，此时进出胃液量应基本平衡。若洗胃过程中出现只进不出现象时，说明胃管出液孔被污物堵塞。发现这种现象要立即排除。否则，有可能造成胃管破裂。排除的方法是将“洗胃阀(1)”旋至“反冲”位置，迅速放松负压调节旋钮，负压表读数应为零。同时调节正压调节阀，使正压表读数至0.053MPa，3~4s后，将洗胃阀再旋至“洗胃”位置(正、负压表读数仍调至原来的洗胃读数)，观察阻塞现象是否排除。若未排除，可按以上操作方法，重复反冲数次，直至排除为止。每次反冲的时间不能超过5s。

洗胃完毕，将洗胃阀旋至“清胃”，将正压调节旋松，负压调节至0.040~0.053MPa，排出胃内残留洗胃液。然后，关闭工作开关，停机。

5. 拔胃管 先将胃管和洗胃机脱开。然后，缓慢地从患者鼻腔或口腔中拨出胃管。

6. 冲刷瓶子及胃管 将洗胃阀置于“充排”位置，打开工作开关，排出污秽液瓶(B瓶)中污液。同时，贮液瓶中吸入洁净水，按“充排”方法将污水排出，重复2~3次即可。将胃管两分支管分别接到自来水龙头上，用清水内外洗净，存放于75%的乙醇中备用。

二、电动洗胃机的工作过程

(1) 洗胃前应先将连接进液接头和胃管接头的两根液管同时浸入净水容器内，开机，工作循环两次以上排出管内空气。

(2) 停机，将胃管导管通过胃管接头与专用洗胃管连接，检查管路。

(3) 按动计数复位键使计数显示为“0”。

(4) 按下洗胃开关，设备进入自动洗胃过程。

(5) 应持续监测洗胃过程：洗胃过程中如发现进出胃的液量不平衡，或患者腹部膨隆但水流缓慢、不流或发生故障等，则显示有食物堵塞管道的可能，要停机，可用灌洗针筒连接胃管进行手工冲或吸，重复数次直至管道通畅后，再开机洗胃。在洗胃结束前点动2~3次液量平衡键，可将胃内残留液体清除。

(6) 确认洗胃工作完成，停机，将胃管保留或取出。

(7) 用物及时清洗、消毒。

三、电动洗胃机的管路安装与调试

1. 管路连接 连接管路(胃管暂时不接)，对一级过滤瓶、二级过滤瓶的装配检查后，连接好洗胃机的管路，接通电源，电源指示灯亮表明电源接通。将药水桶放满清水，两只过滤瓶灌入清水后旋紧瓶盖不得漏水。将机上的药水管放入药水桶内，污水管放入污水桶内。把胃管连接管插入模拟胃的量杯或玻璃瓶中，量杯或玻璃瓶灌入清水500ml左右，放置在离地面70~80cm处(或机箱上)。

2. 整机调试 首先进行手控功能测试，按“手吸”键，使该键自锁，吸液指示灯亮，机器运转，胃内的液体被吸入污水桶内；按“手冲”键，使该键自锁，“手吸”键释放，吸液指示灯熄灭，冲液指示灯亮，药水桶的清水被冲入胃中(冲液量可通过观察桶内刻度指示来控制)；重复上述过程，进行手控洗胃，按“关”键来关机。

自控功能测试(测试前，确保量杯或玻璃瓶内留有500ml左右清水)，按“自控”键后(自控键不自锁)手吸键或手冲键释放，自动控制工作开始。吸液指示灯亮，表示在自动吸液。一定时间后，吸液指示灯熄灭，冲液指示灯亮，表示在自动冲液。设备自动循环此过程。按动“关”键停止循环，自控冲吸量可观察量杯或玻璃瓶上的刻度值，应符合冲液量为250~350ml/次，吸液量为300~450ml/次的设定要求，以上情况符合说明管路连接正确、洗胃机工作正常。

停机，安装调试或使用结束后，按动面板上的“关”键，再拔下电源插头以切断电网电源。

四、洗胃机的维护、保养与常见故障排除

(一) 洗胃机的维护和保养

(1) 洗胃机的一般消毒方法：每次洗胃后，把三根洗胃管同时放入盛有1∶400消毒灵溶液2000ml中开机循环20次左右，随后放入清水中循环2~3次清洗管路，机器外面抹布擦净。

(2) 对有明显出血的/明确传染病患者应采用官腔内浸泡，即用消毒液冲洗时，最后一次吸水管端要放在水面内关机。让官腔充满消毒液，浸泡30min后，开机用清水接冲洗管路5次以上。

(3) 如果洗胃机长时间没有用时，在使用前应用清水连续冲洗管路3~5次。

(4) 机器外表面用浸过消毒液的微湿抹布轮转擦拭，防止渗入机箱缝隙。

(5) 本机不用期间每隔1~2天要开机运行2~3分钟以保证机器随时处于良好状态。

(二) 常见故障排除

1. 电动洗胃机常见故障排除

(1) 故障现象：不冲水。

1) 原因分析：①冲泵污物阻塞；②电磁阀不工作；③二极管损坏。

2) 排除方法：①拆泵消除污物；②更换电磁阀；③更换二极管。

(2) 故障现象：不吸水或吸水不正常。

1) 原因分析：①二极管烧坏；②吸泵烧坏；③吸泵生锈、阻轧；④瓶内污物堵塞；⑤细过滤器漏装，污物进入吸泵内搁浅；⑥瓶塞漏气；⑦进液过滤器堵塞；⑧胃管规格不符；⑨电磁阀不工作。

2) 排除方法：①更换二极管；②更换泵；③拆泵修理；④清除瓶内污物，过滤器洗刷清洁；⑤将污物反冲掉或清洗泵体、重新装入过滤器；⑥盖紧瓶塞；⑦清除进液过滤器网孔药渣杂质；⑧用原厂多孔专用胃管；⑨更换电磁阀。

(3) 故障现象：冲液时，液体冲不进胃内而由排污口排出。

1) 原因分析：吸电磁阀漏液关不住。

2) 排除方法：更换吸电磁阀。

(4) 故障现象：自控冲液量大于吸液量。

1) 原因分析：电位器受震移位(吸液量应大于冲液量50~150ml)。

2) 排除方法：调节线路板上电位器顺时针旋转为液量减小(从正面看面板：左侧吸液电位器，右侧为冲液电位器)。

(5) 电动机洗胃机工作时报警故障。

1) 报警时间短，冲洗指示灯亮，排污口无污水。原因是胃管内有污物，轻微堵塞，是正常现象。

2) 报警时间长，冲洗指示灯亮，排污口无污水。原因是胃管内有较大污物堵塞。处理方法，按手吸开关，反向吸出。

3) 报警时间短，吸液指示灯亮，排污口有污水，是正常现象。

4) 报警时间长，吸液指示灯亮，排污口有污水，原因是胃管内有较大污物堵塞。处理方法是按手冲开关。

2. 全自动洗胃机常见故障排除

(1) 故障现象：机器只进水不出水。

1) 原因分析：从污水管中进入空气，机器内没有有效的负压。插入胃管长度不够。

2) 排除方法：向污水桶中倒入一些清水，使污水管出口没在水中。拔出胃管测量长度重新插入。

(2) 故障现象：模拟胃不进水也不出水。

在试机过程中机器指示灯显示正常换向，但模拟胃中既不进水也不出水。

1) 原因分析：模拟胃中有大量空气、模拟胃是非封闭系统。

2) 排除方法：必须用封闭的模拟胃进行试机。

3. 故障现象 机器工作时进水多而出水少。

1) 原因分析：管路接口不严，有空气进入；或患者胃内有大块食物堵塞胃管口；或胃管插入长度不准确。

2) 排除方法：检查管路接口使接口连接紧密；在出胃的工作状态下拔出胃管排除胃管堵塞物；拔出胃管测量长度，重新插入。

第九章　激光治疗仪

第一节　概　　述

激光是20世纪以来，继原子能、计算机、半导体之后，人类的又一重大发明，被称为“最快的刀”、“最准的尺”、“最亮的光”和“奇异的激光”。它的亮度约为太阳光的100亿倍。激光的原理早在1916年已被著名的美国物理学家爱因斯坦发现，但直到1960年激光才被首次成功制造。激光是在有理论准备和生产实践迫切需要的背景下应运而生的，它一问世，就获得了异乎寻常的飞快发展，激光的发展不仅使古老的光学科学和光学技术获得了新生，而且导致整个一门新兴产业的出现。激光可使人们有效地利用前所未有的先进方法和手段，去获得空前的效益和成果，从而促进了生产力的发展。激光的理论基础起源于大物理学家爱因斯坦，1917年爱因斯坦提出了一套全新的技术理论“光与物质相互作用”。这一理论是说在组成物质的原子中，有不同数量的粒子(电子)分布在不同的能级上，在高能级上的粒子受到某种光子的激发，会从高能级跳到(跃迁)到低能级上，这时将会辐射出与激发它的光相同性质的光，而且在某种状态下，能出现一个弱光激发出一个强光的现象。这就叫做“受激辐射的光放大”，简称激光。1958年，美国科学家肖洛(Schawlow)和汤斯(Townes)发现了一种神奇的现象：当他们将氖光灯泡所发射的光照在一种稀土晶体上时，晶体的分子会发出鲜艳的、始终会聚在一起的强光。根据这一现象，他们提出了“激光原理”，即物质在受到与其分子固有振荡频率相同的能量激发时，都会产生这种不发散的强光——激光。他们为此发表了重要论文，并获得1964年的诺贝尔物理学奖。1960年5月15日，美国加利福尼亚州休斯实验室的科学家梅曼宣布获得了波长为0.6943μm的激光，这是人类有史以来获得的第一束激光，梅曼因而也成为世界上第一个将激光引入实用领域的科学家。1960年7月7日，梅曼宣布世界上第一台激光器诞生，梅曼的方案是，利用一个高强闪光灯管，来激发红宝石。由于红宝石其实在物理上只是一种掺有铬原子的刚玉，所以当红宝石受到刺激时，就会发出一种红光。在一块表面镀上反光镜的红宝石的表面钻一个孔，使红光可以从这个孔溢出，从而产生一条相当集中的纤细红色光柱，当它射向某一点时，可使其达到比太阳表面还高的温度。前苏联科学家尼古拉·巴索夫于1960年发明了半导体激光器。半导体激光器的结构通常由p层、n层和形成双异质结的有源层构成。其特点：尺寸小、p合效率高、响应速度快、波长和尺寸与光纤尺寸适配、可直接调制、相干性好。1961年，Campbell首先将红宝石激光用于眼科的治疗，从此开始了激光在医学临床上的应用。1963年，Goldman 将其应用于皮肤科学。同时，二氧化碳激光器作为光学手术刀的出现，逐渐在医学临床的各学科确立了自己的地位。1964年，我国著名科学家钱学森建议将“光受激发射”改称“激光”。激光应用很广泛，主要有激光打标、光纤通信、激光光谱、激光测距、激光雷达、激光切割、激光武器、激光唱片、激光矫视、激光扫描等等。1970年，Nath发明了光导纤维，到1973年通过内镜技术成功地将激光导入动物的胃肠道，自此实现了无创导入技术的飞速发展。1976年，Hofstetter首先将激光用于泌尿外科。随着血卟啉及其衍生物在1960年被发现，Diamond在1972年首先将这种物质用于光动力学治疗。在激光发明以来的五十多年间，继红宝石激光器为代表的固体激光器之后，气体激光器、化学激光器、染料激光器、原子激光器、离子激光器、半导体激光器和X线激光器相继问世。因为激光的光、电、磁、热、机械压强和生物刺激等多种效应，在医学领域中，激光的应用范围不断扩大，使得许多疾病的繁难治疗过程变得简单而疗效显著，各种激光治疗机已成为现代医学中不可替代的工具，为疾病的治疗开创了一个全新的领域。

一、激光的产生

(一) 激光产生的基本原理

光与物质的相互作用，实质上是组成物质的微观粒子吸收或辐射光子，同时改变自身运动状况的表现。

微观粒子都具有特定的一套能级(通常这些能级是分立的)。任一时刻粒子只能处在与某一能级相对应的状态(或者简单地表述为处在某一个能级上)。与光子相互作用时，粒子从一个能级跃迁到另一个能级，并相应地吸收或辐射光子。光子的能量值为此两能级的能量差ΔE，频率为$v=\Delta E/h$(h为普朗克常量)。

1. 受激吸收(简称吸收)　处于较低能级的粒子在受到外界的激发(即与其他的粒子发生了有能量交换的相互作用，如与光子发生非弹性碰撞)，吸收了能量时，跃迁到与此能量相对应的较高能级。这种跃迁称为受激吸收。

2. 自发辐射　粒子受到激发而进入的激发态，不是粒子的稳定状态，如存在着可以接纳粒子的较低能级，即使没有外界作用，粒子也有一定的概率，自发地从高能级激发态($E2$)向低能级基态($E1$)跃迁，同时辐射出能量为($E2-E1$)的光子，光子频率 $v=(E2-E1)/h$。这种辐射过程称为自发辐射。众多原子以自发辐射发出的光，不具有相位、偏振态、传播方向上的一致，是物理上所说的非相干光。

3. 受激辐射、激光　1917年爱因斯坦从理论上指出：除自发辐射外，处于高能级$E2$上的粒子还可以另一方式跃迁到较低能级。他指出当频率为 $v=(E2-E1)/h$的光子入射时，也会引发粒子以一定的概率，迅速地从能级$E2$跃迁到能级$E1$，同时辐射一个与外来光子频率、相位、偏振态以及传播方向都相同的光子，这个过程称为受激辐射。

可以设想，如果大量原子处在高能级$E2$上，当有一个频率 $v=(E2-E1)/h$的光子入射，从而激励$E2$上的原子产生受激辐射，得到两个特征完全相同的光子，这两个光子再激励$E2$能级上原子，又使其产生受激辐射，可得到四个特征相同的光子，这意味着原来的光信号被放大了。这种在受激辐射过程中产生并被放大的光就是激光。

爱因斯坦1917年提出受激辐射，激光器却在1960年问世，相隔43年，为什么？主要原因是，普通光源中粒子产生受激辐射的概率极小。当频率一定的光射入工作物质时，受激辐射和受激吸收两过程同时存在，受激辐射使光子数增加，受激吸收却使光子数减小。物质处于热平衡态时，粒子在各能级上的分布，遵循平衡态下粒子的统计分布律。按统计分布规律，处在较低能级$E1$的粒子数必大于处在较高能级$E2$的粒子数。这样光穿过工作物质时，光的能量只会减弱不会加强。要想使受激辐射占优势，必须使处在高能级$E2$的粒子数大于处在低能级$E1$的粒子数。这种分布正好与平衡态时的粒子分布相反，称为粒子数反转分布，简称粒子数反转。如何从技术上实现粒子数反转是产生激光的必要条件。

理论研究表明，任何工作物质，在适当的激励条件下，可在粒子体系的特定高低能级间实现粒子数反转。若原子或分子等微观粒子具有高能级$E2$和低能级$E1$，$E2$和$E1$能级上的布居数密度为$N2$和$N1$，在两能级间存在着自发发射跃迁、受激发射跃迁和受激吸收跃迁三种过程。受激发射跃迁所产生的受激发射光，与入射光具有相同的频率、相位、传播方向和偏振方向。因此，大量粒子在同一相干辐射场激发下产生的受激发射光是相干的。受激发射跃迁几率和受激吸收跃迁几率均正比于入射辐射场的单色能量密度。当两个能级的统计权重相等时，两种过程的几率相等。在热平衡情况下$N2<N1$，所以自发吸收跃迁占优势，光通过物质时通常因受激吸收而

衰减。外界能量的激励可以破坏热平衡而使$N2>N1$，这种状态称为粒子数反转状态。在这种情况下，受激发射跃迁占优势。光通过一段长为l的处于粒子数反转状态的激光工作物质(激活物质)后，光强增大eGl倍。G为正比于($N2-N1$)的系数，称为增益系数，其大小还与激光工作物质的性质和光波频率有关。一段激活物质就是一个激光放大器。

如果，把一段激活物质放在两个互相平行的反射镜(其中至少有一个是部分透射的)构成的光学谐振腔中，处于高能级的粒子会产生各种方向的自发发射。其中，非轴向传播的光波很快逸出谐振腔外：轴向传播的光波却能在腔内往返传播，当它在激光物质中传播时，光强不断增长。如果谐振腔内单程小信号增益G0l大于单程损耗δ(G0l是小信号增益系数)，则可产生自激振荡。原子的运动状态可以分为不同的能级，当原子从高能级向低能级跃迁时，会释放出相应能量的光子(所谓自发辐射)。同样的，当一个光子入射到一个能级系统并为之吸收的话，会导致原子从低能级向高能级跃迁(所谓受激吸收)；然后，部分跃迁到高能级的原子又会跃迁到低能级并释放出光子(所谓受激辐射)。这些运动不是孤立的，而往往是同时进行的。当我们创造一种条件，譬如采用适当的媒质、共振腔、足够的外部电场，受激辐射得到放大从而比受激吸收要多，那么总体而言，就会有光子射出，从而产生激光。

(二) 激光器的基本结构

一般的激光器都是由三部分组成：激光工作物质、激励(泵浦，Pump)系统以及光学谐振腔。如图9-1所示，为激光器结构示意图。

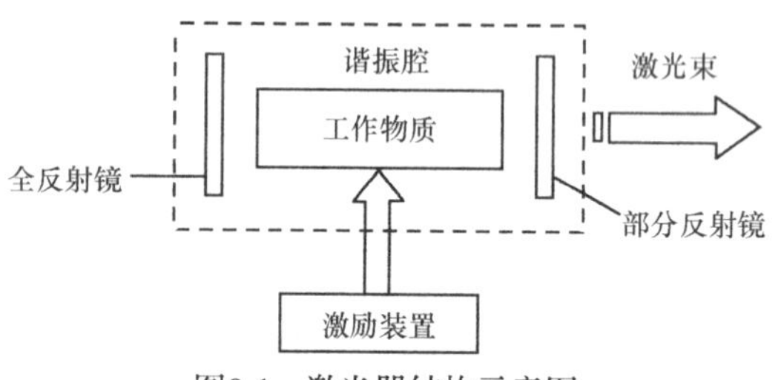

图9-1 激光器结构示意图

1. 激光工作物质(laser material) 是指用来实现粒子数反转并产生光的受激辐射放大作用的物质体系，有时也称为激光增益媒质，它们可以是固体(晶体、玻璃)、气体(原子气体、离子气体、分子气体)、半导体和液体等媒质。对激光工作物质的主要要求，是尽可能在其工作粒子的特定能级间实现较大程度的粒子数反转，并使这种反转在整个激光发射作用过程中尽可能有效地保持下去；为此，要求工作物质具有合适的能级结构和跃迁特性。

2. 激励(泵浦)系统 是指为使激光工作物质实现并维持粒子数反转而提供能量来源的机构或装置，激光的能量是由激励源的能量转变来的。根据工作物质和激光器运转条件的不同，可以采取不同的激励方式和激励装置。常见的有以下四种：①光学激励(光泵)。是利用外界光源发出的光来辐照工作物质以实现粒子数反转的，整个激励装置，通常是由气体放电光源(如氙灯、氪灯)和聚光器组成。②气体放电激励。是利用在气体工作物质内发生的气体放电过程来实现粒子数反转的，整个激励装置通常由放电电极和放电电源组成。③化学激励。是利用在工作物质内部发生的化学反应过程来实现粒子数反转的，通常要求有适当的化学反应物和相应的引发措施。④核能激励。是利用小型核裂变反应所产生的裂变碎片、高能粒子或放射线来激励工作物质并实现粒子数反转的。

3. 光学谐振腔 如电子技术中的振荡器一样，要实现激光振荡，除了有放大元件外，还必须有正反馈系统、谐振系统和输出系统。在激光器中，可实现粒子数反转的工作物质就是放大元件，而光学谐振腔就起着正反馈、谐振和输出的作用。光学谐振腔不仅是产生激光的重要结构，而且它直接影响激光的输出特性，如输出功率、频率、光强分布(模式)和光束发散角等。光学谐振腔通常是由具有一定几何形状和光学反射特性的两块反射镜按特定的方式组合而成。一般是将两块反射镜分置于工作物质两端，精确平行并且垂直于工作物质的中心轴线。其中一块为全反射镜(反射率在98%以上)，另一块为部分反射镜，这样可使腔内振荡激光能量通过部分反射镜透过输出到腔外，形成为人们所能直接观察或探测得到的激光辐射。作用为：①提供光学反馈能力，使受激辐射光子在腔内多次往返以形成相干的持续振荡。②对腔内往返振荡光束的方向和频率进行限制，以保证输出激光具有一定的定向性和单色性。共振腔作用①，是由通常组成腔的两个反射镜的几何形状(反射面曲率半径)和相对组合方式所决定；而作用②，则是由给定共振腔型对腔内不同行进方向和不同频率的光，具有不同的选择性损耗特性所决定的。

二、激光的特性

激光产生过程的特殊性决定了激光具有普通光所不具有的特点，即一高(亮度高)三好(方向性好、单色性好、相干性好)。

1. 亮度高　激光的亮度可比普通光源高出1012~1019倍，是目前最亮的光源，强激光甚至可产生上亿度的高温。亮度是衡量一个光源质量的重要指标，若将中等强度的激光束经过会聚，可在焦点出产生几千到几万度的高温，这种性能足以使生物有机体的细胞严重破坏。

2. 方向性好　激光与普通光源不同，它只向单一方向发光，其光束发散角非常小，一般都在百分之几到万分之几弧度的数量级，几乎是一束平行光线。激光射出20 000m，光斑直径只有20~30cm，激光射到38万公里的月球上，其光斑直径还不到2000m。激光束的方向性好这一特性在医学上的应用主要是激光能量能在一定空间高度集中，从而可将激光束制成激光手术刀。另外，平行性越好的光束经聚焦得到的焦斑尺寸越小，再加之激光单色性好，聚焦后光斑尺寸能进一步缩小，可达微米级以下，甚至可用作切割细胞或分子的精细的“手术刀”，对细胞施行打孔和融合等手术。

3. 单色性好　光的颜色由光的不同波长决定，不同的颜色，是不同波长的光作用于人的视觉的不同而反映出来。激光的波长基本一致，谱线宽度很窄，颜色很纯，单色性很好。由于这个特性，激光在通信技术中应用很广。一般说来，气体激光器发射的激光束单色性较好，固体激光器发射的激光单色性相对较差，半导体激光器单色性最差。光的生物效应强烈地依赖于光的波长，因此激光良好的单色性在医学上具有重要的应用价值。

4. 相干性好　相干性是所有波的共性，但由于各种光波的品质不同，导致它们的相干性也有高低之分。普通光是自发辐射光，相干性很低。激光不同于普通光源，它激光是受激辐射产生的，发射的光子具有相同的频率、位相和方向，所发出的光可在较长时间内存在恒定的位相差，所以具有很好的相干性。光束的单色性与相干性是一致的。一般气体激光的相干性优于固体激光。

三、激光的生物效应

激光和生物组织相互作用后所引起的生物组织方面的改变，称为激光的生物效应。激光作用于生物体，主要引起热效应、光化效应、机械效应、电磁场效应和刺激效应五种效应

1. 热效应　激光对生物体的热作用主要通过两种途径实现：一种是碰撞生热，生物体吸收可见和紫外激光后，受激的生物分子可能将其获得的光能，通过多次碰撞转移为邻近分子的平动能、振动能和转动能，使受照体温度升高。另一种是吸收生热，生物体吸收红外光后，光能转变成生物分子的振动能和转动能，使温度升高。生物组织的红外吸收区主要在2.8~6.3μm。

热效应的强弱与激光的功率密度、照射面积和照射时间有密切的关系，也与生物组织对光的吸收率、比热、热导率有关系。

2. 光化效应　生物光化效应是指在光的作用下产生的生物化学反应。生命物质之所以能够

活动、生长、复制、发育、修补、繁殖，生化作用起着决定性作用。光的作用是使某些生物化学反应在生物温度下以相当的速率进行。与普通光源相比，激光可使光化反应更方便、易控、有效和广泛。光化反应的全过程大致可分为两个阶段：原初光化反应和继发光化反应。当一个处于基态但又不返回其原来分子能量状态的弛豫过程中，多出来的能量消耗在它自身的化学键断裂或形成新建上，发生了一个化学反应，即为原初光化反应。在原初光化反应过程中形成的产物中，大多数是具有高度化学活性的中间产物，如自由基、离子、或其他不稳定的产物。这些不稳定的产物继续进行化学反应，直至形成稳定的产物，这种光化反应称为继发光化反应。光化反应的实例有光合作用、光敏化作用、视觉作用等。

3. 机械效应 激光生物机械效应是指当生物组织吸收激光能量时，如果能量密度超过某一确定阀值时，就会产生气化并伴有机械波，若能量密度低于该阀值，就只会产生机械波。光不仅具有波动性，还具有离子性，即光子有质量有动量，因而光子撞击物体时必然会给受照处施以压力，即光压。激光是高强度光源，它对生物体可产生一次压力和二次压力，辐射压强为一次压力，热膨胀压强、声波和蒸发压强、电致伸缩压强为二次压力。

4. 电磁场效应 激光是电磁波，而生物体作为介质具有电导和电容，在激光电场作用下会发生一些变化，如电致伸缩、受激布里渊散射、受激拉曼散射等。激光作用于生物体组织引发生物组织变化称之为激光生物电磁场效应。

5. 刺激效应 当激光照射生物组织时，不是对生物组织直接造成不可逆性的损伤，而只是产生某种与超声波、针刺、针灸和热的物理因子所获得的与生物刺激作用相类似的效应，成为激光生物刺激效应。这种生物效应是低功率激光作用的结果，无法用前述的作用来解释。我们把产生生物刺激效应的激光叫做“弱激光”。当用弱激光照射生物体时，激光是一种刺激源。生物体对这种刺激的应答反应可能是兴奋，也可能是抑制。目前已知弱激光照射可以影响机体的免疫功能，对神经组织和功能有刺激作用，还可以引起生物机体内一系列其他的生物效应，对某些疾病有一定的防治效果。

激光的生物效应可作用于生物体不同层次：①超短脉冲激光作用于蛋白质可引发光生化反应，改变酶的活性、定向催化而不损伤活细胞；②氩离子激光可损伤染色体，红宝石激光会抑制DNA表达；③激光可引起胶凝，破坏细胞核，损伤线粒体；④氦氖激光和脉冲红宝石激光对某些细菌生长有影响：能量小时有促进作用，能量大时有抑制作用；⑤红宝石激光弱强度照射可提高白细胞噬菌功能，CO_2激光辐照腰间穴位使细胞数增加等。

四、激光器的分类和用途

（一）激光器的分类

1. 按工作物质分类 一般激光器的名称通常是按照它们受激发光的工作物质来命名的，例如受激发光的工作物质是氩离子(Ar^+)，就称为氩离子激光器，有时简称氩激光器。根据工作物质的物态特性不同可把激光器分为以下几大类。

(1) 固体激光器：实现激光的核心主要是激光器中可以实现粒子数反转的激光工作物质(即含有亚稳态能级的工作物质)。如工作物质为晶体状的或者玻璃的激光器，分别称为晶体激光器和玻璃激光器，通常把这两类激光器统称为固体激光器。

在激光器中以固体激光器发展最早，这种激光器体积小，输出功率大，应用方便。由于工作物质很复杂，造价高。当今用于固体激光器的物质主要有三种：掺钕钇铝石榴石(Nd：YAG)工作物质，输出的波长为1.06μm呈白蓝色光；钕玻璃工作物质，输出波长1.06μm呈紫蓝色光；

红宝石工作物质，输出波长为694.3nm，为红色光。主要用光泵的作用，产生光放大，发出激光，即光激励工作物质。

固体激光器的特点是输出能量大(可达数万焦耳)，峰值功率高(连续功率可达数千瓦)，结构紧凑，牢固耐用。

中国第一台红宝石激光器于1961年8月在中国科学院长春光学精密机械研究所研制成功。这台激光器在结构上比梅曼所设计的有了新的改进，尤其是在当时我国工业水平比美国低得多，研制条件十分困难，全部由研究人员自己设计、动手制造。在这以后，我国的激光技术也得到了迅速发展，并在各个领域得到了广泛应用。1987年6月，1012W的大功率脉冲激光系统——神光装置，在中国科学院上海光学精密机械研究所研制成功，多年来为我国的激光聚变研究做出了很好的贡献。

(2) 气体激光器：采用的工作物质主要以气体状态进行发射的激光器在常温常压下是气体，有的物质在通常条件下是液体(如非金属粒子的有水、汞)，及固体(如金属离子结构的铜，镉等粒子)，经过加热使其变为蒸气，利用这类蒸气作为工作物质的激光器，统归气体激光器之中。气体激光器中除了发出激光的工作气体外，为了延长器件的工作寿命及提高输出功率，还加入一定量的辅助气体与发光的工作气体相混合。

气体激光器大多应用电激励发光，即用直流，交流及高频电源进行气体放电，两端放电管的电压增压时可加速电子，带有一定能量，在工作物质中运动的电子与粒子(气体的原子或分子)碰撞时将自身的能量转移给对方，使分子或原子被激发到某一高能级上而形成粒子数反转，产生激光。气体激光器与固体激光器相比较，两者中以气体激光器的结构相对简单得多，造价较低，操作简便，但是输出功率常较小。因气体激光器中的工作物质不同。因此分中性(惰性)原子、离子气体、分子气体三种激光器。

中性原子气体激光器这类激光器中主要充有以惰性气体(氦、氖、氩、氪等)的物质。具有典型应用的就是He-Ne(氦-氖)激光器。

首台He-Ne激光器诞生于1960年，它可以在可见光区及红外区中产生多种波长和激光谱线，主要产生的有632.8nm红光、1.15μm及3.39μm红外光。632.8nmHe-Ne激光器最大连续输出功率可达到1W，寿命也达到10kh以上。借助调节放大电流大小，使功率稳定性达到30s内的误差为0.005%，10分钟内的误差为0.015%的功率稳定度；发散角仅为0.5毫弧度。He-Ne激光器除了具有一般的气体激光器所固有的方向性好，单色性好，相干性强诸优点外，还具有结构简单、寿命长、价廉、频率稳定等特点。He-Ne激光在精确指示，激光测量，医疗卫生方面有很广泛的用途。

He-Ne激光器结构大体可分为三部分，即放电管、谐振腔和激发的电源。现在临床上最常应用的为内腔式He-Ne激光器的激光放电管内的气体在涌有一定高的电压及电流(在电场作用下气体放电)，放电管中的电子就会由负极以高速向正极运动。在运动中与工作物质内的氦原子进行碰撞，电子的能量传给原子，促使原子的能量提高，基态原子跃迁到高能级的激发态。这时如有基态氖原子与两能级上的氦原子相碰，氦原子的能量传递给氖原子，并从基态跃迁到激发的能级状态，而氦原子回到了基态上。因为放电管上所加的电压，电流连续不断供给，原子不断地发生碰撞。这就产生了激光必须具备的基本条件。在发生受激辐射时，分别发出波长3.39μm、632.8nm、1.53μm三种激光，而这三种激光中除632.8nm为可见光中的红外光外，另两种是红外区的辐射光。因反射镜的反射率不同，只输出一种较长的光波632.8nm的激光。

He-Ne激光的放电管，最外层是用硬质玻璃制成。放电的内管直径为2~3mm，管长几厘米到十几厘米，放电管越长功率越大，相应的放电电压就高。管内主要按(5~10)：1的比例充入氦氖混合气体达到总气压为2.66~3.99Pa。管的一端装有铝圆筒作阴极(其圆管状结构主要是为了减少放电测射)，另一端装有钨针作阳极，放电管两端装有反射镜(即一头为全反射镜，出光一端为半反射镜)。这就构成了激光放电管。

在He-Ne激光器中，采用的谐振腔有球面腔或平凹腔。一般腔镜内侧镀有高反射率的介质。在其中一端反射率为100%，另一端反射率由激光器的增益而定。放电毛细管长度为15~20cm，He-Ne激光器的半反射镜的半反射镜的反射率98.5%~99.5%。谐振腔的轴线和放电毛细管 He-Ne激光器的外界激励能源与固体激光器不相同，不能使用光泵激励，而采用电激励的方法。把工作物质封入放电管中，供以直流、交流及射频等方式激励气体放电。通过放电过程把能量传给工作物质，促使气体中的离子、原子被激发。医疗中使用的激励方法主要是以直流电激发出光。大体结构主要有高压变压器、整流与滤波回路、限流与稳流回路组成。

气体激光器的特点是结构简单、造价低，操作方便，工作物质均匀、光束质量好，能长时间稳定连续工作。气体激光器是目前种类最多、输出激光波长最丰富、应用最广的一种激光器。

(3) 液体激光器：采用的工作物质主要包括两类，一类是有机荧光染料溶液，另一类是含有稀土金属离子的无机化合物溶液，其中金属离子(如Nd)起工作粒子作用，而无机化合物液体则起基质的作用。目前应用比较广泛的是有机染料激光器，它以染料作为激光工作物质，装入染料盒中使用的染料，大多溶于乙醇、苯、水及其他溶剂中。利用不同的染料可以获得不同波长的激光。染料激光器的特点是工作原理比较复杂，但输出波长连续可调，覆盖面宽，光学均匀性好，光束发散角小，且能量转换效率高、输出功率高，冷却方便。

(4) 半导体激光器：半导体激光器是以半导体材料作为工作介质的。目前较成熟的是砷化镓激光器，发射840nm的激光。另有掺铝的砷化镓、硫化铬硫化锌等激光器。激励方式有光泵浦、电激励等。这种激光器体积小、质量轻、寿命长、结构简单而坚固，特别适于在飞机、车辆、宇宙飞船上用。在20世纪70年代末期，由于光纤通讯和光盘技术的发展大大推动了半导体激光器的发展。

半导体激光器是以直接带隙半导体材料构成的PN 结或PIN 结为工作物质的一种小型化激光器。半导体激光工作物质有几十种，目前已制成激光器的半导体材料有砷化稼(GaAs)、砷化铟(InAs)、氮化镓(GaN)、锑化铟(InSb)、硫化镉(CdS)、蹄化福(CdTe)、硒化铅(PbSe)、啼化铅(PhTe)、铝稼砷(A1xGa)、铟磷砷(In-PxAS)等。

半导体激光器最大的缺点是：激光性能受温度影响大，光束的发散角较大(一般在几度到20度之间)，所以在方向性、单色性和相干性等方面较差.但随着科学技术的迅速发展，半导体激光器的研究正向纵深方向推进，半导体激光器的性能在不断地提高。目前半导体激光器的功率可以达到很高的水平，而且光束质量也有了很大的提高.以半导体激光器为核心的半导体光电子技术在21世纪的信息社会中将取得更大的进展，发挥更大的作用。主要半导体激光器的工作原理、发展历史和应用前景作一简略的介绍。

(5) 自由电子激光器：是一种特殊类型的新型激光器，工作物质为在空间周期变化磁场 中高速运动的定向自由电子束。

2. 按输出方式分类 由于激光器所采用的工作物质、激励方式以及应用目的不同，其输出方式和工作状态亦相应有所不同，从而可分为连续激光器、单次脉冲激光器、重复脉冲激光器、调Q激光器和可调谐激光器等几种主要类型。

气体激光器及半导体激光器均属连续激光器，由于连续运转过程中往往不可避免地产 生器件的过热效应，因此多数需要采取适当的冷却措施。固体激光器、液体激光器以及某些特殊的气体激光器属脉冲激光器。调Q激光器是专门指采用一定的开关技术以获得较高输出功率的脉冲激光器。其工作原理是在工作物质的粒子数反转状态形成后并不使其产生激光振荡(开关处于关闭状态)，而是通过在谐振腔内增设某些装置，来提高其Q值，待粒子数积累到足够高的程度，能量达到一定值时，突然瞬时打开开关，从而可在较短的时间内形成十分强的激光振荡和高功率脉冲激光输出。其释放出的高能脉冲，峰值功率可达1012W，所以这类激光器又被称为巨脉冲激光器。

3. 按输出波段分类　根据输出激光波长范围的不同，可将各类激光器分为远红外激光器、中红外激光器(如二氧化碳激光器)、近红外激光器(如掺钕固体激光器)、可见激光器(如红宝石激光器、氦氖激光器、氩离子激光器、氪离子激光器)、近紫外激光器(如氮分子激光器)、真空紫外激光器(氙准分子激光器)、X线激光器。

4. 按激励方式分类　根据激励方式不同可分为光泵式激光器、电激励式激光器、化学激光器、核泵浦激光器几类。绝大多数固体激光器和液体激光器，以及少数气体激光器和半导体激光器属光泵式激光器。大部分气体激光器属电激励式激光器。

(二) 常见医用激光器的用途

激光治疗的适应证现在已经涉及临床所有各科。治疗方式大体可分为强激光治疗、弱激光治疗和激光光敏治疗三类。

1. 强激光治疗　即用较高功率密度的激光束对病灶施行凝固、汽化和切割等各级水平的手术。与传统的解剖刀比，使用激光刀会不出血或少出血；与传统的冷刀、超声刀和高频电刀比，激光刀的切割能力更强，切口锋利，损伤少；激光刀能通过光导纤维进入体内施行手术而不用剖腹等开腔手术，还能透过眼屈光介质对眼底施行手术而不用切开任何部位，这是传统手术所不能做到的。

2. 弱激光治疗　弱激光即较低功率密度的激光，用这种激光照射人体组织不会直接损 伤组织和细胞，可用来作理疗照射治疗或光针灸治疗。与传统理疗中的光疗比，激光的疗效显著提高，且适应证更广泛；与传统毫针比，激光光针无菌、无痛，不会断针、晕针，却能治疗毫针的所有适应证。

3. 激光光敏治疗　光敏化反应因有无分子氧参加而分成两类。一类是光敏化反应有分子氧参加，即生物系统被光氧化过程所敏化，这种有分子氧参加的光敏作用叫光动力作用。这类光敏化反应往往不消耗敏化剂，敏化剂可被反复不断地使用，直至该处的生物细胞被杀死。目前国内外普遍应用这一类光动力作用治癌，所用的敏化剂多为血卟啉衍生物，所用的敏化光源多为波长630nm的红色可见激光。另一类光敏化反应不需要分子氧参加，此类光敏化反应可消耗敏化剂，较典型的敏化剂如呋喃香豆素。临床上先使病灶处局部摄入呋喃香豆素，再用波长长于290nm的紫外激光照射，可治疗牛皮癣，也可使白癜风的白色永久性变暗。

第二节　激光治疗机的结构和工作原理

一、固体激光治疗机的结构和工作原理

(一) 用固体激光材料作为工作物质的激光器

1960年，美国物理学家T.H.梅曼发明的红宝石激光器就是固体激光器，也是世界上第一台激光器。固体激光器一般由激光工作物质、激励源、聚光腔、谐振腔反射镜和电源等部分构成。固体激光器概况，如表9-1所示。

表9-1　固体激光器

	红宝石激光器	钇铝石榴石激光器
工作物质	$Al_2O_3+Cr_2O_3$；Cr_3+决定光谱性能	$Al_2O_3+Y_2O_3+Nd_2O_3$；Nd_3 决定光谱性能
物理过程	三能级系统	四能级系统
激光谱线	0.6943μm+0.6929μm；0.6943μm占优势	1.35μm+1.06μm；一般只产生1.06μm
三泵浦源	脉冲氙灯	氪灯
	由于固体激光器的工作物质是绝缘晶体，所以一般用光泵浦源激励	
泵浦特点	泵浦灯和激光棒分别位于椭圆聚光腔的两条焦线上，泵浦光源中仅有少部分与工作物质吸收带匹配的光能是有用的	
优缺点	阈值高、温度效应非常严重、室温下不适于连续和高重复率工作	阈值低、有良好的热学性质、适于连续和高重复率工作；是目前能在室温下连续工作的唯一实用的固体工作物质
输出特性	大多数为脉冲激光器，产生的激光脉冲是一系列的尖峰，宽度约为几个微米，转换效率低	
	总体效率大概为0.5%~1%	1%~3%
特点	输出能力大；峰值功率高	

在固体激光器中，泵浦系统辐射的光能，经过聚焦腔，使在固体工作物质中的激活粒子 能够有效地吸收光能，在工作物质中形成粒子数反转，受激辐射出的光子通过谐振腔振荡放大，形成激光输出。

如图9-2所示，为固体激光器的基本结构。固体激光器主要由工作物质、泵浦系统、聚光系统、光学谐振腔、冷却与滤光系统和电源系统等部分组成。

1. 工作物质　这是激光器的核心，是由激活粒子(都为金属)和基质两部分组成，激活粒子的能级结构决定了激光的光谱特性，基质主要决定了工作物质的理化性质。根据激活粒子的能级结构形式，可分为三能级系统(例如红宝石激光器)与四能级系统(例如Er：YAG激光器)。工作物质的形状目前常用的主要有四种：圆柱形(目前使用最多)、平板形、圆盘形及管状。

2. 泵浦系统　泵浦源能够提供能量使工作物质中上下能级间的粒子数反转，目前主要采用光泵浦。泵浦光源需要满足两个基本条件：有很高的发光效率；辐射光的光谱特性与工作物质的吸收光谱相匹配。常用的泵浦源主要是惰性气体放电灯。

3. 聚光系统　聚光腔的作用有两个，一个是将泵浦源与工作物质有效地耦合；另一个是决定激光物质上泵浦光密度的分布，从而影响到输出光束的均匀性和发散度。工作物质和泵浦源都安装在聚光腔内，因此聚光腔的优劣直接影响泵浦的效率及工作性能。如图9-3所示，为椭圆柱聚光腔，是目前小型固体激光器最常采用的。

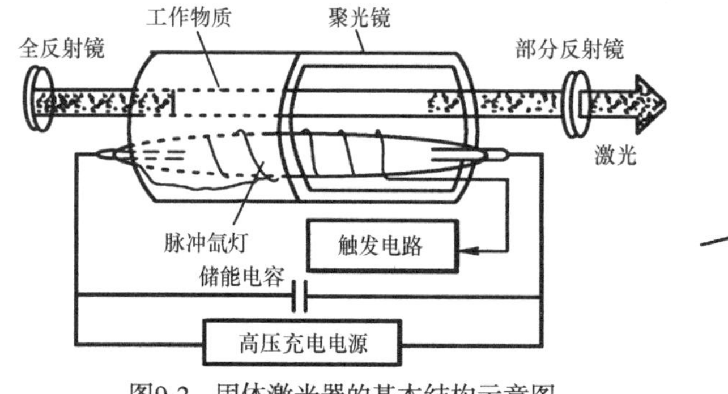

图9-2　固体激光器的基本结构示意图

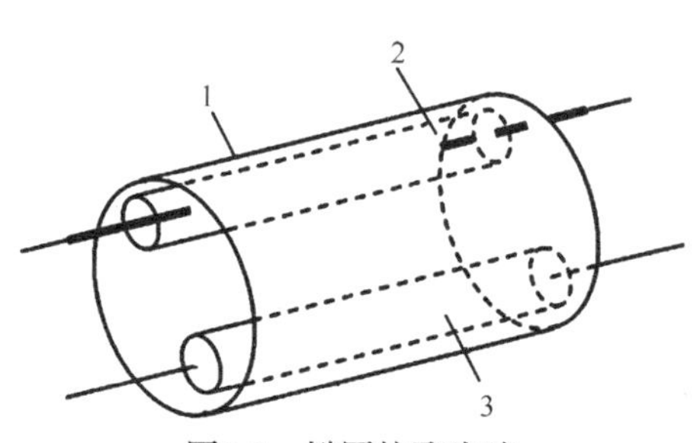

图9-3　椭圆柱聚光腔

1.泵浦腔; 2.光泵; 3.激光棒

4. 光学谐振腔　光学谐振腔由全反射镜和部分反射镜组成，是固体激光器的重要组成部分。光学谐振腔除了提供光学正反馈维持激光持续振荡以形成受激辐射，还对振荡光束的方向和频率进行限制，以保证输出激光的高单色性和高定向性。最简单的固体激光器的光学谐振腔是由相向放置的两个平面镜(或球面镜)构成。

5. 冷却与滤光系统　冷却与滤光系统是固体激光器必不可少的辅助装置。固体激光器工作时会产生比较严重的热效应，所以通常都要采取冷却措施。主要是对激光工作物质、泵浦系统和聚光腔进行冷却，以保证激光器的正常使用，以利于激光器以较稳定的功率输出和延长晶体棒和放电灯的寿命。冷却方法有液体冷却、气体冷却和传导冷却，目前使用最广泛的是液体冷却。

能获得高单色性的激光束，滤光系统起了很大的作用。滤光系统能够将大部分的泵浦光和其他一些干扰光过滤，使得输出的激光单色性非常好。

（二）典型的固体激光器

固体激光器从诞生之日起，器件和技术获得了突飞猛进的发展，相继出现了许多新型的固体激光器，但是使用较多的主要是掺钕钇铝石榴石(Nd：YAG)和红宝石等固体激光器。

1. 连续Nd：YAG激光器　Nd：YAG掺钕钇铝石榴石，是由三氧化二钇(Y_2O_3)和三氧化二铝(Al_2O_3)按3：5的比例合成，然后再掺人三氧化二钕(Nd_2O_3)，就形成了价Nd：YAG晶体。Nd：YAG晶体的物理化学性质取决于YAG单晶，其硬度大、化学性质稳定，还具有导热率高、热膨胀系数小等较好的热物理性能。这些性能非常有利于激光器件的连续工作。

三氧化二钇(Y_2O_3)和三氧化二铝(Al_2O_3)混合而成的晶体外形很像石榴子，故被称为“石榴石”，英文名称为Yttrium Aluminum Garnet，缩写为YAG，化学式为$Y_3Al_5O_{12}$，属立方晶系，具有石榴石结构。石榴石的晶胞可看作是十二面体、八面体和四面体的链接网。

(1) 结构：由电源、泵浦源、激光工作物质及谐振腔组成。谐振腔由全反射镜和部分反射镜组成。

(2) 发光原理：Nd：YAG晶体中Nd^{3+}为激活离子，有E_0~E_3四个能级。基态E_0的粒子被光泵抽运到E_3能级后，通过无辐射跃迁到亚稳态能级E_2。由于该能级寿命较长，所以可聚集大量粒子。在E_2和E_1之间实现粒子数反转，形成受激辐射。

(3) 特点：波长为1.06μm，属近红外光，不可见。Nd：YAG激光可由石英光导纤维传输，可同时用红色光做同光路指示。医用Nd：YAG激光器可输出0~100W的激光。使用不同的输出功率，可以达到凝固或汽化等治疗效果，且止血性能好。

(4) 用途：Nd：YAG激光是在临床应用比较广泛的激光器，各科都可以用它的热效应治疗软组织的良恶性病变。

(5) 生物学效应：是利用热效应。能量密度较低时，组织表现出凝固效应，较高时可使组织汽化。Nd：YAG可以穿透5mm以上的组织，尤其是对血运丰富的组织，疗效更好。

连续Nd：YAG激光器多以氪灯作光泵。氪灯由石英玻璃管制成，一般为圆管形，管内充满一定气压的氪气，两端封入圆柱形阳极和有尖端的阴极。氪灯工作在弧光放电状态，氪灯点亮后，所发出的特征光谱线，能很好地与Nd：YAG晶体的主要吸收带相匹配。灯内的气压比较高，所以它的着火电压和触发电压都很高。着火电压是在正常触发电压下点亮灯时所需的最低直流电压，而触发电压的作用是在灯中产生一些离子，为着火创造条件。氪灯的点亮一般都采用预燃法，其电路，如图9-4所示。

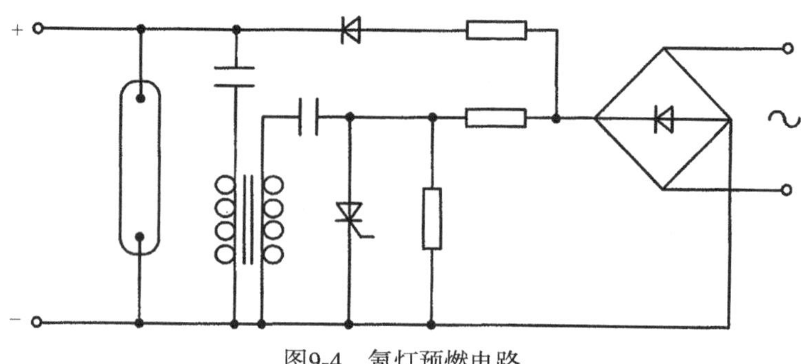

图9-4 氪灯预燃电路

2. 脉冲Nd：YAG激光器 脉冲Nd：YAG激光器，是近年来推出的一种兼顾治疗软组织和硬组织两方面的需求，针对性较强的激光器，如专门用于口腔科治疗的脉冲Nd：YAG激光器。

(1) 结构：脉冲Nd：YAG激光器的结构与连续Nd：YAG激光器相比，只是电源部分为脉冲电源，其他部分没有变化。

(2) 发光原理：同连续Nd：YAG激光。

(3) 特点：小巧灵活。由光导纤维传输，光纤端可弯曲一定角度，口腔内较隐蔽部位及咽部均可治疗。采用红光同光路指示，穿透较深，止血效果好，可配合内镜使用。不局限于口腔科使用，耳鼻喉科、妇科等均可使用，也可配内镜进腔内操作。

(4) 用途：利用其热效应治疗各科软组织良性病变，如黏液囊肿、乳头状瘤、血管瘤，口腔内科的牙本质过敏，根管治疗等。

(5) 生物学效应：同连续Nd：YAG激光。但脉冲激光由于光输出有一定的时间间隔，有利于热量的散失，故便于牙体硬组织方面的治疗。

3. 其他固体激光器

(1) 掺铒钇铝石榴石激光器(Er：YAG)：Er YAG激光器的出现是激光在医疗领域的一大突破。它的基本结构与Nd：YAG激光器相似，通常采用脉冲氙灯泵浦，聚光腔为镀银的单椭圆柱腔或双椭圆柱腔，但是其光学元件必须与水蒸气隔离(不隔离激光束将被破坏)，因此需要将激光器密闭在干燥的容器中。Er：YAG输出激光的波长为2.94mm。现在，Er：YAG激光器的最大平均功率已达到3W，最大脉冲输出功率已达到5J，是迄今为止输出功率最大、效率最好的长波长固体激光器。在激光外科和血管外科有很大的应用潜力。

(2) 红宝石激光器(Cr：Al_2O_3)：红宝石由蓝宝石(Al_2O_3)中掺入少量的氧化铬(Cr_3O_2)形成。红宝石激光器的工作物质是Cr：Al_2O_3其中，Al_2O_3作为基质晶体，Cr^{3+}是发光的激活粒子，光谱特性与Cr^{3+}的能级结构有关，它是三能级系统。红宝石激光器有一些非常突出的优点：机械强度好，高功率。当然也有一些很明显的缺点：阈值高，温度效应明显。

二、气体激光治疗机的结构和工作原理

气体激光器是以气体为工作物质的激光器。多数采用高压放电方式泵浦。最常见的有氦-氖激光器、氩离子激光器、二氧化碳激光器、氦-镉激光器和铜蒸气激光器等。氦-氖激光器是最早出现也是最为常见的气体激光器之一。它于1961年由在美国贝尔实验室从事研究工作的伊朗籍学者佳万(Javan)博士及其同事们发明。

气体激光器分为原子气体激光器、离子气体激光器、分子气体激光器和准分子激光器。它们工作在很宽的波长范围，从真空紫外到远红外，既可以连续方式工作，也可以脉冲方式工作。

1. 原子气体激光器 包括各种惰性气体激光器和各种金属蒸气激光器，如氦氖激光器和铜

蒸气激光器。其中氦氖激光器是气体激光器是最早研究成功的，并且仍在普遍使用，它的工作物质是混有氦的氖，输出波长是0.6328μm。氦氖激光器具有单色性好、方向性强、使用简便、结构紧凑坚固等优点，因而在精密测量、准直和测距中得到广泛的应用。He-Ne激光器在临床上主要应用于照射，有刺激、消炎、镇痛和扩张血管的作用。

2. 分子气体激光器　工作物质是中性分子气体，如氮、一氧化碳、二氧化碳、水蒸气等。波长范围很广，从真空紫外、可见光到远红外。其中以CO_2激光器最为重要，输出功率较大，输出波长一般是中红外的10.6μm。在医疗上应用的主要是低气压，直流轴向放电，封离型内腔式连续输出CO_2激光器，临床上用来照射和切割。作为切割用手术刀的CO_2激光器要求机件转动部分灵活，能适合人体各部位的手术，在任何位置均能无阻挡出光；接触病变的部件能够清洗和消毒；便于调控。CO_2激光手术刀的特点是切割时出血少、视野清楚，适合各种良恶性肿瘤的切割或汽化、炭化，能够广泛用于外科、耳鼻喉科、皮肤科、妇科、肿瘤、口腔等各科。

3. 离子气体激光器　在惰性气体和金属蒸气的离子的电子态能级之间建立粒子数反转，其激光波长大多在紫外和可见光区域，输出激光功率较大。典型的离子激光器有氩离子(Ar^+)激光器、氪离子(Kr^+)激光器和氦镉(He-Cd)激光器等，应用最多的是Ar^+激光器。它可以产生多条波长的激光，其中以0.5145μm和0.488μm为最强，是可见光范围内连续输出功率最强的气体激光器。临床上主要用于外科手术、眼科凝固和综合治疗。其肌肉切割的深度较其他种类的激光大，止血效果也好。He-Cd激光器是一种金属蒸气离子激光器，可以连续工作，输出功率也较大，输出的波长在0.325~0.636μm。在临床上主要用于照射治疗。

(一) He-Ne激光治疗机

1. He–Ne激光器的工作原理和基本结构　结构：He-Ne激光器由激光管和激励电源组成，激光管由放电管和谐振腔组成，放电管包括储气管、放电毛细管和电极。储气管与放电毛细管二者是同轴相通连接，放电毛细管是产生气体放电和激光的区域。

根据组成激光共振腔的两块反射镜相对于激光放电管在安置方式上是否是直接接触，He-Ne激光管可分为三种结构形式，如图9-5所示。

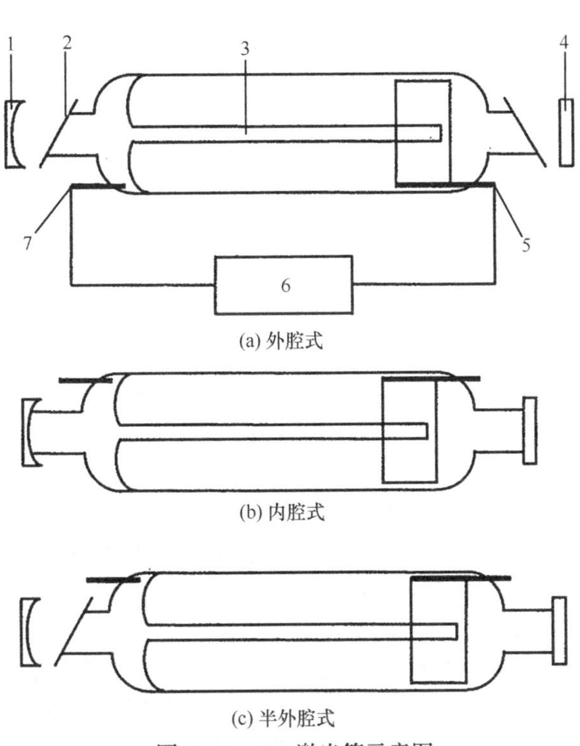

图9-5　He-Ne激光管示意图

1. 全发射镜；2. 布儒斯线窗；3. 放电毛细管；4. 输出镜片；5. 阴极；6. 激励电源；7. 阴极

2. 发光原理　激光管内的氦氖混合气体在高电压下放电，这时管内出现大量自由电子，它们在放电管轴向电场作用下从阴极向阳极做加速运动。这些电子与氦原子碰撞后将氦原子激发到较高能级上去，在高能级上的氢原子与基态的氖原子碰撞之后(能量转移〉，氦原子回到基态，氖原子被激发到高能级，当氖原子足够多时，就可实现粒子数反转，产生激光。

3. 特点　光输出稳定。它的输出端可加凸或凹透镜，聚集光束(光针)直接接触做穴位照射或散焦光束做局部理疗性质的照射。还常用作红外波段激光治疗机(如Nd：YAG、CO_2激光机等)的指示光。He-Ne激光机结构简单，使用方便，稳定性好。

4. 用途 可促进伤口、溃疡面的愈合；可进行穴位照射及进行光动力学治疗。

5. 生物学效应 主要是利用生物刺激效应，没有热效应。光动力学治疗是和血卟啉衍生物(hematoporphyrin derivative，HPD)结合产生光化学效应而实现的。

(二) CO_2激光治疗机

1. CO_2激光器的工作原理和基本结构 结构：普通的封离式CO_2激光器包括腔片架、放电管、电极和电源等几部分。典型的CO_2激光器，如图9-6所示，是三层玻璃套管结构，其外层为储气管，最内层是放电毛细管，这两层由回气管相通连接。中间一层是水冷管，工作时通冷却水，以提高输出功率和器件寿命。水冷套管放在储气管内部，使得支撑谐振腔外管的内径很大，既可储存大量气体，又具有很好的机械稳定性。CO_2激光器中设置的回气管可以将放电管的阴极和阳极空间连通，保证气体分布均匀，压强平衡。回气管做成螺旋状，是为了增加回气通路的放电阻抗，使辉光放电在毛细管中形成。构成CO_2激光器谐振腔的两个反射镜放置在可供调节的腔片架上，最简单的方法是将反射镜直接贴在放电管的两端。全反射镜为凹面镜，输出反射镜一般为平面镜，采用能透过10.6μm激光的红外材料制成。通常用的红外材料有两类：一类是碱金属的卤化物盐，例如KCl、NaCl、KBr等晶体；另一类是半导体材料，如锗、硅、砷化镓等。

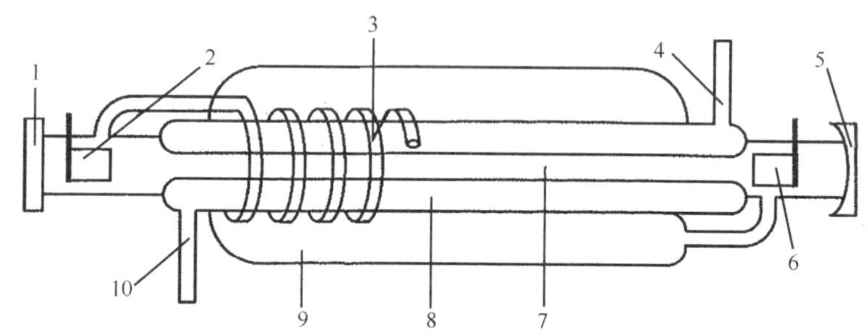

图9-6 封离式CO_2激光器结构示意图

1. 部分反射镜(输出镜片)；2. 电极；3. 螺旋回气；4. 出水口；5. 全反射镜；6. 电极；7. 放电管；8. 水冷套；9. 储气管；10. 进水口

小型CO_2激光器的放电管孔径一般是4~8mm，输出功率大的孔径通常在10mm以上。1m左右的放电管可获得约50W功率的连续输出激光。

2. 发光原理 当电极两端加上直流(或低频交流)高电压时，放电管产生辉光放电，气体的辉光放电产生高能量电子，把CO_2分子激励到高能级，待高能级累积了一定数量的粒子后，向低能级跃迁，产生波长为10.6μm的激光。

3. 特点 较大功率的CO_2激光器，输出功率10~30W一般用关节臂将光引出。有的激光刀头配有全反射镜，将输出光束转折一定角度，有同光路红光指示，指示光常用He-Ne激光和半导体激光。用脚踏开关控制激光输出。大功率CO_2激光治疗机，可用于心肌打孔，脉冲输出，输出功率可达650W，每个脉冲持续时间为100~140ms。

CO_2激光属远红外光，不可见，且光束温度高，不能像其他激光那样可利用石英光纤传输。近年出现的多晶二氧化锗(GeO_2)空芯光纤，弯曲半径50cm，是专门用于CO_2激光的光纤。

便携式CO_2激光治疗机：小功率的便携式CO_2激光治疗机，输出功率3~10W，激光管放入一手执枪式装置中，不用关节臂而直接将激光输出，开关在手柄处，一般无同光路指示光，但可选配。

4. 用途　对软组织部位的良性病变可用CO_2激光汽化去除，如面部的色素斑、色素痣等。

5. 生物学效应特点　CO_2激光治疗时是利用其热效应，反应层次为汽化。所以使用CO_2激光时对环境的污染很大，需配合相应的排烟设备。CO_2可被生物组织在250μm内表层吸收，汽化效果好，但止血效果差，对血运丰富的病变不宜使用。如果使用专用的扩束装置，将光斑放大，可使组织产生凝固反应，但作用深度比Nd：YAG激光浅。

(三) Ar^+激光器

Ar^+激光器是一种惰性气体激光器，这类激光器还有氢离子、氦离子、氖离子、氮离子激光器，其结构基本相同，但氩离子激光器的转换效率最高。它的波长主要有457.9、465.8、476.5、496.5nm等，都在可见光范围内。

1. 结构　氩离子激光器由放电管、谐振腔、水冷系统、磁场线圈、储气筒、电源系统等组成，如图9-7所示。

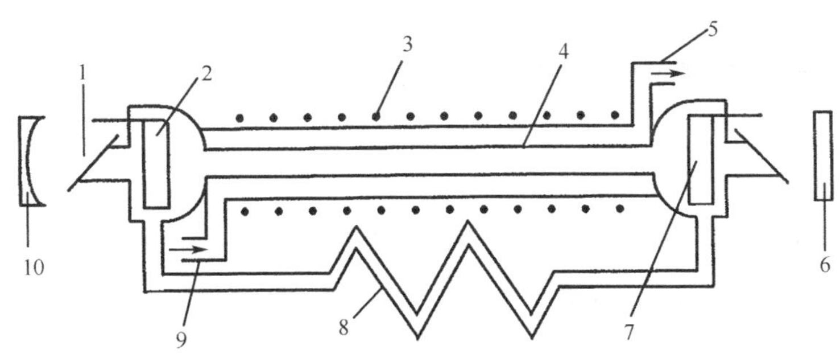

图9-7　氩离子激光器结构示意图

1.布儒斯特窗；2.阴极；3.磁场线圈；4.放电管；5.出水口；6.部分反射镜；7.阳极；8.回气管；9.进水口；10.全反射镜

2. 发光原理　氩气为单原子气体，当它受到电子轰击时，最外层的一个电子被打掉变成氩离子，经二次电子碰撞将氩离子激发到高能态。

3. 特点　氩离子激光的最大特点是多波长工作，输出蓝绿色光。最强谱线是488.0nm(蓝光)和514.5nm(绿光)。它可用光纤传输，连续输出功率可达10W。

4. 用途　临床上用于毛细血管畸形病变的凝固治疗，如颜面部鲜红斑痣(血管畸形)的治疗、眼科眼底血管出血的光凝治疗。

5. 生物学效应　生物组织中的血红蛋白对绿光的吸收率最高，激光产生的热可使血红蛋白凝固。

三、其他医用激光器

(一) 半导体激光器

发射激光的半导体材料与电脑使用的半导体材料不同。半导体激光器的工作物质有砷铝镓(GaAlAs)、砷化镓(Ga)等，输出波长大多在可见光的长波到近红外之间(670~910nm)。半导体激光器分几种，一种低功率的作为理疗用的半导体激光器，功率一般在几十毫瓦，最大输出功率可达500~1000mW；另一种是作为手术用的半导体激光，输出功率可达60W。

1. 结构　以最简单的半导体激光器为例，结构如图9-8所示。

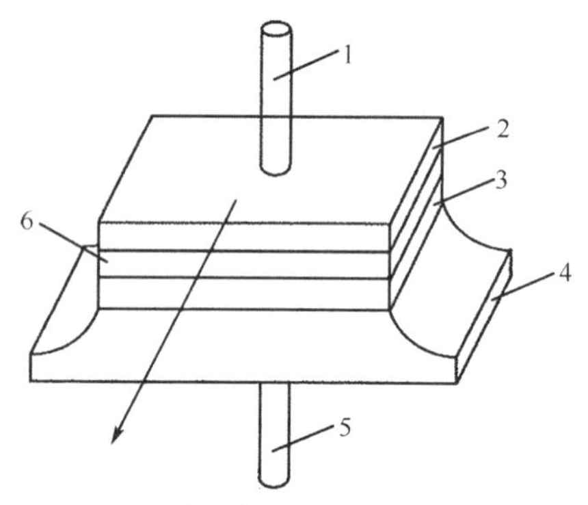

图9-8　半导体激光器结构示意图
1. 引线；2. P型；3. N型；4. 散热片；5. 引线；6. PN结

2. 发光原理　通过激励，在半导体物质的能带(导带和介带)之间，或者半导体物质的能带和介质(受主或施主)之间，实现非平衡载流子粒子的反转分布，当处于粒子反转状态的大量电子与空穴复合时，便产生了受激辐射现象。

3. 特点　半导体激光体积小，重量轻，耗电小，单色性差。采用不同方式的激励、不同类型的物质及不同的结构，可构成不同种类的半导体激光器。所以半导体激光的波长有很多。一般是多模振荡，发散角大，方向性较差。

4. 用途　低功率半导体激光在临床可防止疼痛、治疗疼痛、加速伤口愈合与再生。大功率半导体激光的用途同Nd：YAG激光。

5. 生物学效应　改善血液循环、促使血管扩张和肌肉松弛，促进发痛物质的代谢，抑制神经细胞兴奋，促进生物体产生活性。大功率半导体激光的生物学效应主要是热效应。

(二) 准分子激光器

准分子激光器是脉冲激光器，工作物质是稀有气体卤化物，如氟化氩(ArF)、氯化氪(KrCl)、氟化氙(XeF)等，输出波长是从真空紫外到可见光区域。

1. 结构　准分子激光仪由三大部分组成，即电路部分、光路部分、计算机控制部分。电路部分主要是产生高压。光路部分由一系列透镜组成，主要是将激光腔产生的光脉冲调整成手术所需的光斑。计算机部分主要是换算患者的屈光度数，控制机器发射光脉冲，完成手术过程。

2. 发光原理　当基态的惰性气体原子被激发时，核外电子被激发到更高的轨道上，而改 变了电子壳层全部填满的状况，使它可以和其他原子形成短寿命的分子。这种处于激发态的分子称为受激准分子，简称准分子。准分子激光作用原理是组织表面(1μm左右)吸收紫外线，光子能打裂分子键，长链分子会被打碎成挥发性碎片，然后再从表面烧蚀掉。整个过程未达到热扩散所需要的时间，所以对组织没有热损伤现象，也称冷刀，这是与其他激光的不同之处。

3. 特点　波长短，功率高，器件庞大，价格昂贵。

4. 用途　准分子激光主要用于眼科角膜矫形手术和心血管等方面。

5. 生物学效应　光分解作用。

第三节　激光治疗机的使用维护

激光治疗机是集光、机、电一体，结构复杂的医疗仪器。因为激光辐射和高压等方面的危险，使用和维护过程中必须按照不同类别激光治疗机的特点，严格遵守相应的安全操作规范。

不同类别的激光治疗机具体构造不同，但一般都包括激光器、电源系统、导光系统、冷却系统、安全防护系统等主要部分，其常见故障可以分为三大类，一是光学系统故障，二是电气控制系统故障，三是冷却系统故障。根据激光治疗机工作原理，检修的顺序一般是先检查电气控制系统，查看整机是否有电，各控制开关是否打开(包括各路门开关、应急开关、脚闸是否接好、接触是否正常)，输出功率是否达到要求；再检查冷却系统，如是水循环，查看显示是否正常水量是否达到标识位置，加注的水是否是指定水质的水(如蒸馏水、去离子水或防冻水等)，还有水温是否过高等；最后检查光学系统，如果电路、冷却循环都正常，激光腔内应出激光，否则激光器可能出现了故障，如果激光器正常工作，则可能是输出的关节臂、光纤等部件或连接方面出了故障。

一、固体激光治疗机的维护

(一) 注意事项

(1) 不能直视关节臂的末端出口以及任何反射来的激光束。

(2) 易燃、易爆的麻醉药品、液体、气体(如酒精、乙醚、氧气等)应远离激光辐射区，并有防护措施。

(3) 金属器械可造成激光反射，手术时应避免激光直接照射在这些器械上，并尽量使用不反光器械。

(4) 必须给患者提供严格、有效的眼睛保护，如用纱布遮盖、戴防护眼罩、睑板遮挡等。

(5) 除了需治疗的患处和调整光用的靶面外，严禁用激光照射其他地方；治疗过程中移动关节臂和治疗完毕后放置关节臂时，关节臂的末端出口必须指向安全的地方。

(6) 激光治疗室入口处应贴有激光辐射警告标志，激光使用过程中严禁人员出入，建议加装门机连锁装置。

(7) 人体组织的色素对激光的吸收不同，治疗时所需剂量的选择应从小到大。

(8) 关闭电源以后，高压器件仍有可能带有残余电压，随意打开机箱防护盖可能有高压电击危险。

(9) 不使用设备时应从锁开关上取走钥匙，钥匙请由经过专业培训的指定操作人员保存。

(二) 常见故障排除

1. 激光输出明显变弱或激光枪“空枪”不出激光

(1) 使用电压过低，仪器不能正常工作。

(2) 激光输出镜头不清洁，需按正常操作擦拭镜头。

(3) 机器过热，停机工作，待机休息30min后使用。

(4) 拧下光头，检查前镜有无损坏，如有损坏需更换。

(5) 仔细观察手柄或枪头部位是否漏水，如有渗漏现象立即更换。

(6) 激光枪损坏。更换激光枪。

2. 仪器开机后水不流动　若水位低，水箱内听不到水流声，此时要加注入水(使用激光枪的在加注入水时应手柄低于机器高度放置)。重新开启仪器，再次按下预燃键，如听到“叭”的吸合声，仪器内部水流循环正常，进入待机状态。

3. 操作过程中按下预燃键发出吱吱响声

(1) 长时间机器停用导致仪器预燃缓慢。重复开机。

(2) 室内温度过低。适当调升室温，建议安装空调。

(3) 仪器灯线路出现虚接或断的情况。立即检修线路。

(4) 室内湿度过大。保持室内干燥。

(5) 放电灯烧坏。更换放电灯。

4. 踩下脚开关无激光输出

(1) 检查系统是否进入预备状态。

(2) 检查脚踏开关是否正常，如有损坏立即更换。

(3) 检查是否按下工作键。

(4) 检查是否选用了较低的能量输出；调节能量键，调高能量。

5. 在使用过程中，能量减弱

(1) 检查枪头镜片是否有杂质附着，造成挡光。如果有色素沉着，请用无水乙醇清洗。

(2) 操作手柄的温度过热。让机器休息30min或更换冷却水。

(3) 检查前镜是否被击碎，如果损坏需更换；使用光纤输出的，检查光纤有无折断或输出端面沾污，检查调整或更换光纤。

(4) 放电灯使用时间过长。更换放电灯。

二、气体激光治疗机的维护

(一) 注意事项

(1) 使用前检查整机是否完整，有无损坏。特别是长期使用或使用后长期静置的激光机，应检查水冷系统，有无水循环用的橡胶管老体及裂开、断离或管内粘连。检查高压部分是否清洁干燥。

(2) 在低电流时可连续工作3~4h，大电流时可酌情缩短使用时间。

(3) 应放置在干燥通风处，室内应安装排气或吸烟装置，避免在手术过程中产生的有害气体对人体的侵害。在多雨潮湿季节，室内应配置吸湿机，以免因空气潮湿引起高压漏电事故。整机在调整使用中如发现因潮湿或其他原因有放电现象时，应立即关机，再进行检修。

(4) 导光关节臂不用时请放置在干燥箱内，防止镜片发霉。

(5) 机内带高电压，机壳一定要可靠地接地，电源线为单相三线。

(6) 检修时要先切断电源并进行高压放电，以保安全。

(二) CO_2激光治疗机常见故障排除

1. 开机后，高压指示灯不亮，高压加不上

(1) 高压指示灯失效或灯座接触不良。

(2) 冷却水泵不能正常工作并使激光管的冷却水不能循环流动，水压开关不能正常工作。如果冷却系统有故障，会使高压回路自动断开。

(3) 机器门开关是否接触良好。未关好机门，门开关接触不好也会使高压回路自动断开。

(4) 高压控制回路元件(如按键、脚踏开关、继电器等)失效或接触不良以及高压回路连线接触不良或断开。

(5) 针对查出的问题采取更换元件或修复连线等措施。

2. 开机后各项指示正常，无激光输出

(1) 导光臂是否存在严重的松动故障，使激光束道路受阻。重新调整光路系统。

(2) 激光管失效。更换激光管。

3. 激光管不亮

(1) 电压表有指示：供电线有开路，脚踏开关或手动开关接触不良。进行修理或更换。

(2) 电压表无指示：保险丝断，或电路有开路。更换保险丝，或接通电路。

(3) 电源指示灯不亮：保险丝断，进线接触不良，指示灯线路不良或指示灯已坏。检查保险丝，电源进线，指示灯回路。更换保险丝，修复导线，更换指示灯。

(4) 连续烧保险丝：机内有短路，及机内有严重污物。逐级查线，多为高压部分有短路。

修复短路，清除污物。

(5) 机内有放电声或电弧光：机内有尘埃、积水或空气湿度太大及腐蚀性气体。在暗处观察放电点，清除尘埃、积水等，调整工作环境。

4. 激光输出时有时无

(1) 市电电压太低，致使激光管工作电流过低，造成激光管工作不稳定。加装电源稳压装置使电源保持稳定、适当调高激光管电流。

(2) 高压回路中存在元件或连线接触不良。

(3) 导光臂松动和激光管的衰老也会引起输出激光呈现时有时无的状态。

(4) 机内有接触不良之处，机内有轻微断续短路点。

(5) 针对上述情况采取更换元器件、修复连线、紧固导光臂、排除接触不良故障等措施。

5. CO_2激光束与指示光束不同心

(1) 指示光管固定架松动。

(2) CO_2激光管固定架松动。

(3) 光学镜片固定件松动。

(4) 针对上述情况重新调整光路系统。

6. 其他　输出激光束出现偏心、半圆点、双点光路未调整好，重新调整光路系统。有时激光管在衰老期间也会出现光束不圆、分叉、双点等故障，应该更换激光管后重新调整光路。

(三) He-Ne激光治疗机常见故障排除

1. 激光管不亮

(1) 无高频振荡声。定时器停在零位；定时器损坏或未接通电源，检查定时器，转动齿轮，定位置及接触点，将定时器置于所需时间；定时器损坏严重时更换。低压整流部分，开始直流电源未通或晶体三极管接触不良，测量电压值。更换低压整流二极管或全桥；更换接通开路部分三极管。

(2) 有高频振荡声。高压部分开路或高压未加到激光管上，检查线路，接通开路部分。

2. 光斑不圆　激光管未装正，检查光斑并调整激光管支架上的调节螺丝。

3. 光斑中有严重的斑点

(1) 镜片有污物、霉点。用镜片纸小心擦拭镜片。

(2) 激光管镜片有损坏。镜片损坏的更换激光管。

第十章　临床小设备

第一节　手术无影灯

手术无影灯用来为手术部位照明，以便更好的观察处于切口和体腔中不同深度的小的、对比度低的物体。由于施手术者的头、手和器械均可能对手术部位造成干扰阴影，因而手术无影灯就应设计得能尽量消除阴影，并能将色彩失真降到最低程度。此外，无影灯还须能长时间地持续工作，而不散发出过量的热，因为过热会使手术者不适，也会使处在外科手术区域中的组织干燥。

一、分　　类

手术无影灯分为“孔式手术无影灯”、“整体反射手术无影灯”和“LED手术无影灯”，如图10-1~图10-3所示。孔式手术无影灯分为子母灯和单灯两种规格；整体反射手术无影灯又分为子母灯和单灯；LED手术无影灯由多个灯头组成，成花瓣状，固定在平衡臂悬挂系统上，定位稳定，能做垂直或循环移动，可满足手术中不同高度和角度的需求。整个无影灯有144个高亮度白色LED，8个串联成一组，即称为高亮度发光二极管串HBLED(high brightness lighting emitting diode)，以18组并联而成。每组相互独立，若有一组损坏，其他照样能够继续工作，所以对手术的影响较小。

手术无影灯，能够给手术室照明亮度提供保证，手术室外科医师必须能够精确的分辨轮廓、颜色和移动，因此需要接近日光质量的光强度，最少为10万照度的光照强度，手术无影灯就可以提供单灯最大达16万照度的亮度，并且手术无影灯的亮度均可进行无级调节，在手术过程中如遇故障，可以自动切换备用灯泡，时间为0.1s，因此手术无影灯能够提供安全的手术照明。手术无影灯通过多边反射器，能够达到无阴影照明要求，此反射面经过工业冲压一次成型，反光率高95%。

随着净化手术室越来越多为医院所采用。层流手术室内对影响层流的主要因素热源及阻碍物的控制要求也随之提高。老孔式手术无影灯无法满足高标准净化手术室的技术要求，正逐步被整体反射手术无影灯和LED手术无影灯所代替。

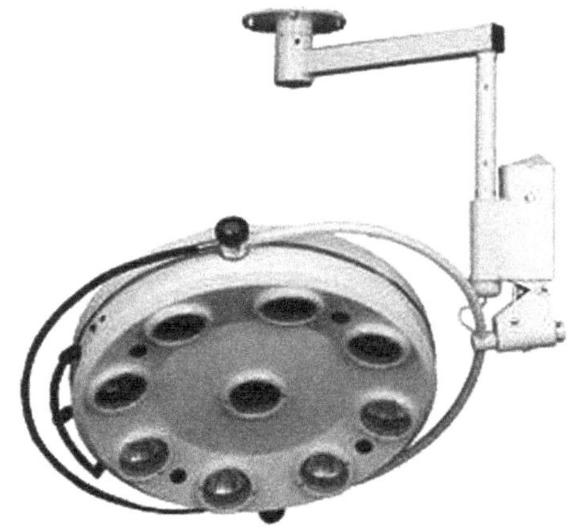

图10-1　孔式手术无影灯

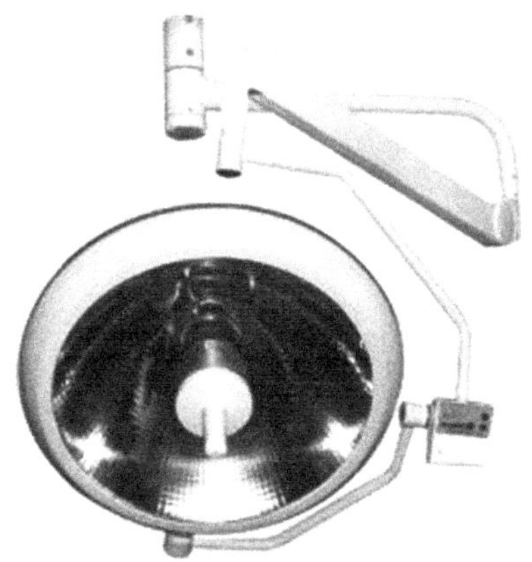

图10-2　整体反射手术无影灯

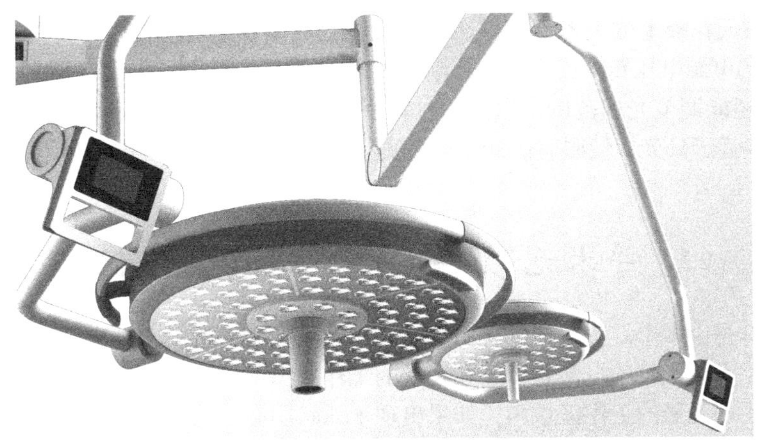

图10-3　LED手术无影灯

二、一 般 原 理

它的设计原理就是使医生在手术时尽可能不出影响手术部位观察的阴影，从而增加手术的成功率，同时由于手术时间较长，手术无影灯也要保持在长时间使用时不会带来过多的热量，减少病人身体的不适，设计原理的最宗理念就是减少手术过程中的一切危险的可能性。

手术无影灯一般是由单个或多个灯头组成得，固定在悬臂上，能够做垂直方向移动或者循环移动，悬臂通常连接在固定的结合器上，并能围着接合器旋转。手术无影灯采用可以消毒的手柄作灵活定位，并具有自动刹车和停止功能以操纵其定位，使手术无影灯能在手术部位的上面和周围，保持适合的空间。手术无影灯的固定装置可安置在天花板或墙壁上的固定一点上，也可以安置在天花板的轨道上。

如果将手术无影灯安装在天花板上，则应该在天花板上或墙壁上的遥控匣中设置一个或多个变压器，以将输入的电源电压转换成大多数灯泡所要求的低电压。

三、具 体 要 求

（一）手术无影灯区别于普通灯的本质就是要达到手术的特殊要求

1. 手术室照明亮度要求。

2. 安全的手术照明。

3. 无阴影的要求。

4. 冷光要求。

5. 可拆卸消毒的要求。

（二）其他事项

(1) 形成了一个同源光柱，从灯盘下80cm形成深达术区的光柱确保手术的光照亮度，无阴影，且在外科医生的肩，手和头部遮挡部分光源仍然能保持非常均匀。

(2) 手术无影灯在光照明亮的同时，避免产生热量，无影灯通过新型滤过器可以将99.5%的红外成分滤过，保证到达术区的光是冷光。

(3) 手术无影灯外形设计及安装位置和高标准密封手柄，能够有效控制病原体数量，可以拆卸消毒。

(4) 安装在天花板上的手术无影灯，应在天花板或墙壁上的遥控匣中设置1个或多个变压器，以将输入的电源电压转换成大多数灯泡所要求的低压。大多数手术无影灯都具有调光控制器，某些产品还能调节光场范围，以减少外科手术部位周围的光照。手术无影灯能保证色温4250K左右，接近于日光，使眼睛感知的颜色更清晰，并且不会使医护人员因长时间工作而眼睛疲劳。

四、手术无影灯的日常注意事项及保养

手术无影灯是由多个灯头组成的，而灯泡又属于消耗品，所以，最重要的就是，首先我们每天都要检查手术无影灯的灯泡是否还在正常的工作状态下，正确的检查方法如下：首先将一张白纸放置在手术无影的工作区域内，如果出现了弧状阴影，则说明灯泡已经处于不正常的工作状态，应该更换灯泡了。

其次，还需要每天检查的就是手术无影灯的消毒手柄是否处于正常的工作状态，也就是是否移动灵活，制动准确，检查的方法如下：安装的时候要清晰地听到两次声音“咔哒”，说明安装到位，消毒手柄可以处于正常的工作状态。

再次，就是每天都要做的日常清洁，要使用弱碱性溶剂，例如肥皂水，擦洗手术无影灯的外表，应该避免使用含氯洗液(腐蚀金属)和酒精溶液(腐蚀塑料和油漆)清洗。

无影灯的备用电源系统，也就是电池使用是否正常，需要每个月检查一次，检查方法如下：切断连接的220V电源，看看是否启动备用电源。

一般情况下，灯泡的平均使用寿命为1000h，所以对于灯座，基本上是一年更换一次即可，这个前提是，使用手术无影灯厂家指定的原装灯泡。

每年的年检，一般是需要经过培训的工程师进行，首先拧紧固定电源线接头，即控制盒输入和输出处，还有各连接处的螺丝和电刷，然后调整 旋转限位，灯泡工作电压和各关节刹车，再检查悬挂管的垂直性和悬挂系统的平衡性，各部分连接处螺丝的紧固是否正常，各关节动作时刹车是否正常，还有旋转限位、散热效果、灯座灯泡的状态、消毒手柄的安装、光照度、光斑直径等。

五、LED手术无影灯

手术无影灯是手术室内重要的设备，传统的卤素灯泡无影灯沿用了数百年，虽然经历了无数次改进，但由于卤素灯泡本身的缺点，使暴露出的问题一直没有从根本上得到很好的解决。随着现代物理照明技术的发展，运用LED(发光二极管)技术开发的大功率LED手术无影灯，具有安全稳定、节能环保、色温和光强无级可调等优点，实现了通过调节色温满足手术状态下人体不同组织在不同色温条件下的显色特性要求，有效地解决了手术照明系统体积庞大且能耗高的问题，有利于提高手术室的空气净化质量，更适合层流手术室净化气流的要求，降低手术室净化维护成本，最大限度地满足临床手术照明的客观要求，是现代手术室的一大革新。

(一) 智能手术无影灯的基本原理和技术

LED 技术产生于20世纪70年代，利用半导体材料的电子迁移释放特定波长的能量产生可见光。通过近50年的发展，该技术已经广泛地运用到日常生活照明和特殊作业的照明，其具有节能、环保、安全、可靠性高、实用性强、响应时间短等优点。但由于发光强度的限制，一直没有突破手术照明的要求范围。2004年超高亮度的LED光引擎及光机的诞生使得这项技术运用到

手术照明领域成为可能。运用高亮度LED“封装光通”原理技术，具有中国自主知识产权大功率LED芯片智能手术无影灯在中国重庆研制成功。

(二) 智能手术无影灯的综合优势

传统卤素光源无影灯存在诸多的问题：①照明质量较差，容易造成医生视觉疲劳；②超高红外热辐射，给手术医生带来不适感；③固定色温，不易清晰地分辨各种组织、器官，不利于进一步提高手术质量；④功耗大，平均功率1000W；⑤庞大的结构，阻挠净化空气正常流通、降低消毒净化效果；⑥维护成本高，每月检查、灯泡寿命平均1000h。

大功率LED芯片手术无影灯解决了传统卤素光源无影灯存在的问题，其主要的技术优势表现在以下三个方面。

1. 技术优势

(1) 多晶体矩阵排列光源：大功率LED芯片智能手术无影灯由3~5区段组成，每个区由单独的汇聚透镜组成。在这个排列中，每个晶体产生一个单色光，共有4种单色光。4色光源配比能够提供最佳的对比度和分辨力。照射区域5倍的光重叠，最大限度地减少了阴影，并能实现深度照射，光强可达160 000LUX，满足深部手术的照明需要。

(2) 色温可调：色温是表示光源光谱质量的通用指标，可以比较方便、直观地表示白光的光色。色温低，白里带黄，称暖色调；色温高，白里带蓝，称冷色调。色温是人眼对发光体或白色反光体的主观感觉，是因人而定的。人体不同组织器官的色饱和特性不同，在人眼中反应的色温也不同。例如血供比较丰富的组织器官(比如肝、肾)色温比较高；如果用色温较高的光源照射器官，看起来就更加真实；而肺脏、脂肪组织色温相对比较低，此时仍用高色温的光源照射，看起来就会偏红。因此，进行不同部位的手术需要调节光源的色温来达到最佳的视觉效果。然而传统的卤素光源无影灯不能调节色温，并不能适应不同手术的需要。

LED芯片手术无影灯采用多个白、红、绿、蓝色LED按矩阵阵列紧密排列在较小面积的基板上，采用多路驱动控制器分别控制各色LED，据不同照度要求，通过PWM(脉冲宽度调制)控制白光LED的亮度，根据红、绿、蓝三色LED光混合与对应色温变化规律，用PWM控制各色LED所发出的光使之达到所需的色温。色温可调范围在3200~5000K。医生可以根据不同的喜好和不同部位的手术需要进行调节，较高的色温可以解除长时间强光刺激造成的视觉疲劳，提高夜间手术和长时间手术的质量。

(3) 智能控制：大功率LED芯片智能手术无影灯符合人体功效学新标准，集成智能变光模式，同步化多光电传感头。

(4) 科学的整体设计：层流手术室净化气流是目前最先进有效的方式，净化气流的方向一般多采用垂直层流式，使手术区处于洁净气流形成的主流区内，确保空气洁净度达标。层流手术室不仅要求高度洁净的空气，而且要求能控制气流的流通方向，使气流从洁净度高的手术区流向洁净度相对较低的区域，并带走和排出气流中的尘粒和病原微生物。然而，传统的天棚嵌入式多孔型无影灯或大背壳式无影灯会阻碍垂直层流风口的气流，使无影灯背壳上方的积尘和病原微生物带入到手术区域，增加手术病人术后感染的几率。大功率LED芯片手术无影灯的设计采用“中空式”流线设计，不影响垂直层流流线，更科学合理，不仅能满足手术光照要求，而且更适合层流手术室的空气净化要求。

2. 生态优势

(1) 环保、节能：大功率LED芯片手术无影灯的设计属于绿色技术。其发光原理是基于电子跃迁发射出可见光波长，因而在设计上不含汞、铅等有害重金属，而且废弃的LED芯片还可以回收利用，大大减少了环境污染，符合国家环保质量要求。LED光源使用低电压，适合手术室的安全用电范围，而且坚固耐震，耐冲击，使得光源稳定性高。另外，LED光源响应时间在纳秒级，非常适合高频操作，LED芯片的工作电压很低，大大节约了能源。

(2) 长寿命、低热量：作为第四代新型照明光源，LED具有许多不同于其他电光源的特点，这也使其成为节能环保光源的首选。LED灯的平均寿命为连续100 000h，是普通照明灯的30倍。大功率LED芯片手术无影灯所采用的冷光源光效高1.5、散热低、减少上升热气流，非常适合在无障碍层流手术室中运用。另外，LED光源发出的冷光源，对长时间站在手术无影灯下手术的医生来说具有更佳的舒适性。

3. 经济优势 我国现在手术室无影灯主要是传统的卤素光源无影灯或荧光源无影灯，以全国在用的约53 000台手术无影灯为基数，若全部使用LED芯片手术无影灯，每年可节约24 000万度电，节能减排的社会效益将十分显著。由此每年可节约火电燃煤10万吨，减少火电产生的二氧化碳排放26200万升，减少火电产生的二氧化硫排放85万升，其环保节能的社会意义重大。另外，由于传统卤素或荧光光源无影灯的寿命较短，增加了手术室的折旧费用，使手术室运行成本增加。因此，大功率LED芯片手术无影灯更具经济价值。

第二节　综合手术床

手术是创伤和矫形外科疾病必不可少的治疗手段，很多外科疾病要通过手术达到治疗的目的。因此，综合手术床是手术治疗中最基本配套医疗器械之一，在骨科、矫形外科及外科用医疗器械产品中占有十分重要的地位。随着科学技术的进步、机械加工能力的加强以及设计制造水平的提高，手术床已由最初的人工驱动式发展为无线遥控电动驱动式，从而将手术室医务人员从繁复的手术床驱动操作中解放出来。

一、手术床的分类及特点

(一) 手术床的分类

手术床主要分为电动手术床和液压手术床，如图10-4所示。按用途分类分为多功能手术床，妇科手术床，骨科手术床等。

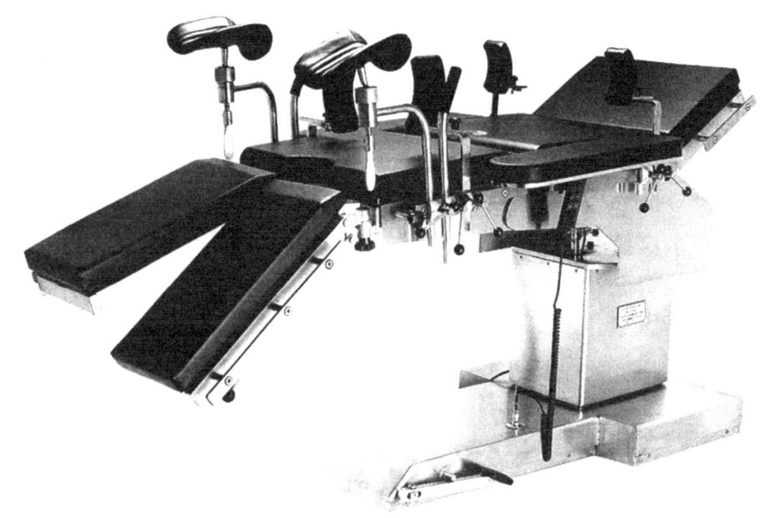

图10-4　电动手术床

(二) 电动手术床特点

采用微电脑控制，手持式控制器的双键复合操作，具有防误操作功能，提高操作安全性。适用于胸、腹、脑外科、眼科、耳鼻喉科、妇产科和泌尿科等施行一般手术用。

二、结构与原理

(一) 基本组成

电动手术床由台面、主体、电控和附件等部分组成。手术床台面由头板、背板、座板和腿板组成(包括头板面、背板面、座板面、左腿板面、右腿板面和腰板面共6部分)。这种组合式设计不仅实现了手术床的上升下降、左右前后倾斜及头背腰腿板面等单独操纵而且只需通过台面变换就能实现手术体位调整。

电动手术床的操作控制装置：一般采用电动液压传动，主要由电动齿轮油泵、液压筒、溢流阀、电磁阀、定位控制开关以及电源等部件组成。电动液压传动的控制通过有线的手按控制器、红外线遥控 、脚踏控制器以及辅助控制器来完成。手按控制器分为有线型和可充电红外遥控型，按照人体工程学设计，完全密封且坚固耐用，可避免手术室环境内的腐蚀及掉落的损伤。它不但可以显示电池强度，还可以单手操作，具有方便的复合程序功能键、可检测到误动作的自动检测功能、自动地板锁定、自动复位及自动上升和下降等功能。结合脚踏控制器，方便手术者直接调整手术体位；辅助控制器为独立的应急控制盘，在遥控器失灵时可以启用，以便调整各种体位。

(二) 工作原理

电动手术床以电动液压为动力，由控制开关、调速阀和电磁阀组成主体的控制结构，通过电动液压齿轮泵提供液压动力源，控制各个双向液压油缸的往复运动，并通过手柄按键控制手术床进行各种位置的变换，如升降、左右倾、前后倾等功能，使之达到手术操作的要求。

1. 液压系统　液压系统具有结构紧凑、体积小、质量轻、噪音低、控制平稳、便于安装及总体布局等特点。液压系统包括油箱、单向阀、电磁阀、溢流阀、囊式储能器、压力表、节流阀和油缸等。囊式储能器可以作为动力源，用于储存压力油并在需要时释放能量。根据压力表实现压力的自动补偿。驱动电动机由各自配套的驱动器独立驱动。手术床的两侧装有近距离控制的床控器，并且可通过手控器完成各种运动控制。

2. 电路系统　电动手术床的各项参数均由微处理器控制。微处理器经过控制驱动部分连接到液压及电动机执行部分，液压和电动机执行部分用来完成手术床的各种运动包括：前后移动、纵向移动、升、降运动和床面自转等。采用微处理器设计可以简化电路设计，大大减少线路故障点，保障了动作的可靠性。

三、主要功能特点

手术床的基本作用是调整手术体位，暴露手术野，使手术顺利进行。手术常用体位为俯卧位、仰卧位、倾侧位、会阴位和坐位。电动手术床适用于头颈部、胸腹部、四肢、泌尿和五官等各部位手术，符合人体解剖学特点及医疗护理方式的需要，具有以下特点：

(1) 符合人体工程学设计，能有效降低医护人员的劳动强度。

(2) 外形美观，表面光洁度高，耐腐蚀，喷塑后机械强度高。机体由不锈钢、铝合金、展性铸铁等高级材料构成，其中底座、升降柱等主要传动结构全部用不锈钢被覆。床板由抗污、抗酸碱的高强度电木组成，耐火耐用，X线穿透性良好。导电性床垫可防褥疮及静电。

(3) 类型不断增加，包括内置腰桥、五节偏柱、C型臂导管等，方便安全，功能齐全，控制精度高，使用寿命长。

(4) 智能化，计算机控制型手术床在近几年内有大幅度的增加，由计算机控制系统，所有体位单键调控。

(5) 常配有多种零部件，以扩展设备功能，适用于外科、妇科、泌尿科、眼科、整形外科，肛肠科和耳鼻喉科等各类科室。

四、技术要求

电动手术床大多采用液压缸或气弹簧缸。床身底座采用Y形设计，以保证手术床具有最高的稳定性和最自由的空间，使医护人员零距离接近手术患者。手术床应当具有非常好的移动性，采用四轮着地设计，移动方便，且具有中央机械式刹车装置，脚轮通过脚踏杆中央锁定或松开。其轴承全部密封防水，易清洗，手术中的水、血迹和缝线头等绝不会缠绕在轴承中。头脚倾和左右倾只需轻轻按捏头部手柄就可获得临床需要的体位。腿板和背板关节均带有气体弹簧缸支撑结构，使各种调节轻柔、静音、无震动，同时有效保护关节结构，防止患者倾倒。

五、使用注意事项

(1) 手术前必须拧紧底座锁固螺丝及全部定位螺丝，使床身固定，以免手术中移动。

(2) 所有螺丝及手柄皆须拧紧，手术中不能松动。

(3) 病人在床上时不可旋转床面。

(4) 床底座上不可放置物品，以免床面升降时损坏柱外罩。

(5) 使用前需先对手术台的性能及使用方法有正确的了解。

六、维护保养

(1) 手术台在手术前和手术后，都应该及时进行清洁消毒，使用没有侵蚀性的消毒液进行清洁消毒，台面床垫可用20%乙醇加2%戊二醛进行清洁消毒，消毒后应将其擦干。

(2) 如要使手术台移动，应打开电源开关，同时按下控制器上底座移动键和复合键，使手术台处于可移动状态即可。需长时间移动手术台，可在手术台处于可移动状态时，关闭电源开关。

(3) 控制器应保持清洁、干燥，用后可挂在手术台两旁的导轨上，不应随意放置。

(4) 应经常检查电源线和手持式控制器是否有损坏和断裂，并确保没有被其他物件卡住。

(5) 内置蓄电池使用寿命一般为2年，更换时应有本公司技术服务人员上门服务。

七、常见故障维修

(一) 基本故障维修

(1) 手术床床体无法升高但能降低。检查发现在按下上升键时不到电机启动的声音。断电拔下手柄控制盒，打开，用万用表测量按键正常，继续测量连接线，发现控制上升的连接线断路，重新焊接后，工作正常。

(2) 手术床一侧有漏油的现象，且腰部上升功能失灵。打开手术床两侧的护板，经仔细检查，找到漏油的地方，发现在按下“腰部升起”键时，油从某双向液压油缸的一端流出，应是油缸的密封不严引起的。断电，卸下该液压油缸，拆开检查是密封垫因使用年限长已老化，开始慢慢渗出，后来缝隙越来越大，使储油缸里的油减少，导致一些功能失灵。找到故障原因后，更换一新的密封垫，上紧并调试后，加上足够的机油，使手术床的各个功能恢复正常。

(二) 手摇机械传动手术床

1. 台面升降失灵 一般为底座油箱内油量不足，加注液压油。

2. 其他体位动作失效 这种手术床完全是机械结构，故障部分不难查找，根据不同的故障现象，查明原因，有效解决。

(三) 全液压综合手术床

1 全部动作失灵 检查液压油，一般为油量不足，加注液压油。加注液压油后，要注意排尽油泵内的空气，否则台面动作仍然无效。

2 部分体位动作失效 一般为油路管道密封不好、破裂或堵塞，机械选通开关故障，查之排除。手术台使用后，务必将血迹。

(四) 电动液压综合手术床

1. 全部动作失灵

(1) 检查液压油量，油量不足加液压油。

(2) 电机不动作，检查电源电路、控制电路是否有保险丝熔断、断线、元件损坏和接触不良等情况，以及电机本身是否烧毁。

(3) 电磁阀不动作，多为电源、线路故障。

2. 部分体位动作失灵

(1) 手控盒按钮开关损坏。

(2) 控制线路接触不良。

(3) 电磁阀没得电或烧坏。

(4) 局部管路漏气或堵塞。

3. 台面到极限位置不停机

(1) 限位开关损坏。

(2) 电路有短路现象。

第三节 电动吸引器

吸引器是用于吸除手术中出血、渗出物、脓液、胸腔脏器中的内容物，使手术清楚，减少污染机会。吸引器的原理非常简单，就是通过一定方法制造其吸引头的负压状态，这样大气压就会将吸引头外的物质向吸引头挤压，从而完成“吸引”的效果。

一、电动吸引器的分类

(一) 电动吸引器按用途划分

1. 普通型电动吸引器 专门做抽吸血液、渗出物、脓液、痰液等治疗使用的，不能做其他

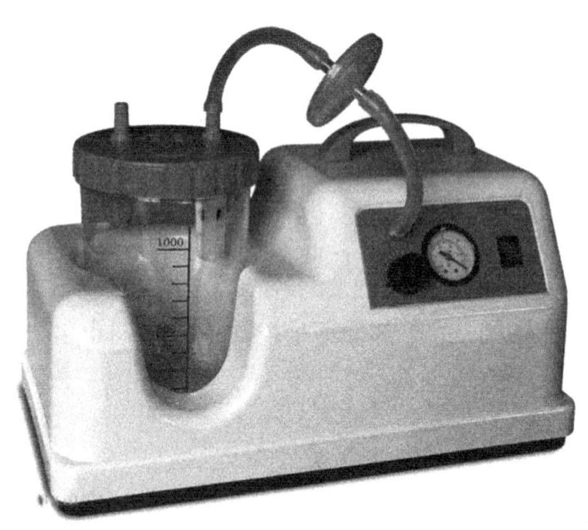

图10-5　电动吸引器

治疗使用，如图10-5所示。

2. 人工流产型电动吸引器　专门做人工流产(即吸宫)的吸引器，这种吸引器与其他类型的电动吸引器相比有两点区别：一是有两只5000ml的储气瓶，还有两只500ml储液瓶；二是具有负压自动控制部分，保持设定的负压值范围。

3. 洗胃型电动吸引器　专门做洗胃用的吸引器，这种吸引器的结构是将真空泵的正压和负压都利用起来，既有正压指示表还有负压指示表，并有旋钮开关专门控制正压和负压的切换，还有分别限制正压和负压压力的调节阀。目前，已有新型的洗胃机投入临床使用，这类机器都设有正压和负压手动和自动控制功能，不易堵塞，很适合临床急诊使用。

(二) 电动吸引器按其使用的真空泵类型可划分

1. 滑片式真空泵　这种真空泵含油。其机械噪声较大。真空泵中贮油室无油或油液面过低时，或提油环不转动时，便不能润滑真空泵，容易将真空泵烧坏。滑片式电动吸引器其真空泵如果密封不严，润滑油容易泄漏，使内部连接厨酌橡胶管容易老化、变质，造成漏气，需要经常检查更换，才能保证真空值，对于膜片式吸引器要好一些。

2. 膜片式真空泵　这种真空泵无油。其运行噪声小，平时不需要更多的维护。在膜式电动吸引器中还有电磁式结构的负压吸引器。这种吸引器也是利用膜片来控制真空泵进气和排气，达到负压吸引的目的。在膜式电动吸引器中还有电磁式结构的负压吸引器，这种吸引器也是利用膜片来控制真空泵进气和排气，以达到负压吸引的目的。

二、滑片式电动吸引器

(一) 组成与结构

1. 真空泵的结构　滑片式单缸转动压缩机真空泵，如图10-6所示。

(1) 气缸，用3个内六角螺钉固定在真空泵后壁上。

(2) 排气口。

(3) 泵芯，装在主轴上，随同主轴旋转。

(4) 主转子，是电动机的主轴。

(5) 进气口。

(6) 滑片，共有3块，分别插入泵芯的3个槽内，其槽间隔是120°，滑片在槽内活动自如。

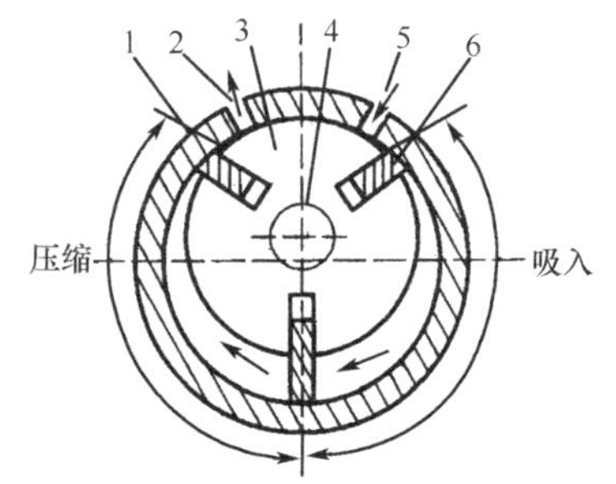

图10-6　真空泵工作原理示意图

2. 安全阀和过滤器　安全阀是为了防止电动机逆转而设计的，当电动机逆转时，负压即变成正压，抽气则变成打气，对病人将造成危害。安全阀结构比较简单，当正常负压时安全阀内膜片被吸住，阻止空气进入；当正压时膜片被顶开，空气可以从这里出来，这样就起到了安全作用。空气过滤器在安全阀的下部，里边缠有白纱布，用以防止杂质或油污物抽入真空泵内。

3. 电动机　为单相交流感应电动机，功率180W，电压220V，电流2.5A，转速1420r/min。其启动方式有两种：一种是离心器启动方式，一种是电容启动方式。滑片式吸引器电动机多用离心器式启动方式，膜片式吸引器电动机多用电容启动方式。

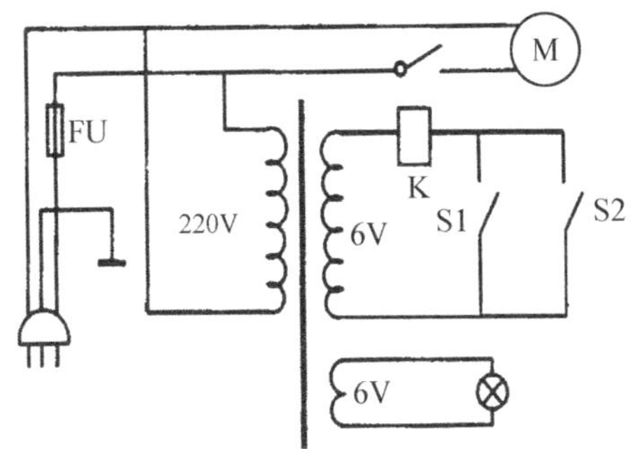

图10-7　电动吸引器电原理图

4. 电路原理　电动机的电源是由两个开关控制，一个是手动开关S1，另一个是脚踏开关S2，两个开关并联，继电器K为交流6V，由电源变压器供电，熔断器FU，指示灯为6.3V。整个电路比较简单，如图10-7所示。当电源被接通后，指示灯点亮，此时，开关S1和S2只要有一个开关闭合继电器K即可工作，并打开吸引器电动机电源开关工作：当开关S1或S2断开时吸引器停止工作。

5. 真空表　其结构和工作原理与压力表基本相同，压力表是测量正压的，真空表是测量负压的。真空表刻度−760~0mmHg。

（二）工作原理

当电动机转动时，主轴即带动转子旋转，使滑片离心并紧贴于气缸内壁，由于滑片的不断旋转，气体即由进气口被吸进真空泵内，然后被压缩并由排气口排出。这样进气口就产生了负压，即产生了吸力。真空泵工作时须有润滑油，除起润滑作用外，还可使滑片与气缸接触严密，从而增大真空泵的吸力。在结构上是把真空泵的主轴伸出端盖之外，在主轴上挂一个提油环，提油环的下半部浸在油中。真空泵工作时，主轴带动提油环旋转，即能不断地将油加入真空泵内。

（三）故障现象与检修

1. 指示灯不亮

(1) 故障原因：电源无电；电源熔断器接触不良或熔断；变压器烧坏；电源插头接触不良或内部接线断开；指示灯接触不良或烧坏。

(2) 故障排除

1) 检查电源线以及插头连接线。

2) 检查指示灯是否烧坏，灯泡与灯座接触是否良好。

3) 打开机器，检查熔断器是否熔断，取出熔断器用万用表R × 1k 测量。

4) 检查内部接线，有否断路问题。

5) 测量电源到电源变压器一次绕组电压值，二次电压是否正常，可用万用表R × 1k挡测量电源变压器绕组阻值，如果测量变压器已烧坏，则须更换新品；在急用时可以把变压器和继电器拿掉，用手动开关或脚踏开关直接控制电动机。

2. 负压小

(1) 故障原因：安全阀漏气；真空泵缺油；负压调节钮未调好；真空泵的滑片磨损；橡胶管或接头处漏气。

(2) 故障排除

1) 打开机器，检查内部连接管路，对于胶管老化、变质的情况要给予更换。

2) 检查安全阀工作是否正常可靠，要打开安全阀检查内部是否有漏气情况，检查阀内膜片并清洗干净。

3) 使吸引器工作，并调节负压调节钮，观察负压表是否有变化，是否可调。

4) 检查真空泵润滑油是否达到油位线，从观察口检查油位线应在观察口的中部，必要时应更换新油，然后使真空泵工作观察提油环是否能够转动提油。

5) 对于真空泵滑片的磨损，应拆开气泵，清洗后并把滑片在砂纸上磨光，磨时用力要均匀(应注意其与气缸之间接触面为弧形)，砂纸应放在平台或玻璃板上，如果放在不平或软的物体上，滑片不易磨平，装上之后与汽缸产生间隙，吸力会减小。

三、膜片式电动吸引器

(一) 结构与工作原理

膜片式电动吸引器其结构和驱动方式有两种：一种是电动机带动曲轴使两侧膜片工作；另一种是利用电磁原理带动橡胶膜片进行工作。采用电磁原理工作的膜式吸引器噪声要比电动机带动的膜式吸引器大，这两种形式的膜式电动吸引器其真空泵都是无油的。电动机带动单缸曲轴使两侧橡胶膜片工作的机型，在一般情况下，这种真空泵也是无需保养的，只需注意不要将液体吸入真空泵即可。因此，在电路原理设计中有液面控制电路，当储液瓶内的液体达到规定的液面时，机器自动停止，以防止液体吸入真空泵。其整机结构如图10-8所示。

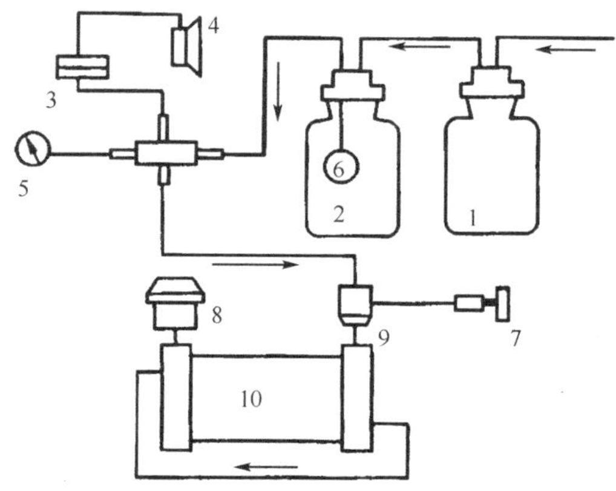

图10-8　膜式吸引器示意图

1，2. 储液瓶；3. 报警控制器；4. 讯响器；5. 真空表；6. 防倒流阀；7. 真空调节阀；8.消音器；9. 止逆阀；10. 真空泵

(二) 电路工作原理

膜式电动吸引器电原理如图10-9所示，其电路工作原理是：当接通电源后指示灯HL1亮，S1为脚踏开关，S2为手动开关，这两个开关有一个打开时，继电器即得电工作，接通K1-1接点，接通电动机，使吸引器工作，指示灯HL2也同时点亮；当吸引控制液面达到设定位置时，使开关S3-1打开，接通报警电路，使讯响器工作，同时开关S3-2被断开，使继电器K1失电，停止工作，从而起到了保护作用。

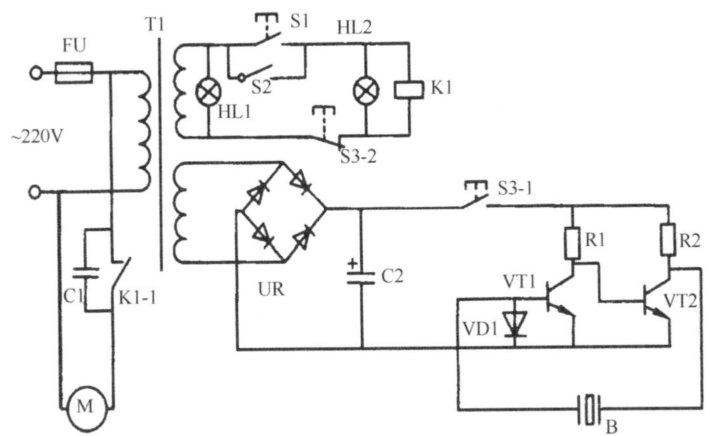

图10-9　膜式电动吸引器电原理图

(三) 故障现象与检修

1. 打开电源无指示

(1) 故障原因：电源连接线断路；电源熔断器熔断；电源变压器烧坏；指示灯烧坏或接触问题。

(2) 故障排除

1) 测量电源熔断器是否烧断，不要在线测量。

2) 测量电源变压器一次、二次电压是否正常。

3) 检查电源线及插头有无断路，测量电源开关工作是否正常。

4) 检查指示灯是否烧坏，灯座是否松动。

2. 真空泵电动机不转

(1) 故障原因：继电器失控；电动机转子抱轴；电源电压过低；启动电容损坏。

(2) 故障排除

1) 当电源电压在198V以上时，电动机应能正常启动运转，如打开运转开关或脚踏开关后，有指示，继电器也工作，而电动机不运转。此时，可将“负压调节钮”向逆时针方向旋转，然后再启动。

2) 检查中间继电器工作情况，动作是否可靠；检查连接插头是否脱落。

3) 在电动机本身故障中，由于润滑油干枯，使轴承失效或卡住，造成转子不能转动，或使电动机长时间不能启动，过热而烧坏绕组；此时需要将电动机拆开，更换轴承，加入润滑油，如果绕组烧坏，则需要重新绕制。

4) 如果排除了润滑问题，电动机绕组没有烧坏，则应考虑启动电容损坏，将电容接线断开，用电容表测量其容量大小变化以及是否烧坏，如损坏则更换新品。

3. 真空值低

(1) 故障原因：储液瓶胶塞没有盖好；负压调节钮损坏。机器内部连接不好。

(2) 故障排除

1) 检查储液瓶胶塞是否盖好，或瓶胶塞金属管接口与胶管连接处有否漏气及胶管老化程度。

2) 先将“负压调节钮”顺时针旋转，此时真空值应升高，如真空值仍然不能上升，则应检查机器内部连接胶管有断裂、接口松动，必要时重新连接。

3) 由负压调节钮损坏造成漏气时，要拆开负压调节钮，并进行清洗，检查内部弹簧压力。

(四) 电动吸引器的使用与管理

1. 用物 电动吸引器1台，治疗盘内盛无菌有盖主盘2只(一只盛灭菌生理盐水，另一只盛12~14号吸痰管数根)、弯盘、纱布、消毒液浸泡无菌钳1把、床栏上系盛有消毒液的瓶，必要时备压舌板、开口器、拉舌钳。

2. 方法 接通电源，衔接吸痰器后打开吸引器开关，检查吸引器性能是否良好，吸引管是否通畅。使病人面向操作者，头略后仰，昏迷病人可用开口器帮助张口，再将吸痰管插入口腔颊部、咽部。若口腔吸痰有困难，可由鼻腔插管至咽部，当插入到适当位置后再接通电源，并使吸痰管左右旋转，缓慢上移，向上提出，将咽部及口、鼻分泌物逐段吸尽。吸引过程中，应随时吸水冲洗汲痰管，以免痰液堵塞。如痰液过深不易汲出，可借助吸痰管插入的机械刺激，使病人做有效咳嗽动作，待咳嗽停止后再吸。吸痰完毕冲洗痰管，最后将下端接头插入床栏上盛有消毒液的瓶中。

气管插管和气管切开病人吸痰时，护士应洗手，最好应戴无菌手套，送管时，应中断负压，当达到一定深部时再进行负压吸引，并将吸痰管左右旋转，边吸，边上提。当听到痰声后稍停数秒钟，以便吸净该处痰液。在吸痰前后，应加大氧气流量或呼吸机吸入氧浓度1~2min，以提高病人的血氧浓度，防止缺氧。痰液黏稠时，可反复用2%碳酸氢钠或生理盐水加糜蛋白酶5ml，在病人吸气时注入气道进行气道冲洗，以刺激病人咳嗽及稀化痰液。待药物注入1~2min后，再给吸痰。一次吸痰吸引管在气道内停留时间不超过10~15s，停止给氧时间不超过20s。对有自主呼吸的病人，应在深呼吸5次后，生命体征恢复到原有水平时再进行第二次吸痰。

3. 注意事项

(1) 监测吸引器及管道的性能。使用吸引器前须检查电源电压与吸引器电压是否相符，进气管与出气管的连接是否正确；贮液瓶的痰液应随时倾倒、清洗，以免痰液逆流至马达内损坏吸引器；吸引器用后应随时消毒各管道及贮液瓶，放置在干燥处，定期维修保养。

(2) 熟练操作，严格无菌，防止交叉感染。吸痰运用应轻稳，吸引时负压不可过大，以免损伤气管黏膜；一次吸痰时间不超过15s；气管内吸痰按无菌操作进行，吸痰管须每次更换，不得重复使用，所有物品每日灭菌1次；自气管导管内吸痰的吸痰管外径不得超过套管口径的1/2。

(五) 电动吸引器的操作程序与保养

1. 操作流程

(1) 检查吸引器各管道连接是否正确，打开开关，检查吸引器的性能是否良好。

(2) 一般吸痰的负压值：0.027~0.053kPa；急救吸痰的负压值最大不超过0.08kPa。

(3) 未吸痰前使橡胶管折成V形，吸痰时将橡胶管恢复原状。

(4) 吸痰毕，吸生理盐水冲洗导管，取下吸痰管放进消毒液内浸泡，将贮液瓶及时清洗。

(5) 用完后，先关掉吸引器上的开关，再从电源插座上拔下电源插头，切断电源。

2. 维护保养

(1) 停止使用时，清洁、浸泡消毒贮液瓶及橡胶管，干燥备用。

(2) 缓冲瓶起缓冲气流作用，严禁当作贮液瓶使用，避免液体进入泵体，损坏机器。

(3) 贮液瓶的贮液，一般是瓶容量的1/3，最多不超过500ml。

(4) 使用结束后，关机前一定要先让负压降低至0.02kPa以下。

第四节　超声雾化器

医用超声雾化器是将常温下把水溶性药物经过超声振荡形成微小的雾粒，大部分直径在1~5μm，药物通过患者呼吸吸入的方式进入呼吸道和肺部沉积，从而达到无痛、迅速有效治疗，称为超声雾化吸入疗法，超声雾化器属于二类医疗器械。

超声雾化器在医院中被广泛应用于呼吸科、耳鼻喉科、儿科等疾病，对呼吸系统疾病和烧伤创面有更显著的疗效，如感冒、哮喘、咽炎、鼻炎、支气管炎、尘肺等疾病。目前，国内进口一种压缩雾化吸入机(压缩雾化泵)，是利用压缩空气将药物喷淋形成雾状后喷出，所用压缩空气是由无油空气压缩机供给的，口含喷嘴上面设有活瓣，病人可以正常呼吸，下部有雾量调节旋钮，可以控制雾量大小；治疗用药物速度快，药物可以很快被雾化后吸入，大大缩短了吸入时间。这种压缩雾化吸入机结构简单，临床应用效果好，是未来发展的方向。

在医院中应用比较普遍的超声雾化器主要有两种类型：一种是晶体管式超声雾化器，一种是电子管式超声雾化器。从结构上划分有单机式和双机式，双机式结构是将两台超声雾化器合在一起，可同时供两个人治疗使用，目的是为了在医院门诊病人比较多的情况下使用。就这两种机型分述如下。

一、晶体管超声雾化器结构与原理

1. **晶体管超声雾化器结构**　晶体管超声雾化器结构比较简单，它是由雾化器外壳、底座、电源变压器、风扇电动机、电路板、晶片、储药罐、塑料螺纹管、口含管等组成。其外壳多数是用塑料制成，在雾化出口设有风量调节，面板有定时器、电源开关、雾量调节旋钮以及电源和输出指示等。

2. **晶体管超声雾化器电路原理**　其电路工作频率在1.7MHz，当电源输入经变压通过桥式整流和滤波供给整个电路，电源指示灯即发光二极管VL1 亮，当水槽内的水达到水位线时，振荡电路工作，在振荡电路中有的采用单管式输出有的采用双管式输出，雾量调节由电位器RPl 控制，当雾化输出正常时输出指示灯即发光二极管VL2 亮；在振荡电路里一般都设有水位限制感应开关，以防止无水或水少过热工作，而烧坏晶片。送风是由风扇电动机M 完成，DS 是定时器。如图10-10所示。超声雾化器与用氧气产生雾化的技术指标是有区别的，晶体管超声雾化器工作频率在1.7MHz，雾粒直径为1~5μm，雾化率5.2ml/min，水槽溶量200ml，药槽溶量80ml。氧气雾化器的技术指标要相对差一些，但由于其结构比超声雾化器还简单，临床也有采用。

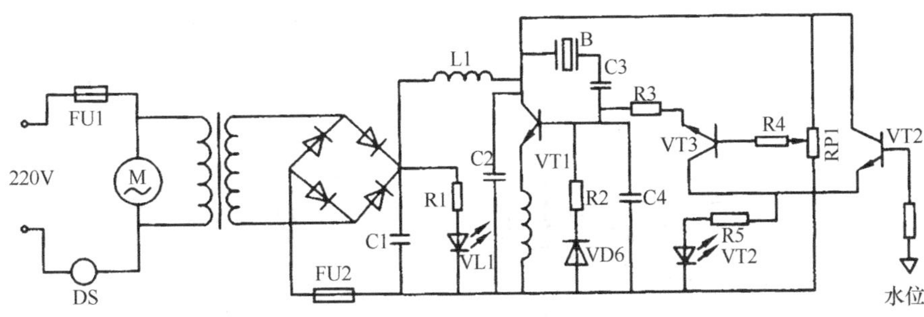

图10-10　一种晶体管超声雾化器电原理图

3. **晶体管超声雾化器常见故障及检修**　如表10-1所示。

表10-1　常见故障及检修

故障现象	故障原因	故障排除
电源指示灯不亮	1. 电源线或熔断器断 2. 二次熔断器损坏 3. 电源指示灯烧坏	1. 首先检查电源插头和电源线，再检查熔断器是否熔断 2. 振荡电路出现故障或短路 3. 如果上述没有问题，而且电源变压器二次侧有电，桥式整流输出正常，再检查线路中串联的限流电阻是否断路，如都正常，即是指示烧坏
雾化输出指示灯不亮，有雾化	雾化指示灯损坏，或电路有故障	检查雾化输出指示灯是否损坏，直接检查指示电路
雾化输出指示灯不亮，无雾化	1. 桥式整流器损坏 2. 振荡电路晶体管损坏 3. 水位控制问题 4. 晶片损坏或镀膜脱落	1. 先检查整流电路 2. 如电源正常则检查振荡电路的三极管。一般该振荡电路所用晶体管是BU406或2SC2306，但要求晶体管质量参数要好 3. 检查水位控制电路是否有问题，其水位控制是用干管控制或加一级检测来实现，要检查干簧管工作情况，磁性浮漂上不是否灵活，或电子开关电路有故障。 4. 更换晶片
雾化器指示灯亮，且药杯中有雾，但雾不能出来	1. 风扇电机无电 2. 风扇电机损坏	1. 检查风扇电机供电情况，测量其有无电压，有直流低压供电电机，也有交流220V供电电机 2. 检查风扇电机本身能否自由转动，有无被烧坏的现象，要根据实际情况进行修理

二、电子管超声雾化器结构与工作原理

1. 电子管超声雾化器结构　电子管超声雾化器的结构有分体式和整体式，分体式机型的电路控制部分和雾化药杯分成两部分，控制部分为一个整体，内部由电源、电路板、风一部分是储水盒、药杯、压电晶片、水位控制开关及连接管等组成。整体式机型是将所有部分安装在一起，外形各异。

2. 电子管超声雾化器工作原理　电子管超声雾化器是用一只V-7电子管作振荡管，其余由电感线圈、电容、电阻、晶片和电源组成。如图10-11所示。其电路原理是由变压器T1二次绕组输出的电压经过桥式整流供给风扇电动机及指示灯，由供电电压连接全波整流供给V-7高压振荡，用R1~R4、C2~C3和波段开关来控制振荡输出的大小，其振荡频率为1.2MHz；当V-7 工作时振荡线圈T2输出使压电晶片振荡工作，同时HL2指示灯亮，如果，水盒内水位不够，不能使浮子漂起，则干簧管J断开，控制振荡管V-7的3脚，使其停止工作。

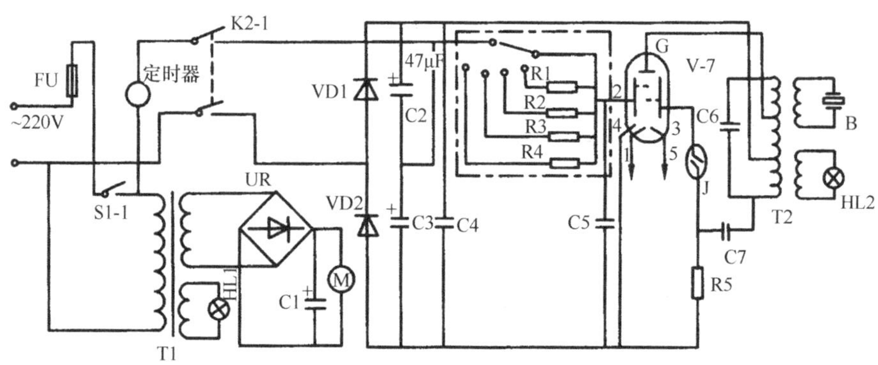

图10-11　一种电子管式超声雾化器电原理图

3. 电子管超声雾化器常见故障及检修　如表10-2所示。

表10-2　常见故障及检修

故障现象	故障原因	故障排除
开机后指示灯亮，但预热后升高压无雾化	1. 振荡电子管灯丝烧坏或管子老化 2. 振荡电路、高压整流电路问题	1. 首先检查电子管灯丝是否亮，如果灯丝不亮，则应测量电子管灯丝是否正常，检查电子管管座；如果这些都是正常则因考虑电子管老化 2. 先检查高压是否正常，必要时检查高压整流电路，测量二极管VD2、VD3；然后，检查振荡电路，电阻的阻值变化、电容有无容量变化等问题
开机后无雾化	1. 预热时间不够 2. 振荡频率偏移	1. 首先预热时间是否够，电子管雾化器开机后预热时间应在五分钟以上，使电子管V-7灯丝充分预热，达到时间后再开高压 2. 如果此时打开高压后仍没有振荡和雾化，则应检查振荡电路看是否断路，是否有烧坏的器件。此时，对于电子管结构的雾化器来说可以采用调节电感线圈抽头的方法来解决，如果电子管老化，调整电感线圈也不会起作用，必须更换电子管V-7
压电晶片问题	1. 压电晶片镀膜损坏 2. 压电晶片引线脱落 3. 压电晶片老化	1. 如果压电晶片的表面镀膜被烧掉或破损，则不能使用。损坏的主要原因多数是由于药杯漏液所引起，因药液具有腐蚀作用，使压电晶片上面的镀膜被腐蚀：因此在使用中应注意保护好晶片，最好用蒸馏水加入水槽，每次用完都要将上面的水擦干，药杯底下的膜片要注意检查，每次加药前可先用水试一下看是否漏水，如漏水则应更换新品，以防药液腐蚀晶片 2. 当确定压电晶片表面不能发现问题时，打开机器，检查振荡电路是否有问题，连接引线有无脱落。对于没有引线的晶片也要认真检查晶片的接触情况 3. 晶片表面看上去还好，但用的时间较长老化，其工作频率发生变化，也可造成没有雾化输出，此时就必须更换新品
雾量小	1. 振荡频率偏移 2. 压电晶片老化 3. 振荡电子管老化	1. 出现这种故障时，首先考虑其振荡频率偏移，此时可调节振荡线圈抽头位置来改变振荡频率，能起到一定的调节作用；另外就是检查相关的电容和电阻是否误差过大 2. 对于压电晶片的问题，有条件时可更换一只新品，但要满足频率要求 3. 振荡电子管V-7老化，可换一只新寿命短

第五节　高频手术设备

由于外科分支越来越细，相应产生了各分支所需的专科手术器械。在众多设备性手术器械中，高频电手术器占有举足轻重、不可替代的地位。1924年，由 “现代神经外科之父”，美国著名神经外科医生Harvey Cushing和电生理专家William Bovie共同研制出世界上第一台电刀，并首先应用于脑肿瘤的切除手术中。今天，高频电手术器已经形成一个门类，包括高频电刀、高频氩气刀、高频超声手术系统、高频电切内窥镜治疗系统、高频旋切去局旨机等设备，在临床中都取得了显著的效果。而随之派生出来的各种高频手术器专用附件(如双极电切剪、双极电切镜、电切镜汽化滚轮电极等)也为临床手术开拓了更广泛的使用范围。同时，随着医疗技术的发展和临床提出的要求，以高频手术器为主的复合型电外科设备也有了相应的发展。

根据高频手术器的功能及用途，大致可分为以下几个类型：

1. 多功能高频电刀　具有纯切、混切、单极电凝、电灼、双极电凝。

2. 单极高频电刀　具有纯切、混切、单极电凝、电灼。

3. 双极电凝器　双极电凝。

4. 电灼器 单极电灼。

5. 内窥镜专用高频发生器 具有纯切、混切、单极电凝。

6. 高频氩气刀 具有氩气保护切割、氩弧喷射凝血。

7. 多功能高频美容仪 具有点凝、点灼、超高频电灼。

一、高 频 电 刀

高频电刀是一种取代机械手术刀进行组织切割的电外科器械。它通过有效电极尖端产生的高频高压电流与肌体接触时对组织进行加热，实现对肌体组织的分离和凝固，从而起到切割和止血的目的。

1. 高频电刀的特点 高频电刀是一类非常重要的电外科器械，它是取代机械手术刀进行组织切割的。简单地说，高频电刀就是一个变频变压器，它将220V、750Hz的低压低频电流经变频变压、功率放大转换为频率400~1000kHz、电压为几千甚至上万伏的高频电流。它通过有效申极尖端产生的高频高压电流与肌体接触时对组织进行加热，实现对肌体组织的分离和凝固，从而起到一定的切割和止血的目的。

高频电刀经历了火花塞放电、大功率电子管、大功率晶体管、大功率MOS管四代的变更。随着计算机技术的普及、应用、发展，目前，高性能的单片机广泛应用在高频电刀的整机控制，实施了对各种功能下功率波形、电压、电流的自动调节，各种安全指标的检测，以及程序化控银和故障的检测及指示。因而大大提高了设备本身的安全性和可靠性，简化了医生的操作过程。

2. 高频电刀的仪器功能 一台性能全面的高频电刀除具备手术等基本功能外，还有以下几项重要功能：输出功率指示、预置、调节；患者极板检测报警；工作音频指示；输出口防误功能；手控、脚控功能。

3. 高频电刀的优点

(1) 切割速度快，止血效果好，操作简单、安全方便。

(2) 与传统采用机械手术刀相比，在临床上采用高频电刀可大大缩短手术时间，减少患者失血量及输血量，从而降低并发症及手术费用。

(3) 与其他电外科手术器(如微波刀、超声刀、半导体热凝刀等)相比，高频电刀适应手术范围广，容易进入手术部位，操作简便，具有性能价格比合理等优越性。

4. 高频电刀的工作模式 高频能量发生器产生的电流流入被治疗的部位来达到一定的治疗效果。我们通常用单极和双电极来描述施于手术部件的电极配置。基于此，高频电刀具有两种工作模式：单极模式和双极模式。这两种模式之间最明显的区别是电流进入和离开组织的方法。

(1) 单极模式：单极技术在电外科应用领域最为常见，单极技术电流回路由发生器、作用电极、人体和负极板构成。发生器输出电流，通过作用电极将电流传导至人体靶组织，电流再通过负极板流回发生器。作用电极因手术的不同而选用不同形状的刀头、切割针、切割环等。电极的作用面积相当小，从而使流过组织的电流密度很高，产生足够的热量，实际应用中通过调节输出功率、电流波形、电极和组织的接触程度来达到预期的效果。负极板(又称中性电极、扩散电极或患者板)的作用仅是提供发生器输出电流的回路，负极板上的电流强度与作用电极上的是一致的，因此负极板的面积需做得较大，以降低电流密度，从而避免出现热损伤。负极板从材质来分有金属平板和软性电极两种，软性负极板能保证负极板与患者的接触更为良好，不容易引起接触皮肤的过热烧灼。常见的软性负极板又有两种，可重复使用的硅胶负极板和一次性使用黏附型负极板。为了确保负极板使用的安全性，软性一次性负极板已取得了主导地位。一般电刀都提供了对负极板贴敷的安全监测电路，以确保手术安全。分片式负极板把负极板的接触面分成独立的两块，通过仪器可以分别检 测各自是否接触良好，从而可以保证负极板有足够的接触面积，这使电刀对负极板的监测能力大大提高。

(2) 双极模式：电极集作用电极和负极于一体，电流由电极的一端流向靶组织，再由另一端流回发生器。在某些组织结构较为复杂的手术中，如脑外科手术，为了提高手术的安全性，减少电流在人体中流经的距离，必须选择使用双极技术。双极电凝镊子是最常见的双极电极，镊子的两端均具有电凝的作用。此外微创外科手术中常见的腹腔镜器械很多也采用了双极技术，如双极电凝钳、穿刺电凝针等。双极技术最常用的是双极电凝功能，而双极电切功能只有部分较高级的电刀才能提供，并需配合使用特殊设计的双极切割针等双极切割器械。

单极技术的应用比双极技术更为广泛，单极电极更为灵活多样，操作更为简单方便。而双极技术更加安全和精细，在神经外科和其他微创手术中较为常见。

5. 高频电刀对人体的效应　在电外科手术中，电流穿过金属电极之间的组织，组织对电流阻抗在细胞内、细胞内液和血液中产热。热量是在组织中生产，而应用部分(电极尖)仍然比较凉爽。由于直流电将产生电解，直流电和低频交流电对神经和肌肉有刺激作用，所以，电外科手术通常使用200kHz至5MHz的高频振荡，以达到组织加热。高频电流避免了肌肉痉挛和心脏房颤。

高频电刀对生物组织有两种效应：切割、凝结。通过改变生物组织中电流热效应的速度和程度，高频电流可实现切割和凝固组织。虽然止血效果和凝结深度有关，凝结中不会使组织受到更多的热损伤也是同样重要的。因此需要平衡凝结效果和造成凝固性坏死深度间的关系。

(1) 切割(Cutting)：又称为电切，目的是切开或拆除组织。由于电刀作用电极的边缘犹如手术刀口，表面积较小，接触组织时，电流以极高的密度流向组织。组织呈电阻性，在电极边缘有限范围内的组织的温度迅速而强烈地上升，微观上细胞内的液体温度迅速超过100℃，水分爆炸性地蒸发从而破坏细胞膜，积聚的大量细胞被破坏，宏观上组织被快速地切开，如图10-12所示。配合各种特殊设计的作用电极(刀头)，电刀能用来切割各种类型的组织。相对于传统的手术刀，电刀电切的优势在于切割进行的同时具有连续的凝固(止血)作用，而不需医生施加过多的机械力。

电刀切割波形是连续的交流，但不同制造商和型号的电刀切割波形不同，有的用正弦，有的用方波。切割模式的波形如图10-13所示。

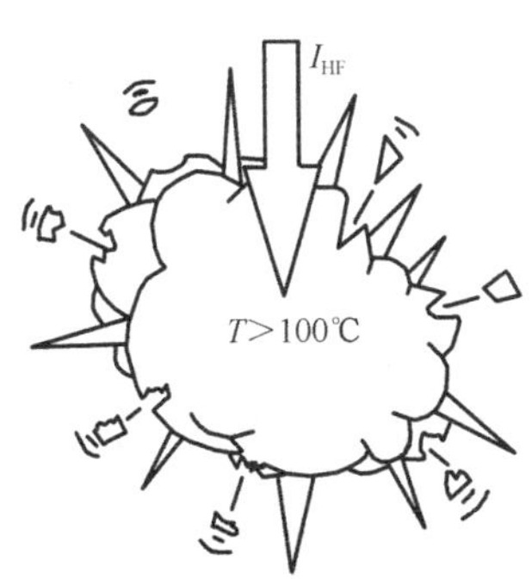

图10-12　切割原理示意图

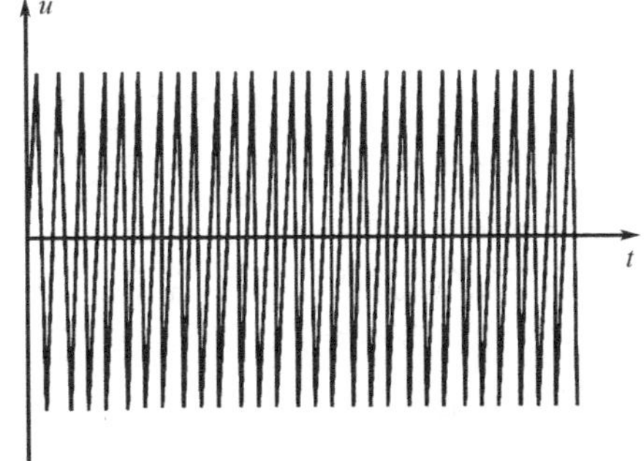

图10-13　高频电刀切割时的输出波形

(2) 凝结(Coagulation)：目的是减少术中出血或杀死病变组织，又称为电凝。当电流作用于组织而使组织温度较慢速(相对于电切)而有效地升高至100℃左右时，细胞内外的液体逐步蒸发，从而使组织收缩并凝固，如图10-14所示。在切割过程中被切断的小血管口，在电流的热作用下血管壁凝固收缩封闭，从而达到止血的效果。电刀快速有效的电凝作用，很大程度上取代了复杂的血管结扎，可以大大节省手术时间，简化手术操作。电刀有效的凝血可以减少价格相对较高的凝血胶的使用，有效地降低手术成本。利用电凝使细胞凝固、蛋白质变性和组织失活的效果，可对增生的肿瘤组织实行电凝，达到治疗破坏的目的。

凝结是通过电灼技术实现的，波形如图10-15所示。高频发生器向电极提供高的开路电压，当该电极与被凝结组织保持微小间隙时，有效电灼有高的波峰因素(峰值电压与有效值电压之比)和低占空比的波形产生。高电压(常为几千伏)使电极与组织之间的空气电离并产生火花，火花很快熄灭时，其末端释放的能量在下一次放电产生以前就扩散到组织中去了，并且没有一点受到重复轰击。这样就把表面凝结扩展到整个区域，几乎没有通透性也不出现切割留下的任何疤痕。

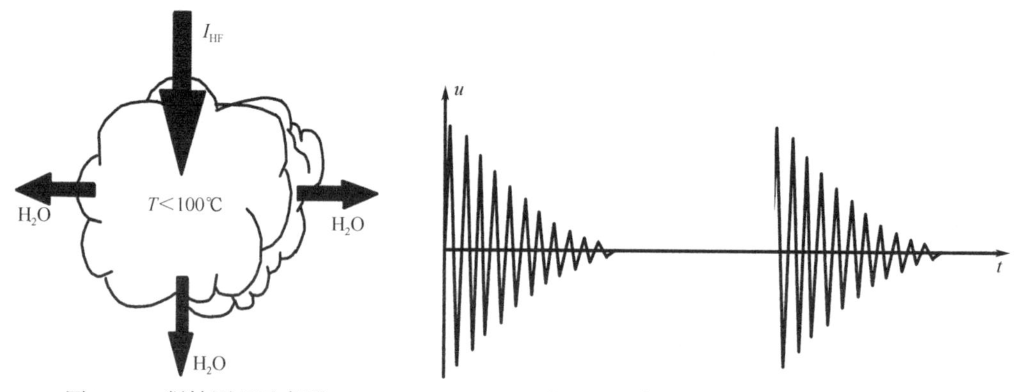

图10-14　凝结原理示意图　　　　图10-15　高频电刀凝结时的输出波形

高频电流所产生的切割和凝固作用，两者是密不可分的。对高频电流波形的改变可以增加电流的切割作用从而减少凝固作用，相反地也可增加凝固作用而减少切割作用。电刀的工作模式(不同的切割或电凝功能，常见的划分有：纯切、混切、强力电凝、喷射电凝等)划分就是通过电流波形的改变人为地划分出电切或者电凝功能模式，在电刀上电切模式设定区域用黄色勾画，蓝色代表着电凝设置区域。

(3) 混切：通过改变电流脉冲通过电机的时间，可能会产生干燥(凝血)和切割共同的临床效果，即混切。

二、高频氩气刀系统

氩气刀，全称“氩气束凝血综合电刀装置”，是一种将氩气束凝血器与高频电刀相结合而构成的新型电刀系统。一般由氩气束凝血器、负极板监测系统和单极、双极高频电刀等组成。在使用电脑高频氩气刀手术时，氩气在刀头四周形成了一束氩气流柱，使刀头与出血创面间充满了氩气。由于氩气的作用，受术者几秒即可止血，很少烟雾异味，这不仅有利手术者的康复，对医生来说，也可以缩短手术时间，提高工作效率。这种手术刀适用于各科，对出血量大的肝、胆等手术尤为理想。

（一）氩气电凝的物理学原理

氩气是一种性能稳定、无毒无味、对人体无害的惰性气体，它在高频高压作用下，被电离成氩气离子，这种氩气离子具有极好的导电性，可连续传递电流。而氩气本身的惰性，在手术中可降低创面温度，减少损伤组织的氧化、炭化(冒烟、焦痂)。

1. 氩气特性　氩气是一种单原子、无色、无臭、无味的惰性气体，占空气体积的0.93%。化学上它是惰性和无毒的。在10^5Pa和15℃条件下它与空气的相对密度为1.380。氩气易于在高频电场中及相对较低的电压下被电离，在这一状态下其导电性极好。即使在电离状态，氩气也不和别的元素和物质形成化合物。氩气在电离状态时发出蓝白光，如图10-16所示，这有利于凝血操作，因为它显示了从器械到组织之间的路径。

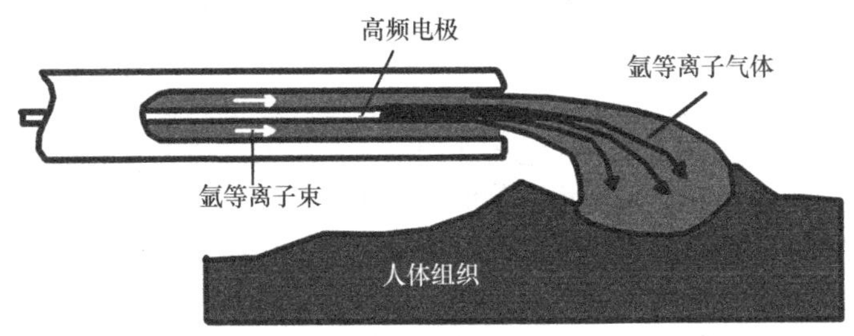

图10-16　氩气电凝示意图

2. 氩气电凝的物理学原理　在氩气电凝中，热凝所需的高频电流通过电离的导电的氩气束(氩等离子体)作用于目标组织，电极和组织之间并不接触。氩气在电极和组织之间的高频电场中被电离。因此，用于电离的电场强度必须足够大。电场强度E与电极和组织之间的电压U_{HF}成正比，与两者之间的距离d成反比。

从原理上讲，所有的气体都可以被电离。然而和其他气体比较而言，氩气特别适合于作电凝，因为氩气易于在高频电场下电离，产生一个稳定的等离子体。氩气在化学上是惰性气体，不易和别的元素和物质形成化合物。简而言之，它对组织是中性的、无毒的，把它适当应用在临床上是安全的。另外，和其他惰性气体相比，氩气是比较便宜的。

氩气电凝最特别的优势是组织不会汽化。它有一个最主要的优点即凝血深度能自动地被表面组织层脱水而形成的薄的电绝缘层所限制。这一优点在胃肠管道等的电凝手术中发挥了相当大的作用，它可以防止肠壁穿孔等副作用。

经验表明，上述的凝血深度自动受限是由于电绝缘汽化层引起的，而一旦凝血区达到沸点就会产生这种汽化层。在离子流和凝血区接触的位置，组织阻抗就会增大，从而引起传导高频电流的等离子流转移到组织表面阻抗较低的其他点上。等离子流以这种方式在所能到达的整个组织表面自动转移，同时产生相当稳定的凝血深度，这一过程自动重复直到被作用的组织脱水、阻抗增大以至于阻碍了电流流过。在这种方式下，随着凝血区和干燥区的扩展，其凝血深度也会自动地受到限制。干燥组织由于氩气的化学惰性既不被碳化也不被汽化。由于氩等离子电凝技术这蝼内在的优点使这项电凝技术日益受到重视。

(二) 氩气刀的组成结构

根据氩等离子电凝技术的原理，氩等离子体电凝需要一个氩气源，一个高频发生器和一个适用于预期任务的手柄电极和脚踏开关，手柄电极和脚踏开关可以同时激活氩气源和高频发生器。

1. 氩气源　最简单的氩气源由气瓶和阀门组成，阀门用于减小瓶压力以适合所需应用。相对低的气流速度足以产生一个电离的氩气流。不过，相当高的气流速度可用于吹离组织表面的液体这一性能十分有用，因为目标组织上的液体阻碍了组织表面的凝血。为此，氩气源另外装备有一个用于设定气体流速的气流控制阀。

2. 高频发生器　启动氩气电离大约需要500V/mm的电场强度。点火所需的电压由必需的电场强度、电极和组织之间的距离决定。因此高频发生器必须提供一个足以电离氩气的高频电压和足够大的高频电流用于目标组织凝血。例如10mm的距离需要峰值大约5000V的高频电压。

3. 电极　电极的位置必须确保电极和组织之间的氩气能被电离，以及高频电流I_{HF}能从电极经被电离氩气进入目标组织。电极可以定位于喷口内，或者从喷口内伸出，甚至可能附着于喷口一侧。氩等离子体中的高频电流方向由电场而不是由氩气喷口的方向决定。如果电极和组织的接触可以避免，电极最好定位于喷口内。如果电极伸出喷口或单独使用，它可以非常方便地靠近目标组织，因而允许正确放置和降低高频电压。伸出喷口和位于一侧的电极也可被用作切电极，应用氩气于切电极可以减少切割中的烟雾。

当氩气刀的高频高压输出电极输出凝血电流时，氩气从电极根部的喷孔喷出，在电极和出血创面之间形成氩气流柱，在高频高压电的作用下，产生大量的氩气离子。这些氩气离子，可以将电极输出的凝血电流持续传递到出血创面。由于电极和出血创面之间充满氩气离子，所以凝血因子以电弧的形式大量传递到出血创面，产生很好的止血效果，从而形成了氩气覆盖的氩气束电凝。而单纯高频电刀的血凝由于电极和出血创面之间充满成分较杂的空气，电离比较困难，因此电极和出血创面之间空气离子浓度较低，导电性差，凝血电流以电弧形式传递到出血创面的凝血电弧数量较少，凝血效果较差。加电弧氩气后，凝血电弧数量成倍增加，所以无论对点状出血或大面积出血，氩气刀都具有非常好的止血效果。

(三) 氩气保护下氩气刀的切割

当氩气刀的高频高压输出电极输出切割电流时，氩气从电极根部的喷孔喷出，在电极周围形成氩气隔离层，将电极周围的氧气与电极隔离开来，从而减少了工作时和周围氧气的接触以及氧化反应，降低了大量产热的程度。由于氧化反应及产热的减少，电极的温度较低，所以在切割时冒烟少，组织烫伤坏死层浅。另外，由于氧化反应少，电能转换成无效热能的量减少，使电极输出的高频电能集中于切割，提高了切割的速度，增强了对高阻抗组织(如脂肪、肌腱等)的切割效果，从而形成了氩气覆盖的氩气束电切。

(四) 氩气刀的优点和用途

1. 优点 由于氩气等离子电凝的原理，使这种电凝技术具有其他传统电凝设备所没有的优点。

(1) 由于氩气等离子电凝是非接触式电凝，所以没有组织粘连等问题。同时对电凝过程具有很好的可视性。

(2) 凝血深度有限，可以避免凝血过程中其他传统电凝设备引起的穿孔问题。因产生的焦痂很薄，所以即使在大血管壁上使用也不会烧破血管，对高阻抗组织(骨质、软骨、韧带筋膜等)也可以进行有效的电凝。

(3) 凝血面积大，凝血效果一致性好，凝血速度快，手术过程中不会产生烟雾和其他难闻气体，有利于保护环境和医务人员的身体健康。

(4) 干燥组织。由于氩气的化学惰性，使得组织既不被碳化也不被汽化。在这一方面，其他电凝方式和氩气等离子电凝有本质上的区别。

2. 用途 氩气电刀适用于各种类型、部位、器官的止血，可用于一般开放性外科手术的止血、纤维组织的止血。目前不仅在直视手术中，如普通外科、胸外、脑外、五官科、颌面外科得到广泛的应用，而且越来越多地应用在各种内窥镜手术中，如腹腔镜、前列腺切镜、胃镜、膀胱镜、宫腔镜等手术中。由于氩气刀可同时进行切割和凝血，在机械手术刀难以进入和实施的手术中(如腹部管道结扎、前列腺尿道肿物切除)也得以普遍应用。同时，氩气刀具有的突出的凝血效果，还使它广泛应用在弥漫性渗血部位如肝脏、脾脏、甲状腺、乳腺、肺部手术中。

三、超声外科系统

超声外科系统，如图10-17所示，是新一代外科手术用切割、止血系统。它适用于所有手术需要切割、凝固止血的组织。广泛应用于普外科、胸外科、小儿科、妇产科及其他开放式及内镜手术，用来切割、剥离或凝结组织。

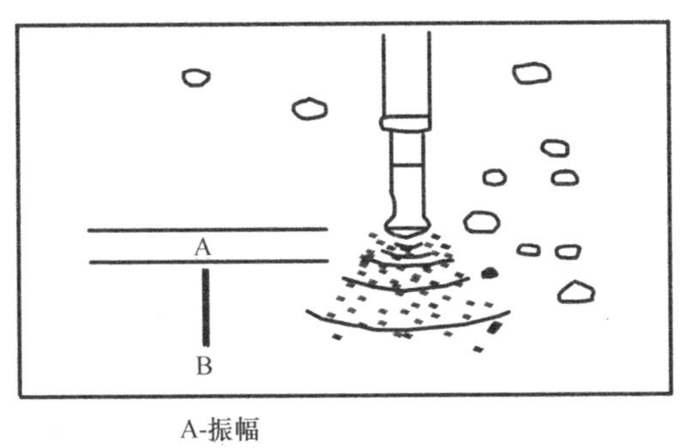

A-振幅

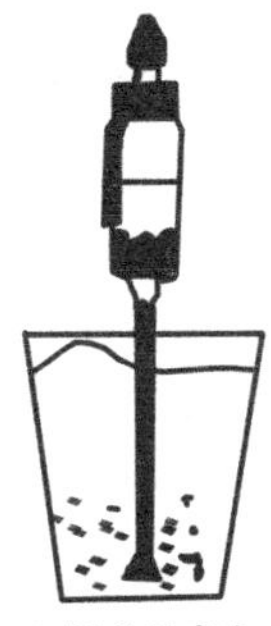
B-运动最高点

图10-17 超声外科系统工作原理

（一）系统描述

超声外科系统是一种电子机械系统，用超声来切割和凝固大片软组织。该系统包含一个主机，可产生55.5kHz电信号，向其他部件供电，信号通过换能器械电缆到达安装在可高压消毒的换能器上的一个压电晶体堆。晶体堆将电信号转换成相同频率的机械性振动。

这种超声振动在通过一次性手持器械内的探头后被放大，放大后的超声振动可以用来消融、热灼、切割组织。

（二）工作原理

超声外科系统一般采用超声振动来断裂组织。主机(电源供应)输出55.5kHz电信号倒安在换能器上的压电晶体堆。于是换能器上的工作部件也以同样的频率振动，如图10-17所示。当将超声手持器械(超声球)的头部放在液体中时，振动的球型尖端可以产生细小的气泡，逐渐变大，然后破灭并产生巨大的能量。这种能量可以引起直接位于手持器械前部的组织液化、破碎毒刀型尖端可以在组织中形成剪切力，切割或凝固组织。这些剪切力可以分割组织，并使周围组织变热凝固，封闭血管止血(而不是通过高温灼烧)来达到这些目的。

（三）系统的功能组件

1. 主机 主机向换能器输出55.5kHz电信号。主机具右基于一个反馈电路的自动控制功能。反馈电路可以随时探测手持器械内由于负荷及温度变化而引起的频率变化。

主机根据反馈电路探测的结果，为了维持用户所选定的输出水平，采用自动控制的功能，自自动向换能器提供更大的电力(瓦特)，维持器械头部的振动幅度(幅度是指手持器械头部在每个循环中从静止部位移出并再次返回的距离，它决定组织损伤的程度)。

主机还具有自限性特点，可防止过度损伤。

2. 脚踏开关 超声输出是由前面板上的待机开关及主机后面板连接的双板脚踏开关控制。左侧脚踏开关控制超声输出按前面板设定水平输出。右侧踏板使超声输出达到最大。这一特点可使临床医生迅速从以切割为主的模式转换为以组织凝固为主的工作模式中。

3. 换能器 换能器的手柄区装有压电晶体，后者来自主机的电能转换成机械振动。前端传动杆可以传递和放大来自换能器的振动。手持器械通过尾部的内置螺口插座与传动杆相连。手持器械可以放大超声振动，并提供多种工作表面。依据使用的需求，提供多种头部外形的手持器械以扩大应用范围，提供放大的振动，或为快速切割组织。换能器通过一个12in长的可高压消毒的换能器电缆连在主机上。电缆必须与换能器同时替换。

(四) 超声外科系统优点及应用

1. 超声外科系统的优点

(1) 极好的止血效果。

(2) 工作温度低(50~100℃)，不会损伤周围组织。

(3) 不会造成组织碳化，使伤口愈合更快。

(4) 不会产生烟雾，保持良好手术视野。

2. 超声外科系统的适应证 超声外科系统具有切割、凝血功能，适用于所有手术。故而广泛应用于普外科、小儿科、妇产科及其他开放式及内镜手术，用来切割、分离或凝结组织。特别是在内镜手术中，如胆囊切除、肾上腺切除、结肠手术、子宫切除、前列腺切除等，在肝移植等手术中也取得了前所未有的良好效果。

参 考 文 献

宫良平. 2010. 放射治疗设备学. 北京：人民军医出版社.
韩见知. 2004. 体外冲击波碎石技术. 北京：人民卫生出版社.
刘学军. 2010. 血液透析实用技术手册. 北京：中国协和医科大学出版社.
潘凯. 2010. 腹腔镜胃肠外科手术学. 北京：人民卫生出版社.
吴惠平. 2010. 临床护理相互仪器设备使用与维修. 北京：人民卫生出版社.
吴建刚. 2005. 现代医用电子仪器原理与维修. 北京：电子工业出版社.
徐向英. 2010. 肿瘤放射治疗学. 第2版. 北京：人民卫生出版社.
尤荣开. 2013. 常用急救仪器设备使用与维护. 北京：人民军医出版社.
郑芳.2006. 麻醉设备学. 第2版. 北京：人民卫生出版社
周忠喜. 2011. 医用治疗设备. 北京：人民卫生出版社.
.

附录　实　　验

实验一　血液透析机的操作

【项目性质】　综合性实验。

【实验目的】　通过实际应用，使学生能掌握血液透析机的结构组成、熟悉血液透析机的操作流程，并能在故障产生时有能力分析并排除。

【实验原理】　血液与透析液中的水、电解质和中、小分子物质可通过分隔该两种液体的半透膜，进行弥散和渗透。根据Gibbs－Donnan 膜平衡原理，半透膜两侧液体各自所含溶质浓度梯度差及它所形成的不同渗透浓度，可使溶质从浓度高的一侧通过半透膜向浓度低的一侧移动(弥散作用)；而水分则从渗透浓度低的一侧向浓度高的一侧渗透(渗透作用)，最后达到动态平衡。因此，当血液进入透析器时，其代谢产物如尿素、肌酐、胍类、中分子量物质和过多的电解质如钾等便可通过透析膜弥散到透析液中，而透析液中的物质如碳酸氢根或醋酸盐等也可弥散到血液中，达到清除人体代谢废物和纠正水、电解质及酸碱平衡的治疗目的。通过观察上述部件的结构、测量电路中重要测试点信号波形、电压、脉冲信号时序等帮助理解设备的工作原理。

【实验内容】

(1) 熟悉血液透析机的管路连接。

(2) 熟悉血液透析机的调试与操作。

【实验步骤】

(1) 血液透析机的管路连接。

(2) 血液透析机的操作。

(3) 血液透析机的组成部分的认识。

【实验提示】　血液透析机的操作过程中，要注意培养良好的职业素质，注意阅读使用说明书，对照使用说明书操作。

(1) 透析液管路的连接。

(2) 血液管路的连接。

(3) 开机调试运行。

(4) 熟悉透析液管路走向。

(5) 在透析液管路中找出各个监测点，各传感器的位置。

(6) 熟悉血液回路中管路的走向。

【实验思考】　本实验用的血液透析机是用什么方法实现控制超滤量的，试说明其工作原理？

【实验报告】　略。

实验二　体外冲击波碎石机的操作

【项目性质】　综合性实验。

【实验目的】　通过实验，要求学生掌握体外冲击波碎石机的原理与结构组成，熟练掌握体外冲击波碎石机的使用方法以及注意事项。

【实验内容】

(1) 体外冲击波碎石机的原理：体外冲击波碎石机是利用高压在水中放电，由于液电效应作用而产生一种冲击波，经过反射体(椭球体)的聚焦作用，在第二焦点上聚焦。当结石处于第二焦点的时候，因为结石与水和人体组织对冲击波阻抗差异很大(水与人体软组织近似)，就会在结石上产生一定强度的压应力和张应力。在经过数百次以上的放电冲击后，结石就会被粉碎，经过泌尿系统排出体外。

(2) 体外冲击波碎石机结构：体外冲击波碎石机一般分为波源系统、定位系统、触发系统等多个部分。在我国最常见的波源为液电式和复式波源，国产冲击波碎石机的定位系统一般采用了X线以及B超相结合的定位方式。

(3) 体外冲击波碎石机的操作。

【实验步骤】

1. 机器准备

(1) 先对与患者接触部位(水囊，B超探头、体位架)做必要的清洗、消毒、灭菌。水囊在每次使用后应进行三次以上的消毒、灭菌、清洗。

(2) 检查机器零部件是否有松动、异常现象，检查地线是否接好，水囊是否匝紧。

(3) 检查电极是否安好，电极间隙是否过大，放电寿命是否已到。一般电极放电2500次则要更换，电极间隙标准为0.4~0.8mm。将电极插在反射器内孔上，用电极扳手顺时针拧紧(电磁式波源不需要此操作)。

(4) 启动机器，进入主操作界面，填写患者资料。

(5) 给反射器水囊进水、排气。

(6) 放电试验，患者上机前，需要放电试验多次。

2. 手动B超定位

(1) 碎石前准备：患者在碎石前，操作人员应对患者进行B超检查及X线摄片检查，了解患者结石在体内位置、数量、形态、深度、角度等，必要时做好标记。患者上床前，先确定患者应该躺下的方向。可调整B超探测深度，可调整B超探头角度，再通过水囊高低调节键调整水囊高度，并在水囊及探头上涂上超声耦合剂。

(2) 寻找结石：第一步准备工作做好后，可扶患者上床。将B超探头对准患者结石部位，待患者躺好后固定好绑带。点击治疗床移动方向按键，使得机器做相应运动。观察B超显示器上的结石图像。

(3) 在B超图像上寻找第二焦点：用B超测距功能测量结石距离体表深度。观察控制台上mm数码显示窗口所显示的数据是否和B超所沿的距离数据一致。如是一致，这个数字就是探头表面到第二焦点的实际距离。再用鼠标点击第二焦点位置键，然后移动鼠标指向显示屏图像区的中轴线上而且是结石所处的深度上，按下鼠标左键标定第二焦点十字光标。这时，操作机器将结石移动到十字光标处，结石则移动到了实际碎石焦点上。

(4) 要准确使结石移至图像上第二焦点处：这一过程要细心，要反复观察。在定位过程中，若要降低患者与第二焦点高度，先下降探头，降低水囊，才能改变高度。

3. B超的自动定位

扶患者上床，将B超探头对准患者的结石部位，待患者躺好后固定好绑带。

(1) 观察B超图像中是否有结石声影。如有，则观察结石的深度与控制界面的数显深度是否一致；若不一致，则在结石深度mm窗口输入B超所测的深度值，按OK键确认后，测深装置即自动调整结石深度mm窗口值，当数显值等于结石深度mm窗口值时，自动测深停止。

(2) 用鼠标点击第二焦点位置键，再移动鼠标指向显示屏图像区的中轴线上而且是结石所处深度上，按下鼠标左键标定第二焦点十字光标。

(3) 移动鼠标指向显示屏图像中结石并单击鼠标左键标定第二焦点(结石)移动光标，然后按下鼠标右键不放往右方向拖动鼠标，机器前后、左右相应方向自动移动，当移动光标移动到第二焦点光标时，机器运动停止，光标自动消失，自动定位结束。

4. 碎石治疗

(1) 启动高压系统。

(2) 调节高压，把kV调到所需值(液电碎石一般为5~9kV，电磁碎石一般为16~19kV，初始用低kV)。

(3) 按单次脉冲键，释放一个脉冲，使高压放电一次，目的是让患者体验一下，看是否适应。

(4) 按下连续脉冲键，开始连续释放脉冲，高压连续放电。

(5) 如需使用心电同步触发放电功能，在机器配置有心电监护的前提下，按下连续脉冲键，高压开始与心跳同步触发放电。

5. 碎石结束

(1) 碎石结束后，需按以下程序进行关机。

1) 把kV降为零，观察电压表指示，但此时高压电容箱还储存有高压电荷。

2) 按单次脉冲放电键，机器作最后一次放电，彻底放完电。

3) 关闭高压。

(2) 操作过程中注意事项。

1) 注意要让水囊紧贴患者。

2) 机器上升高度要合适，不要让患者压迫探头过紧。

3) 发现患者严重不适，要立即停止高压放电。

4) 定位后，不能变动患者体位。在B超监护下，若结石偏离第二焦点，应按寻找结石方法校正。

(3) 判断碎石粉碎。

1) 结石影像变大、变淡、变多。

2) 结石轮廓明显改变。

3) 在B超上常见超声影像分布改变。

4) 胆结石粉碎石在B超图像中，除轮廓外，碎块沉积与胆壁之间无黑色积液，才是判断胆结石粉碎的可靠依据。

【实验提示】

(1) 实验前应对体外冲击波碎石机的工作原理、结构和使用方法进行复习。

(2) 实验过程中，要认真阅读体外冲击波碎石机的使用步骤与注意事项，防止出现安全事故。

(3) 操作过程中要注意与其他同学的配合，在不确定的情况下要询问老师后方可进行下一步操作。

【实验思考】

(1) 当患者有多个结石时，碎石有没有先后顺序?

(2) 一次碎石过程中，有没有高压放电次数要求?

【实验体会】 写出体外冲击波碎石机的操作过程，认识其工作原理以及结构组成。

【实验报告】 略。

实验三　麻醉机安装调试与操作

【项目性质】 综合性实验。

【实验目的】

(1) 掌握麻醉机的结构和各部件的作用。

(2) 学会麻醉机的操作技术。

(3) 学会麻醉机安装与调试技术。

【实验内容】

(1) 麻醉机参数设置。

(2) 麻醉机各部件的安装与调试。

【实验步骤】

1. 麻醉机气源连接 麻醉机工作时需要氧气为动力源，对于有中心供氧的医院，则可将氧气输送管直接与墙上的氧气插头相连，对于无中心供氧的医院，氧气取自氧气瓶，氧气瓶输出要接减压器，氧气输出压力为(0.4±0.1)MPa，氧气输送管与氧气瓶减压器的输出接头相连。

管路连接将氧气、氧化亚氮输气管分别接在氧气入口、氧化亚氮入口上，将呼吸机输气管接在动力气体出口、呼吸机动力气体入口上。用螺纹管600mm把呼吸机气体出口、风箱集成即呼吸机出口连接。

2. 蒸发器安装 先将蒸发器装在旁通阀上，再用螺帽拧紧。确保蒸发器与旁通阀间缝隙均匀。

蒸发罐安装位置一般有两种，一种是安装在呼吸环路以内，这种形式易受呼气流量大小的影响，并且在不同呼吸形式下会有不同程度的影响，而且最易受呼吸本身的影响，所以这种形式现在已使用不多。另一种是安装在呼吸回路之前，这种形式为最普遍使用的形式，它不受呼吸方式的影响，特别是现在采用的低流量，全紧闭方式更为节省麻醉药。

3. 风箱的安装 风箱集成有呼吸系统接口，废气排放系统接口，驱动气体接口、转接头、风箱罩、折叠囊、托盘、溢气阀、锁簧、密封圈、基座、支架、拧紧风箱集成支架用于固定卡子的螺丝钉，将其固定好，安上基座，装上密封圈、锁簧溢气阀，然后依次安装托盘、折叠囊、风箱罩。

安装前，手持风箱集成垂直向上，堵塞驱动气体接口，倒置风箱集成，折叠囊顶端下降的速率不大于100ml/min。如果超出限制，其可能的原因有，驱动气体接口堵塞不严，折叠囊或密封圈安装不正确，其他组件已损坏。打开驱动气体接口，折叠囊充分展开，然后堵塞呼吸系统接口，翻转风箱集成，使其垂直向上，折叠囊顶端下降的速率不大于100ml/min。如果超出限制，可能是由于折叠囊或逸气阀安装不正确。

4. 检查气源端减压阀 接通氧气源，逐步提高供氧压力，当供氧压力在0.4MPa波动时，氧气压力表均应在0.35~0.4MPa，这表明减压阀的减压性能和稳压性能均良好。

5. 检查流量控制阀 逆时针方向缓慢旋转气流量控制阀，流量计刻度管内的两个浮子应上升至最大指示流量，然后关闭氧流量控制阀，逆时针方向缓慢打开氧化亚氮流量控制阀，氧气流量控制阀应能同时转动，氧化亚氮和氧气两者流量比例应在1/3~1/2。顺时针方向缓慢拧动氧气流量控制阀减少氧流量，氧化亚氮控制阀同时自动转动，氧化亚氮流量相应减少，氧化亚氮流量不迟于氧气流量关闭。将氧化亚氮和氧气流量全部打开后，试验单独减少氧化亚氮或提高氧气流量，两种气体的流量控制阀应无连锁转动发生。

关闭状态时，氧气、氧化亚氮没有气体流出，流量计内的浮子静止不动，旋开氧化亚氮旋钮，带动氧气旋钮旋开，氧气、氧化亚氮体同时流出，流量计内的浮子同时浮起，并使氧气浓度不低于2500，单旋开氧气旋钮，只有氧气气体流出，氧化亚氮没有气体流出。再关闭时，单关氧气，氧气、氧化亚氮同时慢慢关闭。关闭氧化亚氮时，只有氧化亚氮慢慢关闭。

注意：气体流量开关均应缓慢旋转，超出流量计指示的最大或最小流量范围时勿再用力旋动，以免使控制阀受损，控制失灵。

6. 检查快速供氧开关 按下快速供氧按钮，共同气体出口处应有明显气流声，松开按钮后，按钮能够自动回弹，并停止送气。

7. 检查气密性 将麻醉机工作方式转换开关拧至手动挡，气道压力表调到零位，将半紧闭阀顺时针方向旋至最大刻度位置，面罩三通接头与模拟肺相连，将手动呼吸囊套在转换开关下面的接口上，按下快速供氧按钮或开启流量控制阀，使气道压力表的指示达到3kPa，关闭快供氧按钮，关闭流量控制阀，观察20s后，气道压力表所指示的压力下限值不应超过0.3kPa。

8. 检查放气阀 将检查气密性方式调整好各开关、旋钮的位置。打开氧流量至5L/min，调节放气阀，使气道压力表分别稳定在不同位置，当气道压力表稳定时，放气阀排气孔应有气流逸出。

9. 检查溢气活瓣 按检查气密性的方式调整好除工作方式转换开关外各开关旋钮。将麻醉机工作方式转换开关旋至机控工作方式挡，打开氧气流量使折叠囊伸展上升到顶，氧流量升至5L/min，折叠囊轻度胀满，气道压力表指示压力不超过0.3kPa，同时废气排放口有气体逸出。打开呼吸机，调节合适的呼吸频率及潮气量、以机控方式观察2L/min氧流量时，折叠囊仍在呼气末处于全伸展位，呼气末气道压力表指示压力不超过0.3kPa。呼气活瓣：患者呼出气体经螺纹管和流量传感器后进入二氧化碳吸收器，随呼吸运动，可见两个活瓣膜片交替启闭。

10. 检查APL阀 APL阀为压力限制阀，按检查气密性方式调整好各开关、旋钮的位置，打开氧气源气流量至5L/min，调节APL阀，使气道压力表分别稳定在不同位置，当气道压力表压力稳定时，APL阀排气孔应有气流逸出。压力限制阀用做手动呼吸时设定峰值压力并有放气功能，颜色表示不同压力区，绿色表示安全区，黄色表示过渡区，红色表示高压区，调节范围0.19~6kPa。

11. 检查麻醉药液面 充填药液时应注意观察窗口中的药液平面，使之处于最大刻度线与最小刻度线之间，勿超过满刻度线，否则蒸气输出浓度不稳定。使用过程中要保持观察窗中可见药液。充填药液后，蒸发器的药液排放口应无药液滴漏，如有滴漏现象应照前述关紧排放口。

12. 钠石灰罐的检查 钠石灰罐中钠石灰颜色变白后及时更换。

13. 气道压力上限报警功能检查 调节压力上限设置按键，显示值略低于气道压力峰值时，上限报警的发光二极管亮，同时由吸气转入呼气，气道压力随之下降。

14. 气道压下限报警功能检查 将吸气通道管摘掉，10~15s后声光报警。

15. 潮气量及呼吸频率检查 调节潮气量旋钮，潮气量显示有变化。改变呼吸频率设定值，呼吸次数明显改变。

16. 麻醉机的操作

(1) 吸呼比的设置：按下吸呼比键时，此键左上角灯亮，同时被修改部位闪烁，这时按▲键或▼键，可进行吸呼方式的设置。

(2) 呼吸频率的设置：按下呼吸频率键时，此键左上角灯亮，同时被修改部位数值闪烁，这时按▲键或▼键，可进行呼吸频率的设置。

(3) 气道压力上限的设置：按下压力上限设置键时此时键左上角灯亮，同时被修改部位数值闪烁，这时按▲键或▼键，可进行气道压力上限的设置。

(4) 气道压力下限的设置：按下压力下限设置键时此键左上角灯亮，同时被修改部位数值闪烁，这时按▲键或▼键，可进行气道压力下限的设置。

(5) 潮气量的设置：可调节呼吸机前面板上流量旋钮，顺时针旋转数值减小，逆时针增大。

(6) 氧浓度的设置：将氧浓度探头旋下，调节呼吸机后部氧浓度调节电位器，使显示值为2L即可。

(7) 消除报警：当报警时，按下此键，可消除报警。

【实验提示】 整机安装结束后，要对已安装好的机器进行严格检查，电气连接是否正确，各种气源及气路连接管是否连接无误、有无松动。检查各种气源输入管与机器背面的气源接口连接是否正确，接通气源后，分别检查机器正面压力表指示值，要求稳定在(0.4±0.1)MPa。

【实验体会】 实验结束后，总结自己在实验过程中在理论上和实践技能方面的收获，如在使用操作、参数设置调整、零部件的安装调试等方面学到的实践技术。

【实验报告】 略。

实验四 麻醉机常见故障排除

【项目性质】 综合性实验。

【实验目的】

(1) 熟悉麻醉机常见故障现象。

(2) 分析故障产生原因与排除故障的方法。

【实验内容】 麻醉机无动作故障；气路故障；监测报警故障；麻醉蒸发罐故障；钠石灰罐故障。

【实验步骤】 故障维修分三部分，故障现象、产生故障原因、排除故障方法，针对具体机器进行实际操作，指导教师负责故障设计，有针对性地进行故障点的设计，要注重实用性，在维修过程中学生自己实际操作，掌握维修技术，为以后工作奠定基础。

【实验提示】

1. 麻醉机无动作 可能原因是电路部分出现问题，电源电缆未接，电源开关未打开，保险丝烧坏。接上电缆，打开电源，更换保险丝。呼吸机运行期间突然停止，指示灯灭，声音报警电源中断，人工通气。

2. 气路部分常见故障 有气源、风箱部分、折叠囊、吸收回路、钠石灰罐等部分故障。如出现故障，会造成气道压力上下限报警，压力表指针不准，折叠囊工作不正常，患者呼吸回路阻塞，患者气道阻塞，气道压力设置低。

3. 气道压力上限报警 通气参数改变，检查并校正患者呼吸回路，检查患者状态，重新校正报警设置值，重新计算通气参数。

4. 气道压力下限报警 患者管路漏气，报警设置值太高，患者顺应性的改变，压力采样管是否脱落，压力采样管是否破损。检查管路漏气部分，重新设定报警值，检查患者的状态，检查压力采样管脱落否，检查压力采样管破损处。

5. 气道压力表指针不指示 压力采样管松脱，气源用尽。重新接好压力采样管，更换气源。

6. 潮气量显示异常 流量传感器插头松脱，风箱底座内外O形圈损坏，折叠囊部分破损，溢气阀片损坏。疏通排气口，维修废气处理系统，更换O形圈。

7. 折叠囊升不到顶 呼吸回路中接口脱落，风箱底座损坏，折叠囊破损或脱开，呼气膜片损坏，O形圈损坏。疏通排气口，维修废气处理系统。

8. 麻醉蒸发罐故障 麻醉药挥发性差，产生原因，蒸发罐密封不严，温度低。检查漏点，严重漏气可更换。

9. 钠石灰罐故障 漏水，钠石灰变质。旋紧螺丝，更换钠石灰。

【实验报告】 略。

实验五 呼吸机安装与调试

【项目性质】 综合性实验。

【实验目的】 熟悉呼吸机安装过程，了解安装中应注意的事项。熟悉调试过程，了解各部件的功能检查内容。

【实验内容】

(1) 熟悉呼吸机管路连接。

(2) 熟悉呼吸机各部件安装调试。

【实验步骤】

1. 呼吸机与气源连接 呼吸机工作时需要压缩氧气，对于有中心供氧的医院，则可将输送管直接与墙壁上的氧气插座相连。对于无中心供氧的医院，一般压缩氧气取自氧气瓶，气瓶输出要接减压器。

2. 呼吸机与患者之间连接 呼吸机与患者之间通过螺纹管道连接，这些管道用可调跨距和高度的支撑装置(机械臂)支撑，三通接口前有5根管道。其中1根接在呼吸机吸气口与湿化器入口之间，在湿化器出口和三通之间有两根管道，两根管道之间连有疏水器。在三通后面有一节短而软的过渡管道，末端有一接头，用来与气道插管或气管切开的小接头相连接。

疏水器的作用是收集管道内湿化气体冷却后的凝结水，吸气回路的冷凝水比呼气回路多，疏水器内积水满时，要及时取下倒掉。

3. 湿化器的安装 呼吸机配用的湿化器是一种可以自动控温，能显示湿化温度(患者入口处)并具有报警功能的湿化器。它安装在呼吸机小车的扶手上，温度探头装在接近患者的三通管上，使用时注意以下几点。

向湿化罐接人蒸馏水，到两刻度中间即可，然后将上下两部分旋紧。当湿化罐内水分消耗至下刻度时，要及时加水。加水时只需取下湿化器上面的螺纹管，从接头处注入即可。切勿无水加热，否则加热器很快被烧坏。

设定温度报警限，一般应低于体温。调整加热旋钮位置，稳定时应使温度显示值达到报警限，湿化器不应漏气。

4. 氧浓度调节功能部件的安装 将储气囊接于混合腔下方，将流量计主件通过呼吸机右侧的快速接头与呼吸机连接，用螺纹管将混合腔后方出口与呼吸机后方的安全吸气口相连。

5. PEEP阀的安装 通过一转接头将PEEP阀与呼吸机的呼气口连接，通过调节PEEP阀上的旋钮可调节PEEP值。

检查转接头，PEEP阀与呼吸机气阀出口端连接是否正确。打开呼吸机，调节PEEP阀旋钮，观察气道压力发光排监测的PEEP值，应能正常调节。

6. 氧浓度调节功能部件的调试 检查快插接头、储气囊、螺纹管与流量计及混合腔连接是否正确，接通呼吸机气源，旋开流量计旋钮，应有气流声且储气囊逐渐膨胀。关闭流量计旋钮，打开呼吸机，观察单向阀，应能正常开启。

用下列公式确定每分通气量：$V\text{e}=(\text{BPM})(V\text{t})$

$V\text{e}$=每分通气量(单位：L/min)；$V\text{t}$=潮气量(单位：L)；BPM=呼吸次数/分

确定吸呼比$I:E$=1：1或1：2。

确定吸呼比$I:E$后使用氧浓度对照表曲线，Y轴为所需氧浓度，曲线为预设每分通气量，通常取X轴与曲线的交叉点，确定氧流量以便得到所需氧浓度，确认呼吸机气源供氧浓度为100%。

7. 潮气量功能检查 开机工作后，连接模拟肺，待潮气量输出稳定后，观察前面板参数监测区中潮气量显示，此处潮气量显示的数值应符合6：3：1的潮气量的性能要求。

8. 气道压力上限报警功能检查 调节潮气量大小，调节报警设置区中压力上限值，当压力上限略低于应有声光报警，此时机器立即转入呼气，气道压力随之下降。

9. 气道压力下限报警功能检查 调节气道压力下限设置，将吸气通道管子摘掉，4~15s后应有声音报警。

10. 触发压力功能检查 将触发压力设置在-0.1kPa，戴面罩轻轻吸气，当气道压力略低于此设定值时，吸气开始，同时触发指示灯闪亮一下。

11. SIMVf/2功能检查 将功能检查选择为SIMVf/2，1分钟后观察总计，读数为10次/分。

12. SIMVf/4功能检查 将功能检查选择为SIMVf/4，1分钟后观察总计，读数应为5次/分。

13. SPONT功能检查 将功能选择为SPONT触发，压力值为-0.3kPa，戴面罩吸气，此时呼吸机应送气。当患者停止吸气时，气道压力上升，当上升到6cmH_2O左右时，呼吸机转为呼气，等待下一次患者自主吸气。

14. A/C+SIGH功能检查 先按标准状态通气，记录下此时的潮气量值，然后将通气方式选择为A/C+SIGH，将压力上限设置调至最大，观察模拟肺的膨胀程度和气道压力峰值，从设置后第二次呼吸开始，模拟肺随之出现一次至少1.5倍潮气量的叹息，在此状态下每隔100次叹息一次。

15. 湿化器功能检查 湿化器按要求与呼吸机接好，并注入适量的蒸馏水，按下电源开关，电源指示灯的加热指示灯亮。为加快检验速度，将调温钮置于最大值12处，10min后，再将调温旋钮往回旋，至某值，加热灯灭，说明温控电路正常。将报警限置于最低值，当温度显示值大于报警限时，报警指示灯亮，加热指示灯灭，同时伴有报警，说明报警正常。

16. 漏气检查 湿化器接入管路内时读出面板监测区中每分通气量指示值，然后接入湿化器，各指示值无变化，说明不漏气；如指示值降低，则说明漏气。

【实验提示】 呼吸机在开机前，首先要将模拟肺安装好，开机后通过模拟肺来观察整机的工作状况，呼气和吸气是否正常。确认正常后，才能开始对患者进行治疗。

【实验体会】 实验结束后，总结自己在实验过程中在理论上和实践技能方面的收获，如在使用操作、参数设置调整、零部件的安装调试等方面学到的实践技术。

【实验报告】 略。

实验六 呼吸机操作

【项目性质】 综合性实验。

【实验目的】

(1) 熟悉呼吸机面板各按钮的名称及作用，学会呼吸机的操作技能。

(2) 熟悉呼吸机参数设置范围。

【实验内容】

(1) 熟悉呼吸机控制面板区域。

(2) 设置各区域使用参数。

【实验步骤】

呼吸机参数的设置：

1. 通气模式设定 通气模式有A/C、A/C+I+SIGH、SIMVf/2、SIMVf/4、SPONT、PEEP等六种模式，选择哪种模式由临床医生根据患者情况而定。

2. 呼吸频率(f)设置 呼吸频率范围，机型不同范围也不尽相同，有16~20次/分，6~60次/分，选择的数值视患者情况而定。

3. 吸呼比设置(I：E) 1：4、1：3、1：2、2：3、1：1、2：1。吸呼比的选择视患者病情而定。

4. 潮气量设置 范围0~1200ml，连续可调，具体值的确定由临床医生选择。

5. 触发灵敏度设置 –20~0kPa，给出的压力范围供使用者参考。

6. 吸入气浓度设置 45%~100%，浓度可估算。

7. 气道压力上限报警值设置 调节为2~6kPa，误差为±10%。

8. 气道压力下限报警值设置 调节为0~2kPa，在0~0.5kPa范围内，误差为±100Pa；在0.5~2kPa，误差为±20%。

9. 窒息时间报警设置 窒息时间为10~20s，窒息发生时有声、光报警。

10. 氧气不足报警设置 报警值为0.25MPa，误差为±20%。

11. 断电报警设置 一般大于120s。

12. 静音时间设置 不要大于120s。

13. 总计呼吸频率(f)设置 当总计呼吸频率为60次/分，误差为±5%，其余误差为±1次/分。每分通气量(MV)显示数值范围为0~20L/min，误差为±20%。吸入潮气量(VTI)数字显示在0~200ml，误差为±30ml，其余范围误差±15%，当监测潮气量大于1200ml时，显示值闪烁，气道压力，发光排显示，监测范围为–2~7kPa，气道压力为–2~2kPa时，误差为±300Pa；气道压力为–2~7kPa时，误差为±15%。

【实验提示】 呼吸机在给患者使用之前，除了必要的清洗消毒外，还应对机器通电通气，进行简单的功能检查。首先详细阅读说明书，熟悉呼吸结构，各部分名称用途，确定机器无故障后，方可接上患者使用。

检查电源和气源的连接。检查电源和气源是否能够满足呼吸机正常工作的要求，再检查连接方式是否正确，以及连接的电缆、插头、插座和输气管路是否满足电气安全要求。然后打开呼吸机电源，10s后关掉电源，应有声音报警，标准状态检查，打开电源及气源开关，呼吸机在标准工作状态。

呼吸模式：A/C；频率设置值(次/分)：20；吸呼比：1：2；气道压力上限(0.1kPa)：40；气道压力下限(0.1kPa)：5；触发压力(0.1kPa)：–3；吸入潮气量(ml)：700。

【实验体会】 实验结束后，总结自己在实验过程中在理论上和实践技能方面的收获，如在使用操作、参数设置调整、零部件的安装调试等方面学到的实践技术。

【实验报告】 略。

实验七　心电图机的使用方法

【项目性质】 综合性实验。

【实验目的】

(1) 熟悉心电图机的简要原理。

(2) 学会心电图机的使用、维护方法和注意事项。

【实验内容】

(1) 熟悉心电机操作面板和使用方法。

(2) 学会心电机维护方法。

【实验步骤】

1. 熟悉XD-7100单道心电图机面板

(1) 导联选择键(LEAD SELECTOR)：按动←→键→或键，选择所需导联，可左移或右移。

(2) 导联显示器：当按动导联选择键时，该显示器即有对应灯发光，显示当时所处的导联位置。(由十三只LED组成)

(3) 记录键：(由START、CHECK、STOP三个键组成)。

控制传动走纸及记录装置。按动该三键的工作状态见附表1。

附表-1 记录键工作状态

按动键名称	记录纸	记录描笔	描笔(冷热)
准备键(STOP)	停	停	预热
观察键(CHECK)	停	工作	预热
启动键(START)	走	工作	加热

(4) 定标键：控制1mV电压信号通断以供作标准电压用。

(5) 复位健(RESET)：封闭输入信号使记录装置停止摆。

(6) 增益选择键(SENSITIVITY)：由1/2、1、2三键组成，其中1为标准增益。

(7) 滤波控制键(FILTER)：由HUM和EMG二键组成。HUM交流干扰抑制键，ENG肌电干扰抑制。当有交流干扰时，可按动HUM键，而人体肌电干扰强烈时，可按动EMG键。

(8) 纸速选择键(PAPER SPEED)：由25mm/s及50mm/s二键组成，其中25mm/s为常用走速。

(9) 基线控制：改变记录描笔位置。

(10) 电源选择开关：AC为交流电源接通；DC为电池电源接通；CHG为电池充电。

(11) 交流电指示器：(LINE)。

(12) 电池指示器：(BATTERY)。

(13) 充电指示器：(CHARGE)。

(14) 示波插口(CRO)：输入经放大后的心电信号，可接外部设备的心电输入端。

(15) 输入插口(EXT)：输入外来信号。

(16) 交流电源开关(POWER)：通断交流电源用，OFF关，ON开。

(17) 交流电源插座(ACSOURCE)：通过三芯电源线与外市电源相接。

(18) 电线接线柱：接地线用。

(19) 记录盖板螺丝。

(20) 记录盖板。

(21) 导程线插。

(22) 电池盒盖板螺丝。

(23) 电池盒盖板。

(24) 记录纸盒盖板。

(25) 记录纸盒盖。

2. 使用方法 分别接上电源线，接地线，及导联线，连上人体，安放好电极。

(1) 使用交流电源时：电源开关置于“ON”，电源选择开关置于“AC”，这时面板上各键位置为：导联显示器置于“TEST”，走速选择置于“25”，增益选择置于“1”，记录键置于“STOP”，交流指示器“LINE”发亮。

(2) 调节基线控制改变描笔位置，使之停在记录纸中央附近。

(3) 再把记录键置于“CHECK”。

(4) 用一定节律按动定标键，记录笔应随定标键的按动而作相应摆动。

(5) 按动记录键置于“START”位置，记录纸应按25mm/s的速度走动。

(6) 连续按动定标键，在记录纸上可看到一清晰的定标方标，其振幅为10mm。

3. 心电机的维护

(1) 每天作完心电图后必须洗净电极。用铜合金制成的电极，如发现有锈斑，可用细砂纸擦掉后，再用生理盐水浸泡一夜，使电极表面形成电化性能稳定的薄膜，镀银的电极用水洗净即可，使用时应避免擦伤镀银层。

(2) 导联电缆的芯线或屏蔽层容易损坏，尤其是靠近两端的插头处，因此使用时切忌用力牵拉或扭转，收藏时应盘成直径较大的圆盘，或悬挂放置，避免扭转或锐角折叠。

(3) 交直流两用的心电图机，应按说明书的要求定期充电，以利延长电池使用寿命。

(4) 心电图主机应避免高温、日晒、受潮、尘土或撞击，盖好防尘罩。

(5) 由医疗仪器维修部门定期检测心电图机的性能。热笔记录式心电图，应根据记录纸的热敏感性和走纸速度而调整热笔的压力和温度。

【实验提示】

(1) 室内要求保持温暖(不低于18℃)，以避免因寒冷而引起的肌电干扰。

(2) 使用交流电源的心电图机必须接可靠的专用地线(接地电阻应低于0.5Ω)。

(3) 放置心电图机的位置应使其电源线尽可能远离诊察床和导联电缆，床旁不要摆放其他电器具(不论通电否)及穿行的电源线。

(4) 诊床的宽度不应窄于80cm，以免肢体紧张而引起肌电干扰，如果诊床的一侧靠墙，则必须确定墙内无电线穿过。

【实验体会】 实验结束后，总结自己在实验过程中在理论上和实践技能方面的收获，如在使用操作方法和实验提示内容对设备的影响等。

【实验报告】 略。

实验八 洗胃机的操作、拆装

【项目性质】 综合性实验。

【实验目的】 通过实验，使学生进一步掌握电动洗胃机与全自动洗胃机的使用方法、结构、工作原理及故障排除方法。

【实验内容】 洗胃机的使用，洗胃机的拆装，故障排除方法。

【实验步骤】

(1) 洗胃机的管路连接。

(2) 洗胃机的操作使用。

(3) 洗胃机的拆装。

(4) 洗胃机的安装与调试。

(5) 洗胃机的故障设置与现象分析。

【实验提示】

1. 洗胃机的管路连接

(1) 排污管一端连接到洗胃机的排污管上，另一端插入到装有水的污水桶中。进液管一端连接到洗胃机的进液接口上，另一端插入到装有水的药桶中。胃管一端连接到洗胃机的胃管接口上，另一端插入到模拟胃中。电动洗胃机可以用量杯或带有刻度的玻璃瓶作为模拟胃，全自动洗胃机的模拟胃必须用密闭的引流袋制成。

(2) 全自动洗胃机的管路连接：进液管与排污管连接方法同电动洗胃机，胃管的连接必须用双腔胃管，用三通管连接。内腔接洗胃机上的出胃管口，外腔接洗胃机的进胃管口，注意不能接错。

2. 洗胃机的使用

(1) 电动洗胃机的使用：手动操作，手吸、手冲、自控操作。洗胃机在工作过程中，注意观察吸液、排液，吸液量及排液量与时间的关系。观察自动控制时的吸液量与排液量是否达到参数的要求。

(2) 全自动洗胃机的使用：接上电源，次数清零，按“启动/停止”按钮，洗胃机工作。注意观察每次的吸、排液量，是否达到参数要求。

3. 洗胃机的拆解

(1) 电动洗胃机的拆解：①外管路的拆解；②外壳拆解；③内管路拆解；④电磁泵的拆解；⑤冲阀与吸阀的拆解；⑥压力传感器的拆解；⑦保险丝的拆解。注意在拆解的过程中，培养良好的职业素质，安排好工具的摆放、拆解件的摆放。对一些不容易记住的零件做好记号以便安装。观察拆下的零部件结构，了解工作原理。

(2) 全自动洗胃机的拆解：①外管路的拆解；②电磁泵、电磁换向阀，压力传感器的拆解；③工作腔的拆解；④单向阀的拆解。在拆解的过程中，注意观察结构，进一步了解工作原理。

4. 洗胃机的安装

(1) 电动洗胃机的安装：按照电动洗胃机的拆解过程，逆向步骤安装。安装过程中注意过程和手法，不要产生意外的故障。

(2) 全自动洗胃机的安装：同样注意过程和手法，工作腔的安装要注意密封。

5. 故障设置与排除

(1) 电动洗胃机组装调试完成后，人为的设置故障，观察故障现象。①瓶内污物堵塞；②瓶塞漏气；③电磁阀不工作；④吸泵不工作。从工作原理上分析原因。

(2) 全自动洗胃机：①从污水管中进入空气，或模拟胃中进入空气；②堵塞胃管口；③使数码管插口松动。从工作原理上分析原因。

【实验思考】 观察电动洗胃机与全自动洗胃机的压力传感器，说明它们是怎样实现压力控制的?

【实验报告】 略。